認定医・専門医のための
輸液・電解質・酸塩基平衡

病態のとらえ方とトラブルシューティング50症例

編集

下澤達雄
東京大学医学部附属病院検査部

有馬秀二
近畿大学医学部腎臓内科

中山書店

序　文

　水電解質異常や酸塩基平衡異常などの病態は，診療科の如何を問わず日常遭遇することが多い臨床の基本であるが，「難しくわずらわしい」という印象をもっている医師が多いようである．その理由としては，病態理解のために基礎的な腎臓生理学や内分泌・代謝学などの知識が必須であるうえに，実臨床では，経時変化をする身体所見，検査所見の総合的な判断を求められること，また，すべての検査結果がすぐにわかるわけではなく，治療開始後にアセスメントを変更する必要もあるからと考えられる．何となく輸液を行えば症状が改善するため容認されていることも多いが，腎機能障害などが潜在していれば改善しないどころか医原性の異常を招くこともあり，「何となく」の治療は極めて危険である．

　水電解質異常や酸塩基平衡異常の病態と治療に関する書籍は，これまでも数多く企画されてきたが，今回，症例を通して理解を深めてもらうことを目的として本書を企画した．すなわち，水電解質代謝や酸塩基平衡，輸液の基本的考え方から最先端のトピックスまでを解説するとともに，具体的な症例を提示して，水電解質異常や酸塩基平衡異常に対してどのようにアプローチするべきかをエキスパートの先生方にわかりやすく解説していただいた．読者が実際に経験する症例と類似する可能性を高めるため，1つの病態について数例の症例を提示した．症例がどのように解析され，治療されたかを学びながら病態を理解していただきたい．なお，各症例の最後にある「ここがPOINT」はこれらの病態を俯瞰的にみて，編者がコメントしたものである．

　症例については，国内の先生方に広く公募したところ，予想をはるかに超える数の応募があり，症例の重複を考え採用を見合わせた先生方には大変恐縮ながら，50症例に絞らせていただいた．一方，非常に多くの応募があったことから，このような書籍の必要性を改めて強く感じた次第である．また，重要なポイントが確認できるよう，セルフアセスメント問題を総論執筆者に作成していただいたので，是非利用していただきたい．

　本書は，学生・研修医から認定医・専門医（を目指す医師）までの多くの医師，あるいはメディカルスタッフが臨床の現場で困った際に活用していただける内容になっていると自負している．最後に，極めて多忙の中を本企画にご賛同いただき，ご執筆を賜りました先生方に深謝いたします．本書が読者の日常臨床の一助となりますことを心より祈念いたします．

2013年5月

東京大学医学部附属病院検査部　下澤　達雄
近畿大学医学部腎臓内科　　　　有馬　秀二

目次

認定医・専門医のための輸液・電解質・酸塩基平衡
病態のとらえ方とトラブルシューティング50症例

総論

水代謝とその異常	大場郁子，森　建文	2
ナトリウム（クロライド）代謝とその異常	山添リカ，北村健一郎	13
カリウム代謝とその異常	佐々木　環，柏原直樹	19
カルシウム/リン代謝とその異常	金山典子，田中寿絵，深川雅史	29
マグネシウム・微量元素の代謝とその異常	宮本　哲，田村雅仁	38
代謝性アシドーシス	北川清樹，和田隆志	45
代謝性アルカローシス	森本　聡，市原淳弘	50
血液ガスの読み方	佐藤　綾，要　伸也	55
尿細管機能	河原克雅	60
浮腫の発症機序	谷山佳弘	68
輸液の基本的考え方	門川俊明	74
利尿薬使用における基本	有馬秀二	85
Column 少量サイアザイド系利尿薬の優れた心血管イベント抑制効果　88		
血管作動物質と水電解質代謝	森田龍頼，西山　成	95
小児の電解質異常	藤丸拓也，伊藤秀一	103
Column Edelmanの式　106		
高齢者の電解質異常	広浜大五郎，下澤達雄	110

各論　臨床の現場における病態のとらえ方とトラブルシューティング

1	喘鳴を伴う呼吸不全とけいれん重積を主訴に救急搬送された生後2か月の男児	尾迫貴章，小谷穣治	116
2	高度低ナトリウム（97mEq/L）を呈した症例	奥地一夫，岩村あさみ	118
3	頭部外傷の入院中に生じた低ナトリウム血症	河野　了	120
4	嘔気，嘔吐で発症したSIADH由来の低ナトリウム血症	長谷川　元，田山陽資	122

5	後頭部打撲後に出現した嘔気,食欲不振	次田　誠,岡崎瑞穂,香川　亨,寺田典生	**124**
6	鑑別に苦慮した高齢者低ナトリウム血症	大西俊一郎,竹本　稔,横手幸太郎	**126**
7	抑うつ状態が徐々に進行し意識障害に至った症例	光冨公彦,後藤孔郎,加隈哲也	**128**
8	軽微な頭部外傷後に低ナトリウム血症を合併し高度な意識障害を呈した 8 歳女児	杉中宏司,井上貴昭,田中　裕	**130**
9	頭部外傷に続発した低ナトリウム血症（中枢性塩類喪失症候群）	井上茂亮,猪口貞樹	**132**
10	意識障害で救急搬送された健常女性	丹保亜希仁,藤田　智	**134**
11	精神疾患患者の水中毒より横紋筋融解症をきたした症例	小野雄一,横田裕行	**136**
12	維持透析患者にみられた非ケトン性高浸透圧性昏睡による低ナトリウム血症	村野順也,鎌田貢壽	**138**
13	顕著な高張性脱水（高ナトリウム血症）をきたした認知症女性	長門谷克之	**140**
14	肝性昏睡の治療中に生じた高ナトリウム血症・けいれん・意識障害	中嶋麻里,北澤康秀	**142**
15	重症熱傷症例における高ナトリウム血症	阪本雄一郎	**144**
16	アルコール多飲によると思われる低カリウム血症から心室細動をきたした一例	宇根一暢,谷川攻一	**146**
17	薬剤性低カリウム血症に伴う横紋筋融解症	金　紀鍾,徳中芳美,小川武希	**148**
18	四肢麻痺で発症し著明な低カリウム血症を呈した Sjögren 症候群の一例	山田剛久	**150**
19	胃亜全摘後に顕在化した低カリウム血症により発見された遠位尿細管性アシドーシス	加藤さや香,岡田隆之,酒井　謙	**152**
20	突然四肢の筋力低下から体動不能に陥った低カリウム血症	原　大雅	**154**
21	Liddle 症候群と診断された低カリウム血症	伊藤　純,西　愼一	**156**
22	意識障害をきたした慢性腎臓病（ステージ G4）の女性	中村典雄	**158**

23	合剤を含む多剤投与高血圧症例での洞停止	伊達晴彦, 寺井親則	160
24	グリホサート・界面活性剤含有除草剤中毒による心停止	上條吉人	162
25	倒壊現場から救出されクラッシュ症候群（圧挫症候群）を認めた症例	山下智幸, 三宅康史	164
26	人工呼吸器離脱困難な術後高齢女性の低クロール性アルカローシス	大島 拓, 織田成人	166
27	高クロール血症, 負のアニオンギャップを呈した意識障害, けいれん発作	三好賢一, 大蔵隆文	168
28	高カルシウム血症で発症した急性腎障害	横井靖二, 高橋直生	170
29	嘔気・嘔吐と全身倦怠感を訴える若年女性	武田昌也, 大塚文男, 槇野博史	172
30	皮膚外用薬に起因する高カルシウム血症による腎機能低下	下畑 誉, 小林正貴	174
31	CKDの経過中に急激に増悪した腎障害, 高カルシウム血症と代謝性アルカローシス	向山政志, 古賀健一	176
32	高齢者の高カルシウム血症を伴った急性腎不全	藤本圭司, 横山 仁	178
33	急性腎不全, 蛋白尿を呈した高カルシウム血症	石田真美, 玉垣圭一, 森 泰清	180
34	意識レベル低下を主訴に来院した前立腺癌, 骨転移のある患者	橋口尚幸	182
35	維持血液透析患者に生じた副腎不全による高カルシウム血症	坂尾幸俊, 藤垣嘉秀	184
36	低マグネシウム血症により低カルシウム血症をきたした慢性腎不全	中野敏昭, 鶴屋和彦	186
37	低カルシウム血症を呈した透析導入患者：マグネシウム摂取不足による低カルシウム血症の鑑別	工藤立史, 橋本整司, 小池隆夫	188
38	骨折を繰り返した腫瘍性骨軟化症の中年男性	鈴木沙和子	190
39	神経性食思不振症の治療中に発生したRefeeding syndrome	佐藤武揚	192
40	血清マグネシウムの改善とともに筋力回復をきたしたアルコールミオパチー	柳川洋一	194

41	頭部外傷後意識障害のために発見が遅れた致死的高マグネシウム血症	徐　民恵	196
42	多呼吸，意識障害，著明なアシドーシスを認めた乳児	藤本陽子，池田裕一，磯山恵一	198
43	ステロイド服用中にソフトドリンクケトーシスを発症した高齢者	北島信治	200
44	頭蓋咽頭腫術後に生じたソフトドリンクケトーシス	藤尾信吾，有田和徳，有村　洋	202
45	腹痛と呼吸苦を主訴とするアルコール依存症	小畠久和	204
46	羞明と電解質異常を呈した急性腎障害	小池清美，深水　圭，奥田誠也	206
47	ショックを主訴に搬送され，代謝性アルカローシスと低酸素血症を認めた一例	山元　良，堀　進悟	208
48	ネフローゼ治療中に吐血した症例の代謝性アルカローシス	石光俊彦，山口すおみ	210
49	激しい運動後に生じた急性腎不全：家族性低尿酸血症	小田　晶，冨田公夫	212
50	中毒：メトヘモグロビン血症による低酸素症	五十嵐季子，多治見公高	214

Column　酸素運搬量　216

認定医・専門医のためのトレーニングコーナー

セルフアセスメント　217

お役立ち情報　235

Keyword 索引　237

用語索引　239

執筆者一覧

（執筆順）

総論

大場　郁子	東北大学大学院医学系研究科腎・高血圧・内分泌学分野	
森　　建文	東北大学大学院医学系研究科腎・高血圧・内分泌学分野	
山添　リカ	熊本大学大学院生命科学研究部腎臓内科学分野	
北村健一郎	熊本大学大学院生命科学研究部腎臓内科学分野	
佐々木　環	川崎医科大学腎臓・高血圧内科学	
柏原　直樹	川崎医科大学腎臓・高血圧内科学	
金山　典子	東海大学医学部腎内分泌代謝内科	
田中　寿絵	東海大学医学部腎内分泌代謝内科	
深川　雅史	東海大学医学部腎内分泌代謝内科	
宮本　　哲	産業医科大学病院循環器内科，腎臓内科	
田村　雅仁	産業医科大学病院腎センター	
北川　清樹	金沢医療センター腎・高血圧・膠原病内科	
和田　隆志	金沢大学医薬保健研究域医学系血液情報統御学／金沢大学附属病院腎臓内科	
森本　　聡	東京女子医科大学内科学（第二）講座（高血圧・内分泌内科）	
市原　淳弘	東京女子医科大学内科学（第二）講座（高血圧・内分泌内科）	
佐藤　　綾	杏林大学第1内科	
要　　伸也	杏林大学第1内科	
河原　克雅	北里大学大学院医療系研究科生体機能医科学群細胞・分子生理学／北里大学医学部生理学	
谷山　佳弘	近畿大学医学部腎臓内科	
門川　俊明	慶應義塾大学医学部医学教育統轄センター	
有馬　秀二	近畿大学医学部腎臓内科	
森田　龍頼	香川大学医学部薬理学	
西山　　成	香川大学医学部薬理学	
藤丸　拓也	国立成育医療研究センター腎臓・リウマチ・膠原病科	
伊藤　秀一	国立成育医療研究センター腎臓・リウマチ・膠原病科	
広浜大五郎	東京大学医学部附属病院腎臓・内分泌内科	
下澤　達雄	東京大学医学部附属病院検査部	

各論

尾迫　貴章	兵庫医科大学救急・災害医学講座	
小谷　穣治	兵庫医科大学救急・災害医学講座	
奥地　一夫	奈良県立医科大学救急医学	
岩村あさみ	奈良県立医科大学救急医学	
河野　　了	筑波大学附属病院救急・集中治療部	
長谷川　元	埼玉医科大学総合医療センター腎高血圧内科	
田山　陽資	埼玉医科大学総合医療センター腎高血圧内科	
次田　　誠	高知大学医学部内分泌代謝・腎臓内科	
岡崎　瑞穂	高知大学医学部内分泌代謝・腎臓内科	
香川　　亨	高知大学医学部内分泌代謝・腎臓内科	
寺田　典生	高知大学医学部内分泌代謝・腎臓内科	
大西俊一郎	千葉大学医学部附属病院糖尿病・代謝・内分泌内科	
竹本　　稔	千葉大学医学部附属病院糖尿病・代謝・内分泌内科	
横手幸太郎	千葉大学医学部附属病院糖尿病・代謝・内分泌内科	
光冨　公彦	大分大学医学部内分泌代謝・膠原病・腎臓内科学講座	
後藤　孔郎	大分大学医学部内分泌代謝・膠原病・腎臓内科学講座	
加隈　哲也	大分大学医学部内分泌代謝・膠原病・腎臓内科学講座	
杉中　宏司	順天堂大学浦安病院救急診療科	
井上　貴昭	順天堂大学浦安病院救急診療科	
田中　　裕	順天堂大学浦安病院救急診療科	
井上　茂亮	東海大学医学部救命救急医学	
猪口　貞樹	東海大学医学部救命救急医学	
丹保亜希仁	旭川医科大学救急医学講座	
藤田　　智	旭川医科大学救急医学講座	
小野　雄一	北海道大学病院先進急性期医療センター	
横田　裕行	日本医科大学付属病院高度救命救急センター	
村野　順也	北里大学病院腎臓内科	
鎌田　貢壽	北里大学病院腎臓内科	
長門谷克之	大阪労災病院臨床検査科	
中嶋　麻里	関西医科大学附属枚方病院救命救急センター	
北澤　康秀	関西医科大学附属枚方病院救命救急センター	

阪本雄一郎	佐賀大学医学部救急医学
宇根　一暢	広島大学救急医学
谷川　攻一	広島大学救急医学
金　　紀鍾	横須賀市立うわまち病院小児科
徳中　芳美	東京慈恵会医科大学救急医学講座
小川　武希	東京慈恵会医科大学救急医学講座
山田　剛久	日本医科大学千葉北総病院腎臓内科
加藤さや香	東邦大学医学部腎臓学講座
岡田　隆之	東邦大学医学部腎臓学講座
酒井　　謙	東邦大学医学部腎臓学講座
原　　大雅	香川大学医学部附属病院 循環器・腎臓・脳卒中内科
伊藤　　純	神戸大学大学院医学研究科腎臓内科／ 腎・血液浄化センター
西　　愼一	神戸大学大学院医学研究科腎臓内科／ 腎・血液浄化センター
中村　典雄	弘前大学大学院医学研究科地域医療学 講座／弘前大学医学部附属病院腎臓内科
伊達　晴彦	前 宮崎大学医学部病態解析医学講座 救急災害医学分野
寺井　親則	前 宮崎大学医学部病態解析医学講座 救急災害医学分野
上條　吉人	北里大学医学部 中毒・心身総合救急医学
山下　智幸	昭和大学医学部救急医学講座／ 東京都立多摩総合医療センター 麻酔科
三宅　康史	昭和大学医学部救急医学講座
大島　　拓	千葉大学大学院医学研究院 救急集中治療医学
織田　成人	千葉大学大学院医学研究院 救急集中治療医学
三好　賢一	愛媛大学大学院循環器・呼吸器・ 腎高血圧内科学講座
大蔵　隆文	愛媛大学大学院循環器・呼吸器・ 腎高血圧内科学講座
横井　靖二	福井大学医学部附属病院腎臓内科
高橋　直生	福井大学医学部附属病院腎臓内科
武田　昌也	岡山大学病院内分泌センター
大塚　文男	岡山大学大学院医歯薬学総合研究科 総合内科学
槇野　博史	岡山大学大学院医歯薬学総合研究科 腎・免疫・内分泌代謝内科学
下畑　　誉	東京医科大学茨城医療センター腎臓内科
小林　正貴	東京医科大学茨城医療センター腎臓内科
向山　政志	京都大学大学院医学研究科 内分泌代謝内科
古賀　健一	京都大学大学院医学研究科 内分泌代謝内科
藤本　圭司	金沢医科大学腎臓内科
横山　　仁	金沢医科大学腎臓内科
石田　真美	京都府立医科大学附属病院腎臓内科
玉垣　圭一	京都府立医科大学附属病院腎臓内科
森　　泰清	京都府立医科大学附属病院腎臓内科
橋口　尚幸	島根大学医学部救急医学講座
坂尾　幸俊	浜松医科大学附属病院血液浄化療法部
藤垣　嘉秀	浜松医科大学第一内科
中野　敏昭	九州大学病院腎疾患治療部
鶴屋　和彦	九州大学大学院包括的腎不全治療学
工藤　立史	北海道社会保険病院腎臓内科
橋本　整司	NTT東日本札幌病院腎臓内科
小池　隆夫	NTT東日本札幌病院
鈴木沙和子	福島県立医科大学腎臓高血圧内科
佐藤　武揚	東北大学病院高度救命救急センター
柳川　洋一	順天堂大学医学部附属順天堂医院 救急科
徐　　民恵	名古屋市立大学大学院医学研究科 麻酔・危機管理医学分野
藤本　陽子	昭和大学藤が丘病院小児科
池田　裕一	昭和大学藤が丘病院小児科
磯山　恵一	昭和大学藤が丘病院小児科
北島　信治	金沢大学附属病院腎臓内科
藤尾　信吾	鹿児島大学大学院医歯学総合研究科 脳神経外科学
有田　和徳	鹿児島大学大学院医歯学総合研究科 脳神経外科学
有村　　洋	鹿児島大学大学院医歯学総合研究科 糖尿病・内分泌内科学
小畠　久和	徳島大学病院救急集中治療部
小池　清美	久留米大学医学部内科学講座 腎臓内科部門
深水　　圭	久留米大学医学部内科学講座 腎臓内科部門
奥田　誠也	久留米大学医学部内科学講座 腎臓内科部門
山元　　良	慶應義塾大学医学部救急医学教室
堀　　進悟	慶應義塾大学医学部救急医学教室
石光　俊彦	獨協医科大学循環器・腎臓内科
山口すおみ	獨協医科大学循環器・腎臓内科
小田　　晶	熊本大学医学部附属病院腎臓内科
冨田　公夫	熊本大学大学院生命科学研究部 腎臓内科／東名厚木病院
五十嵐季子	秋田大学大学院医学系研究科 救急集中治療医学
多治見公高	秋田大学大学院医学系研究科 救急集中治療医学

読者への注意

本書で掲載した臨床検査値の基準値（正常値）は，各症例の当該施設のものなどを用いているため，数値が異なる場合があります．

また，本書では，医薬品の適応，副作用，用量用法等の情報について極力正確な記載を心がけておりますが，常にそれらは変更となる可能性があります．読者には当該医薬品の製造者による最新の医薬品情報（添付文書）を参照することが強く求められます．著者，編者，および出版社は，本書にある情報を適用することによって生じた問題について責任を負うものではなく，また，本書に記載された内容についてすべてを保証するものではありません．読者ご自身の診療に応用される場合には，十分な注意を払われることを要望いたします．

中川書店

総論

- 水代謝とその異常 ··· 2
- ナトリウム（クロライド）代謝とその異常 ··············· 13
- カリウム代謝とその異常 ······································ 19
- カルシウム/リン代謝とその異常 ···························· 29
- マグネシウム・微量元素の代謝とその異常 ············· 38
- 代謝性アシドーシス ·· 45
- 代謝性アルカローシス ··· 50
- 血液ガスの読み方 ··· 55
- 尿細管機能 ·· 60
- 浮腫の発症機序 ·· 68
- 輸液の基本的考え方 ·· 74
- 利尿薬使用における基本 ······································ 85
- 血管作動物質と水電解質代謝 ································ 95
- 小児の電解質異常 ··· 103
- 高齢者の電解質異常 ·· 110

水代謝とその異常

体液量▶口渇感（飲水行動），排泄量（AVPによる調節）で調節されている．

　体内の水の調節は，水の摂取量と排泄量のバランスで保たれている．水の摂取量は口渇感により促される飲水行動により調節され，また排泄量は抗利尿ホルモン（antidiuretic hormone；ADH）であるAVP（arginine vasopressin）により調節されている．水バランスの維持にはこの飲水行動とAVPの調節機構がともに作用していることが必要であり，どちらかに障害があってはバランスがとれなくなる．

水バランスの異常とは▶体液の浸透圧異常を意味し，臨床では血清Na値の異常を示す．

　水バランスの異常とは体液の浸透圧異常であり，臨床では血清Na値の異常としてとらえられることが多い．血清Na値の異常は，体内の溶質と総体液量の相対的なバランスから考える．例外（等張および高張性低ナトリウム血症）を除いて低ナトリウム血症とは血漿浸透圧の低下を意味する．注意すべきこととして，血清Na値の低下は必ずしも体内の総Na量が足りない病態であるとは限らず，Na量が多くても少なくても起こりうる．したがって，低ナトリウム血症の鑑別には水代謝を理解する必要がある．図1に低張性低ナトリウム血症の病態鑑別のための概念図を，後述する図4（p.8）に病態とその治療を示した[1]．低ナトリウム血症の治療は病態により異なるため，その鑑別は重要である．

AVP▶バソプレシン．視床下部で合成され，下垂体後葉から分泌されるペプチドホルモンである．脱水時に増加し，SIADHでは体液過剰の状態でも異常分泌される．分泌低下で多尿，尿崩症を惹起する．

　水バランス調節にはAVPによる多彩なメカニズムがある．一般にはAVPは脱水時に増加するが，ADH不適合分泌症候群（syndrome of inappropriate secretion of antidiuretic hormone；SIADH）など体液過剰の病態でも異常に分泌される場合がある．

　一方，AVPの分泌低下は多尿をきたし，尿崩症となる．近年，心不

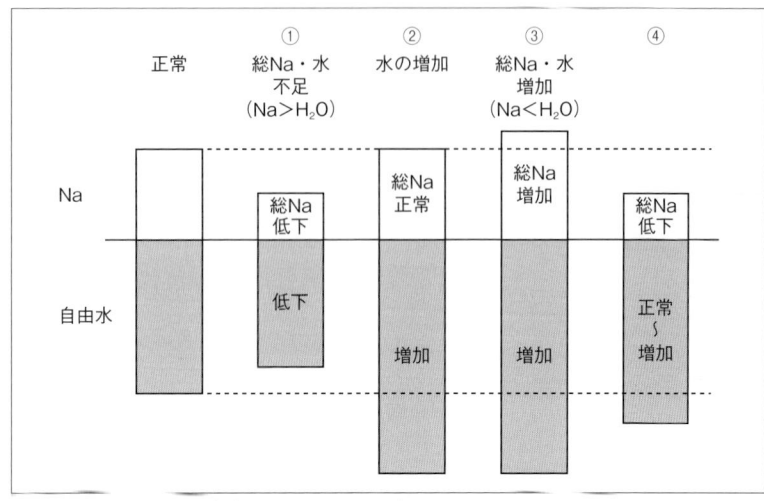

図1　低ナトリウム血症の病態（概念図）

全の治療に AVP type-2（V_2）受容体拮抗薬[2,3]が使用されるようになり，体内の水のバランスに注目する必要性も出てきている．本項では AVP による水代謝を中心に概説する．

AVPの分泌調節

腎の集合管における水の再吸収亢進は AVP の主な生理作用であるが，心血管系を介した昇圧作用も知られており，体液および循環系の恒常性の維持において重要である．

AVP には V_{1a}，V_{1b}，V_2 という 3 つの主要な受容体があり，V_1 受容体は主に心血管系に存在し血管収縮やプロスタグランジンの分泌作用をもち，V_2 受容体は腎集合管の血管側に発現して水チャネル（aquaporin 2；AQP2）の尿細管腔膜への発現増強効果のほか，血管拡張作用や von Willebrand 因子分泌を行っている．AVP の分泌は，浸透圧と非浸透圧刺激に分けられる[4]．

浸透圧刺激

浸透圧受容器（osmoreceptor）は視床下部第三脳室底部の終板近傍にあり，血漿浸透圧の変化を感知する浸透圧受容器細胞により調節される．AVP 分泌の浸透圧閾値は 273 mOsm/kg で，これ以上になると AVP 分泌が生じる．一方，渇感の血漿の浸透圧は 293 mOsm/kg 近くにあると考えられている．血漿浸透圧（Na 濃度）は AVP を介した腎集合管の自由水の調節により，AVP の分泌閾値と渇感の浸透圧閾値の間に維持されることになる（図 2）[5]．

たとえば，水不足により血漿浸透圧が閾値以上になると浸透圧受容器細胞がこれを感知し，視床下部の視索上核および傍室核を刺激し，AVP が産生される．産生された AVP は，下垂体後葉から分泌されて血中 AVP 濃度が上昇する．AVP は腎臓の集合管に作用し，尿での水の再吸収が亢進（尿浸透圧上昇）され尿は濃縮される．この再吸収は 1,200 mOsm/kg が上限であり，さらに血漿浸透圧の上昇がある場合には循環血漿量の減少による AVP 分泌刺激と口渇感の上昇がみられる．逆に血漿浸透圧が閾値以下へ低下した場合は AVP の分泌は抑えられる．この浸透圧の変化による AVP 分泌刺激は非常に敏感で，1〜2 ％というわずかな変化に対応して分泌量を調節している．

非浸透圧刺激

一方，浸透圧受容器以外の分泌刺激も存在している．左心房の容量受容体（volume receptor）は迷走神経を介して延髄に至り，視床下部からの AVP 分泌を緊張性に抑えている．したがって，水不足などで体液量が減少するとレニン-アンジオテンシン系の亢進とともに AVP 分泌は亢進する．この容量受容体を介した AVP 分泌刺激は，循環血漿量が 5〜10 ％以上減少しなければ起こらないものの，その反応の大きさは浸透圧刺激による AVP 分泌よりも大きい．また，血漿浸透圧が正常ま

■浸透圧刺激による AVP 分泌

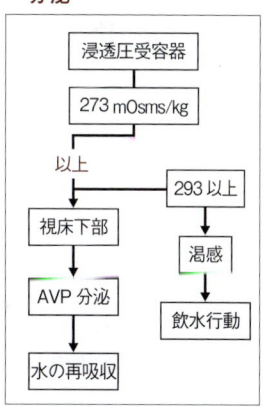

■非浸透圧刺激による AVP 分泌

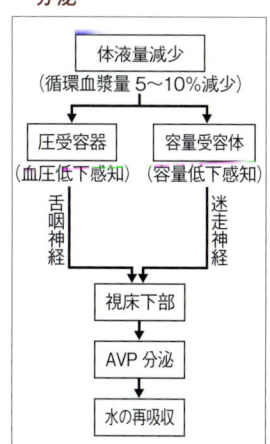

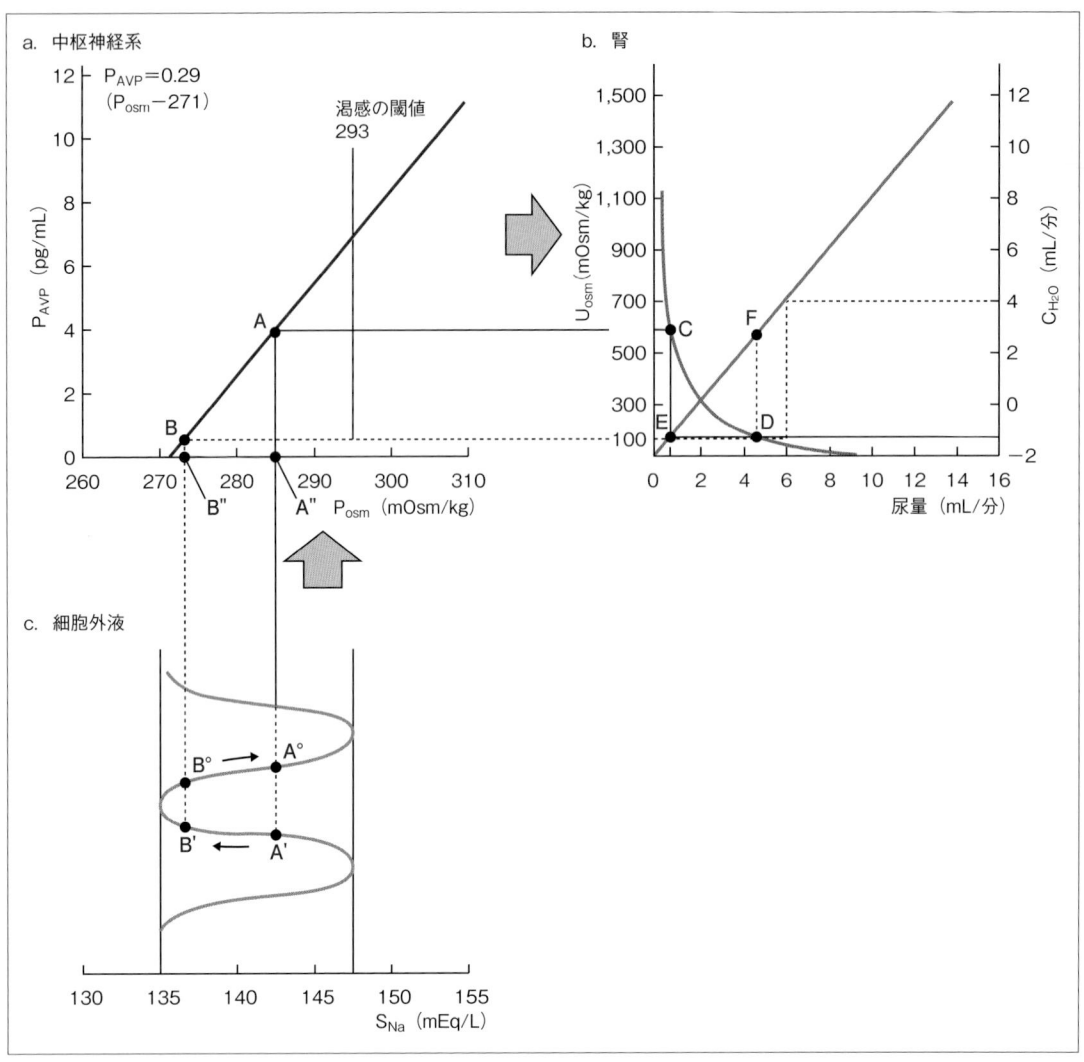

図2 水電解質代謝の中枢と腎の相互関係
P_{AVP}：血漿AVP濃度，P_{osm}：血漿浸透圧，U_{osm}：尿浸透圧，S_{Na}：血清Na濃度，C_{H_2O}：自由水クリアランス
（木村時久，最新内科学大系12，間脳・下垂体疾患—内分泌疾患（1）．1993[5]）より．図中A〜F，……，→は筆者による加筆）

たは低値でも，肝硬変や心不全など，循環血漿量の有意な低下があればAVPは分泌される．ほかには頸動脈や大動脈弓部にある圧受容器（baroreceptor）も舌咽神経を介してAVP分泌を抑制的に制御する[4]．循環血漿量の増加を伴っていても心不全など，圧が有意に低下している病態においてAVP分泌は亢進する．

それ以外にもストレス（痛み，手術後），嘔吐，糖質コルチコイド欠乏，レニン-アンジオテンシン系亢進，薬剤，精神病状態，肺疾患，中枢神経疾患，腫瘍などもAVPの分泌にかかわっており，これらによる不適切な分泌が続くと血漿浸透圧が正常より低くなり倦怠感や食思不振など，さまざまな臨床症状が現れる（SIADH）．

AVPの生理作用

AVPは1〜10 pg/mLの生理的濃度の範囲では抗利尿作用（V_2作用）を示すが，それ以上の濃度になると血管収縮により昇圧作用（V_1作用）を示す．

抗利尿作用（V_2作用）

AVPは主として腎集合管の主細胞の血管側細胞膜のV_2受容体に結合してAQP2を管腔側細胞膜に集簇させて水再吸収を促進するとともに腎髄質の濃度勾配の形成に関与する（図3）[6]．Henleループ上行脚の髄質外側部ではCl^-の能動輸送とともにNa^+が再吸収されるため，間質の浸透圧は尿細管腔側よりも高く維持される（図3①）．さらにAVPが存在するとその部位の集合管では水の再吸収が高まるが尿素の再吸収は生じないため管腔内での尿素の濃縮が生じる（図3②）．さらに腎髄質内側部の集合管では，AVPにより水とともに尿素の透過性も高まるためHenleループ上行脚周囲の尿素濃度が上昇する（urea recycle）（図3③）．しかし，尿素はHenleループ下行脚に対して透過性が比較的低いため，浸透圧作用により水が再吸収され管腔内のNaClが濃縮される（図3④）．また，同部の上行脚はNaClに対する透過性が高いためNaClは受動的に間質に拡散する（図3⑤）．このようにして再吸収された水とNaClは直血管を介して除かれ髄質の濃度勾配は維持される[7]．

AVPによる浸透圧および血清Na調節メカニズム

健常者における水代謝による血漿浸透圧（P_{osm}）および血清Na濃度（S_{Na}）はAVPの分泌と渇感によって，狭い領域に調節されている（図2）．

飲水を行うと水が吸収されNaは希釈されS_{Na}（図2c：A'→B'）およびP_{osm}（図2a：A″→B″）は低下する．

血漿AVP濃度（P_{AVP}）の抑制により，点線で示されるように尿浸透圧（U_{osm}）は低下し（図2b：C→D）尿量は増加とともに自由水クリアランス（C_{H_2O}）は増加する（図2b：E→F）．P_{osm}が271 mOsm/kgに達すると血中AVP分泌は完全に抑制される（図2a）．これによりC_{H_2O}はほぼ0（E）となり，血液は濃縮され，S_{Na}（図2c：B'→B°→A°）およびP_{osm}（図2a：B″→A″）は上昇する．

P_{osm}の上昇により血中AVP分泌は増加する（図2a：B→A）．これに伴い，実線で示されるようにU_{osm}が上昇とともに尿量が減少し（図2b：D→C），C_{H_2O}は低下する（図2b：F→E）．これによりS_{Na}（図2c）およびP_{osm}（図2a）の上昇は抑制がかかる．

S_{Na}やP_{osm}の上昇を止める要素には渇感も重要な要素であり，P_{osm} 293 mOsm/kgに達すると渇感による飲水行動（図2a）によりS_{Na}およびP_{osm}の上昇は抑えられる．

冒頭でもふれたように，近年わが国では，心不全の治療にAVPのV_2

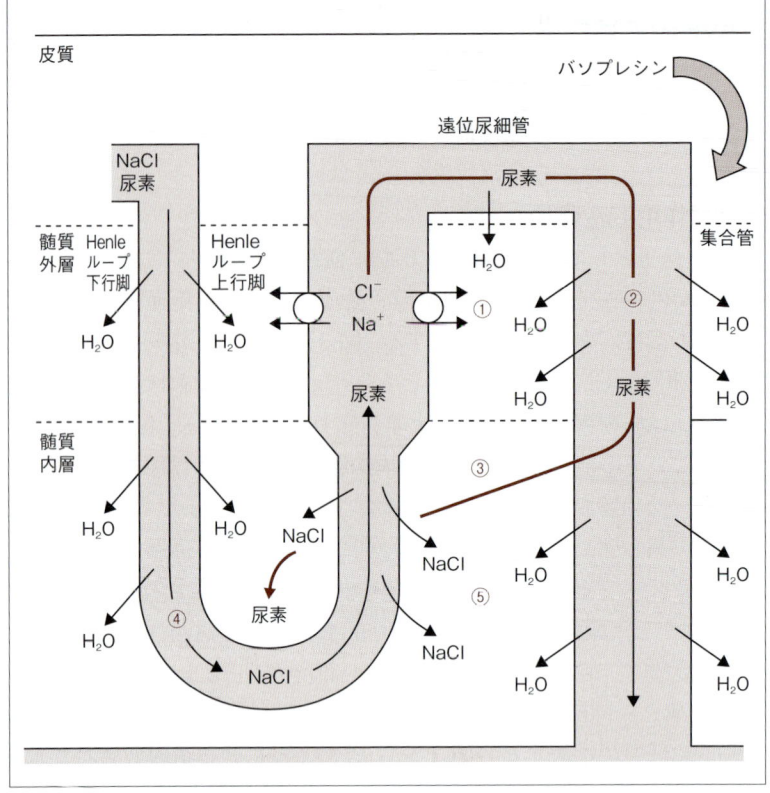

図3 AVPの腎臓における作用

受容体拮抗薬（トルバプタン〈サムスカ®〉）が用いられるようになった[2,3]．心不全の病態では，しばしば低ナトリウム血症が認められる．これは図1③に示したNaおよび体液過剰の病態であるが，従来用いられているループ利尿薬の使用によりNaおよび体液が喪失すると図1①に転じ，高度の低ナトリウム血症になる場合がある．また，心腎不全ではループ利尿薬の抵抗性のために高用量のループ利尿薬を使用せざるをえず，その副作用に悩まされることもしばしばである．これに対し，V_2受容体拮抗薬は水利尿薬であることから，比較的Naを保持し，体液を減らすことができる．そのため，ループ利尿薬などのNa排泄型利尿薬との併用が推奨されている．

臨床で多くみられる水代謝異常の病態

低張性低ナトリウム血症

臨床の現場ではしばしば低ナトリウム血症を認めるが，その鑑別に苦渋することがある．またその鑑別により治療法が大きく異なるため，低張性低ナトリウム血症の鑑別は臨床上重要になる（図1）．

低ナトリウム血症の鑑別の流れとして，まず高血糖，マンニトールやグリセリン製剤といった浸透圧利尿薬による高張性低ナトリウム血症や高トリグリセリド血症などの偽性低ナトリウム血症（等張性低ナトリウ

ム血症）を除外する．

図4に図1のそれぞれの病態をきたす疾患の例と尿Na所見およびその治療について示した．低ナトリウム血症は，①Naと水の不足（Na＞H₂O；低張性脱水），②水の過剰（希釈性低ナトリウム血症），③Naと水の過剰（Na＜H₂O；浮腫性疾患）に大別される．さらに①の病態に外因性に水増加が加わった場合の病態も臨床上ではしばしばみられ，①'として示す．

① Naと水の不足（Na＞H₂O；低張性脱水）

低張性脱水（体液量の低下〈血圧低下や脱水所見〉）がみられた場合にはこの病態を考える．さらに尿Na＜20 mEq/Lのときには嘔吐，下痢，食思不振，熱傷などの腎外性喪失が，尿Na＞20 mEq/Lの場合で腎性の場合には利尿薬，浸透圧利尿，塩類喪失性腎症（salt losing nephropathy），副腎皮質機能低下症（Addison病）などが考えられる．

①' ①の病態に水のみが負荷された場合

高齢者の塩分摂取が少ないにもかかわらず，水のみ，もしくは低張液を大量に摂取したケースや，アスリートが多量の発汗でNaを喪失した状態で多量の飲水を行うことにより発症するケースなどが臨床上ではしばしばみられ，死に至る場合もある[8]．また，この病態の治療の際にはNaの急激な上昇に注意する必要がある．もともと低浸透圧血症で水は多くあるため，わずかなNaの摂取で細胞外液量は急に増加し体液量増加によるAVPの分泌がすぐに停止されるため水の排泄が増えて血清Naが急に上昇しやすいためである．

② 水の過剰（希釈性低ナトリウム血症）

SIADHや心因性多飲および下垂体前葉機能低下症による糖質コルチコイド欠損などの病態でみられる．このケースは浮腫がなく，細胞外液量の増加は軽度にとどまる．長期のSIADHではorganic osmolytesの減少のため急激なNa是正により橋中心髄鞘崩壊が起きやすいといわれているため，補正の際には特に注意が必要である[9]．

③ Naと水の過剰（Na＜H₂O；浮腫性疾患）

これは腎不全や心不全など体液量増加がみられる場合や肝硬変，ネフローゼ症候群，心不全などでの有効循環血漿量の低下の病態でみられる．所見として，浮腫や胸・腹水の存在が確認される．

内分泌異常による低張性低ナトリウム血症

低ナトリウム血症をきたす内分泌異常には，下垂体前葉機能低下症，副腎不全，甲状腺機能低下症がある．

下垂体前葉機能低下症と副腎不全での低ナトリウム血症をきたす病態については，鉱質コルチコイド不足と糖質コルチコイド不足に分けて考える．

鉱質コルチコイド不足では，循環血漿量の低下による病態での低ナトリウム血症がみられることがある（図4①）．また，糖質コルチコイド

▶ organic osmolytesとは？
organic osmolytesは，細胞外浸透圧格差から細胞を守るために細胞内で調節されている，ミオイノシトールやアミノ酸などを指す．低ナトリウム血症では細胞内organic osmolytesが減り，細胞浮腫を防ごうとしている．organic osmolytesの調節には時間を要するため，急速に細胞外浸透圧が上昇すると浸透圧格差に対応できず，細胞障害につながる．このorganic osmolytesの調節能には脳内でも部位により異なるために橋中心髄鞘崩壊は橋部に起きやすいとされている．

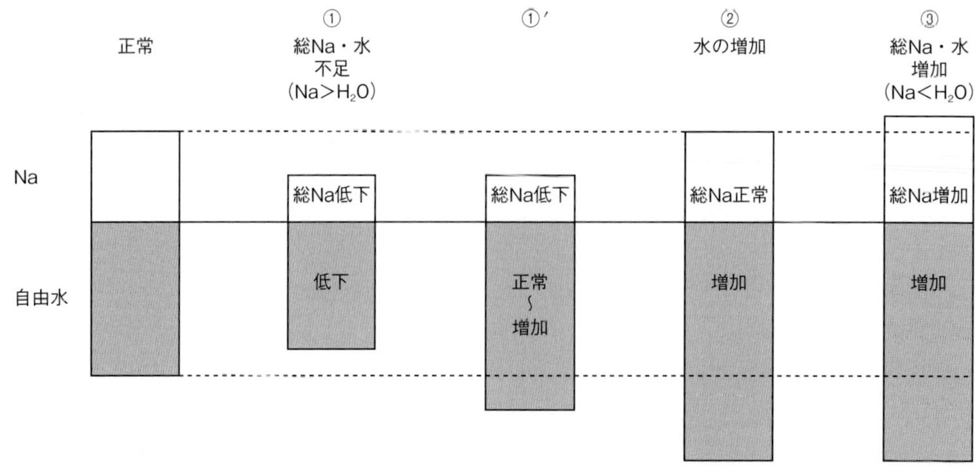

	① 正常	① 総Na・水不足 (Na>H₂O)	①'	② 水の増加	③ 総Na・水増加 (Na<H₂O)
Na		総Na低下	総Na低下	総Na正常	総Na増加
自由水		低下	正常〜増加	増加	増加

	①Naと水↓(Na>H₂O)		②水↑	③Naと水↑(Na<H₂O)	
	腎性	腎外性	細胞外液増加 浮腫（−）	細胞外液増加 浮腫（＋）	
	利尿薬 アルドステロン欠乏 NaCl喪失性腎症 NaHCO₃尿 　尿細管アシドーシス 　代謝性アルカローシス ケトン尿症 副腎不全 　（鉱質コルチコイド欠乏）	消化管性 　嘔吐，下痢 火傷 発熱 発汗 食思不振	SIADH ストレス 心因性多飲症 糖質コルチコイド欠乏	ネフローゼ 心不全 肝不全	急性腎不全 慢性腎不全
	尿Na>20mEq/L	尿Na<10mEq/L	尿Na>20mEq/L	尿Na<10mEq/L	尿Na>20mEq/L
	生理食塩水投与		水制限	Naと水制限	

図4　低張性低ナトリウム血症の病態とその治療

の不足によりSIADHの病態と近いAVPの不適切な分泌（低浸透圧血症なのにAVPが抑制されない）が認められることがある（**図4**②）．つまり，下垂体機能低下症では糖質コルチコイドの不足のみでありSIADHに近い病態（**図4**②）を呈するが，副腎不全では糖質および鉱質コルチコイド両方の不足があるため循環血漿量低下所見を伴う（**図4**①）病態となる．

また，下垂体機能低下症に続発性の甲状腺機能低下症が合併することがあるが，これによる低ナトリウム血症はほとんどないと考えられている．原発性の甲状腺機能低下症で必ずしも低ナトリウム血症を呈さないが，高度な症例では低ナトリウム血症を呈することがある．

多尿

多尿もまた臨床現場でしばしば鑑別を要する病態である．多尿とは1日の尿量が多い状態（2.5〜3L/日以上）をいい，尿崩症や心因性多飲などの水利尿と溶質も排泄される浸透圧利尿に分かれる（**表1**）．多尿の患者を診察する際には，P_{osm}およびU_{osm}の測定が鑑別に非常に有用である[10]．

$P_{osm} > U_{osm}$（水利尿）の場合

　水利尿では，多くの場合，U_{osm} が P_{osm} を大幅に下回る．この際には渇感が亢進する心因性多飲，尿崩症（AVPの分泌が障害される中枢性尿崩症とAVPの腎作用が障害される腎性尿崩症がある）および薬剤などの使用を疑う．利尿薬や点滴など使用の有無を確認した後，これらの使用がない場合，心因性多飲か尿崩症が疑われる．

　この鑑別の際の尿は随時尿で判断する．一時的にでも U_{osm} が P_{osm} を上回れば，尿崩症は否定的であり，心因性多飲である可能性が高い．心因性多飲は統合失調症やうつ病，ヒステリーなどにみられる．一方，常に U_{osm} が P_{osm} より低ければ，尿崩症の可能性が高く，水制限や高張食塩水負荷を行い，U_{osm} が P_{osm} を上回らなければ尿崩症と診断できる．

　水制限試験の例を図5に示す．これらの試験で U_{osm} が P_{osm} を上回らないことを確認した後，ピトレシン®やDDAVP（デスモプレシン）の使用により U_{osm} の上昇があれば中枢性尿崩症と診断できる．

　中枢性尿崩症では遺伝性のものは少なく特発性や症候性のものが多い．中枢性尿崩症にACTH分泌不全が合併すると多尿は消失して不顕性尿崩症（masked diabetes insipidus）となる．

　ステロイドを補充すると多尿が顕性化する．一方，これらによっても P_{osm} を U_{osm} が上回らなければ腎性尿崩症と判断する．遺伝性と後天性があるが，前者はX連鎖劣性遺伝型式をとり男性のみに発症する．後天性は低カリウム血症や高カルシウム血症などの電解質異常に合併することが多い．また，尿崩症では高ナトリウム血症がみられることがある．図6, 7に高ナトリウム血症の病態を示す．詳細は他項にゆだねるが，冒頭で説明したように S_{Na} の上昇を抑えることを規定しているものには，AVPのほかに渇感による飲水行動がある．尿崩症であっても自分の尿量を補足できる量を飲水できれば高ナトリウム血症にはならないはずである．

　薬剤性による多尿では，ループ利尿薬は後述の浸透圧利尿に該当するものの，V_2受容体拮抗薬トルバプタンを念頭に置く必要がある．心不全の病態では水制限をすることがあるが，V_2受容体拮抗薬を使用した際に水制限を継続していると，尿量が増加した際，S_{Na} の急上昇にも留意が必要である．

$P_{osm} ≒ U_{osm}$ の場合

　浸透圧利尿の場合，U_{osm} は P_{osm} に近い状態で多尿となる．このような例がループおよびサイアザイド系利尿薬の使用時でNaや水の再吸収を抑えて利尿をきたす．その他，腎に溶質負荷が増加する際にもNaと水の再吸収は低下する．急性腎不全回復期，心不全，糖尿病，尿毒症，グリセリン製剤やマンニトールを使用した場合などがある．

$P_{osm} < U_{osm}$ の場合

　SIADHの病態では，U_{osm} は P_{osm} を上回る．たとえば，肺炎や腫瘍，

表1　多尿の分類

水利尿
1．中枢性尿崩症 　遺伝性 　続発性 　症候性 　　外傷，脳腫瘍（鞍上胚芽腫，頭蓋咽頭腫，下垂体腺腫），癌転移（肺癌，乳癌），サルコイドーシス，播種性黄色腫
2．腎性尿崩症 　遺伝性 　後天性 　　低カリウム血症，高カルシウム血症，Fanconi症候群，水腎症，多発性硬化症，アミロイドーシス，囊胞腎，鎌状赤血球貧血症，薬剤（リチウム，デメクロサイクリン）
3．心因性多飲症 　統合失調症，うつ病，ヒステリー

浸透圧利尿
1．NaCl吸収障害 　腎不全，利尿薬，間質性腎炎（腎盂腎炎）
2．溶質負荷 　浸透圧利尿薬（マンニトール，血管造影剤），糖尿病（グルコース），急性腎不全回復期・高蛋白血症・尿管閉鎖後利尿（尿素）

（木村時久．Med Pract 1996[10]より）

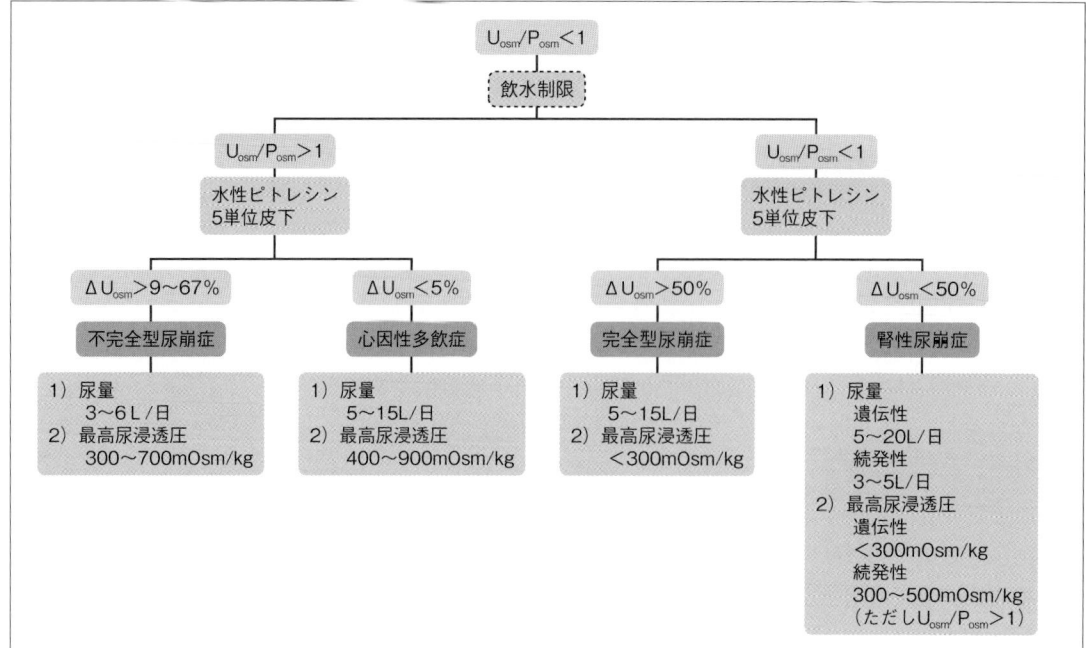

図5 脱水・ピトレシン®テスト
(木村時久. 多尿時の水管理. Med Pract 1988;5:747-52より)

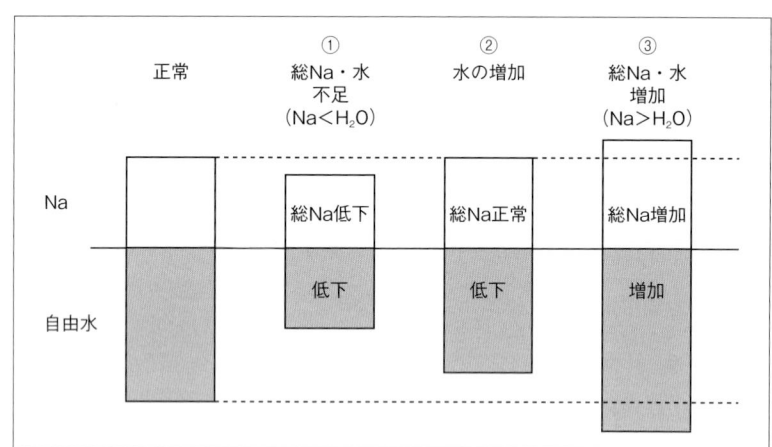

図6 高ナトリウム血症の病態（概念図）

抗精神病薬などが原因でSIADHの病態となっている際に自由な飲水や低張な輸液が行われた場合に起こることがある.

高ナトリウム血症

低ナトリウム血症と同様に総体液量（細胞外液量）とのバランスで考える. 高ナトリウム血症は, ①Naに比べて水の喪失が多い場合（高張性脱水）, ②水の不足による場合, ③Naが水に比して多い場合に分かれる. 図7に病態と治療を示す.

高ナトリウム血症と診断したら, まず体液量の評価や体重の変化を把

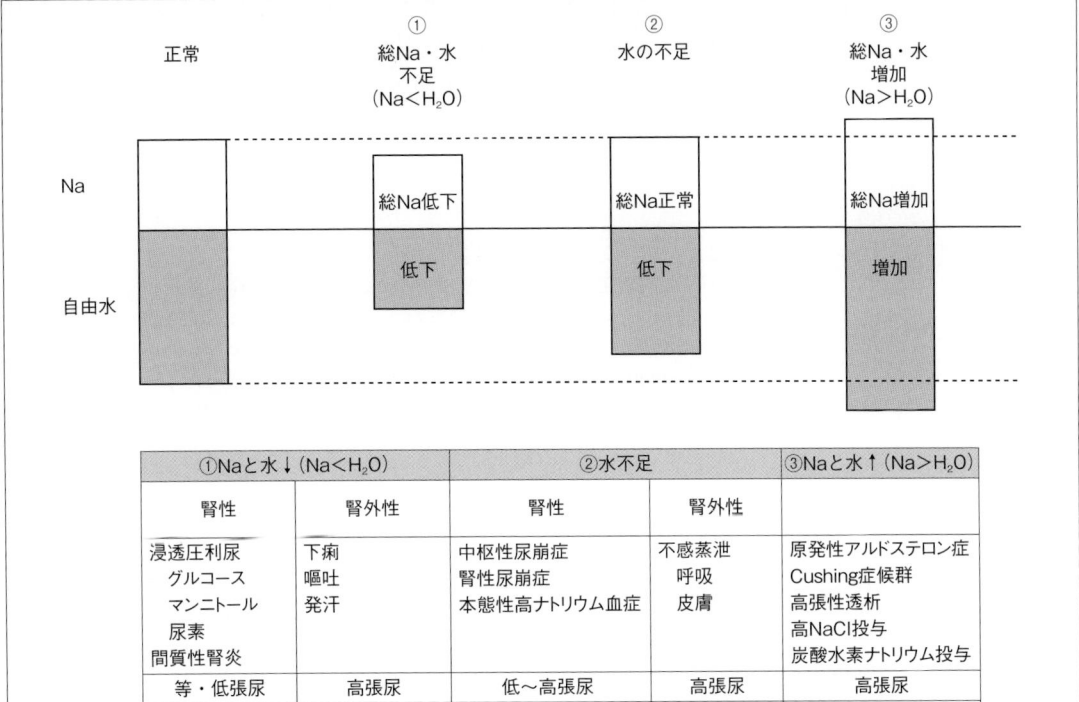

図7 高ナトリウム血症の病態とその治療

握する．高ナトリウム血症で体液量や体重の増加がみられる場合は③を考える．次に尿量の減少の有無や尿自由水の排泄の程度をみる．尿量が減少し，尿自由水の排泄が少なければ（尿Na＋尿K＜血清Na），尿濃縮およびAVP作用は正常に行われており，腎外の自由水の大量喪失を意味する．この病態は①である．逆に尿量の減少がなく，尿自由水の排泄も多い状況では，腎臓での尿濃縮やAVPの作用に問題があることを意味する．この病態は②を考える．

① Naと水の不足（Na＜H_2O；高張性脱水）

総Naの増加を伴う．消化管や皮膚からの自由水喪失，下痢，火傷，嘔吐，高熱などがある．

②水の不足

体内Na量は不変である．腎性喪失では中枢性または腎性尿崩症で生じ低張尿となる．一般に本態性高ナトリウム血症では高張尿となる．

③ Naと水の過剰（Na＞H_2O）

頻度は多くないが，総体液量や体重が増加している病態で高Na輸液，炭酸水素ナトリウム過剰投与，原発性アルドステロン症，Cushing症候群により起こる．この場合，尿Na＞20 mEq/Lである．

このようにAVPは多くの病態で関与しており，水代謝に深く関与し

ている.レニン-アンジオテンシン系によるNaやKの調節は他項にゆだねたが,電解質や体液調節にこれらの内分泌機能が重要な働きをしている.体液保持のために発達したこれらのメカニズムは,現代においては多くの病態に関与している.

(大場郁子,森　建文)

◎文献
1) 木村時久.急性電解質異常.Med Pract 1998;15 臨増:749-58.
2) Yamamura Y, et al. OPC-41061, a highly potent human vasopressin V2-receptor antagonist: pharmacological profile and aquaretic effect by single and multiple oral dosing in rats. J Pharmacol Exp Ther 1998;287:860-7.
3) Costello-Boerrigter LC, et al. Vasopressin-2-receptor antagonism augments water excretion without changes in renal hemodynamics or sodium and potassium excretion in human heart failure. Am J Physiol Renal Physiol 2006;290:F273-8.
4) Schrier RW, et al. Osmotic and nonosmotic control of vasopressin release. Am J Physiol 1979;236:F321-32.
5) 木村時久.高ナトリウム血症.井村裕夫,他編.最新内科学大系12,間脳・下垂体疾患―内分泌疾患(1).中山書店;1993.
6) Ishikawa SE, Schrier RW. Pathophysiological roles of arginine vasopressin and aquaporin-2 in impaired water excretion. Clin Endocrinol (Oxf) 2003;58:1-17.
7) Kokko JP, Rector FC Jr. Countercurrent multiplication system without active transport in inner medulla. Kidney Int 1972;2:214-23.
8) Almond CS, et al. Hyponatremia among runners in the Boston Marathon. N Engl J Med 2005;352:1550-6.
9) Lien YH, et al. Study of brain electrolytes and organic osmolytes during correction of chronic hyponatremia. Implications for the pathogenesis of central pontine myelinolysis. J Clin Invest 1991;88:303-9.
10) 木村時久.高Na血症と多尿.Med Pract 1996;13:1523-8.

ナトリウム（クロライド）代謝とその異常

ナトリウム代謝の生理

　NaClは体内に存在する重要な電解質であり，細胞外液中に主として存在する．NaCl摂取後から排泄までの大まかな流れを図1に示すが，病的な状態が存在しなければ主に尿中に排泄される．Naは1日およそ20,000 mEqが糸球体で濾過され，その98〜99％が尿細管で再吸収され[1]，最終的な排泄量を調節されている．この大量の濾過，再吸収のシステムにより，NaCl摂取許容範囲は10〜400 mEqと広範囲に対応可能となっている（図1）．

　細胞外液中でNaは陽イオンの9割を占め，約140 mEq/Lの濃度を示している．ヒトはあたかも細胞外液中のNa濃度を一定に保つように調節されているかのように思いがちだが，実際は浸透圧を一定にするように調節されている．

　生体内の浸透圧は，細胞膜によって隔てられた細胞内液と細胞外液がつりあうようになっている．自由に細胞膜を通過できない溶質を有効浸透圧物質というが，細胞外液ではNaClとグルコースが有効浸透圧物質である（図2）．有効浸透圧物質によって求められる浸透圧を有効浸透圧または張度といい，以下の簡単な式[2]で計算できる．

▶血清Na濃度
約140 mEq/L

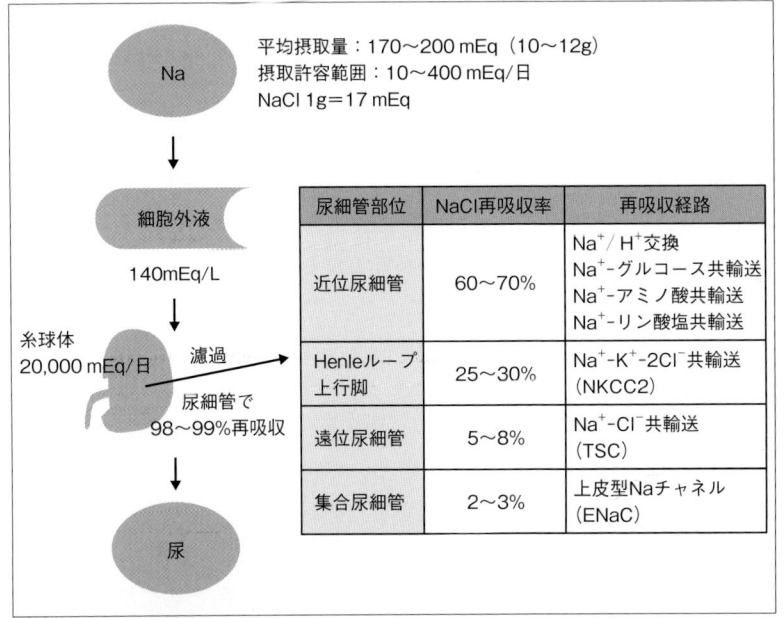

図1　Na摂取排泄経路

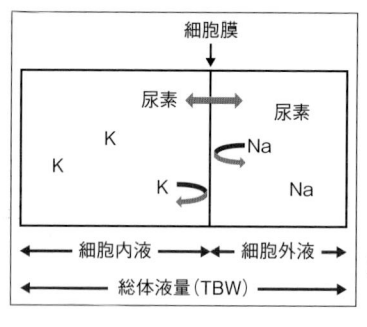

図2 生体における有効浸透圧の概念

$$\text{有効浸透圧（張度）} = 2 \times [Na^+] + \text{グルコース}(mg/dL)/18 \ (mOsm/kgH_2O)$$

Na濃度を2倍としているが，これはNaと同量のCl⁻を計算に入れるためである．浸透圧を決定する因子の一つがNaであり，おのずとNa濃度もある一定の値になることがわかる．さらに，全体の有効浸透圧に対するグルコース濃度の影響は小さいため，有効浸透圧 ≒ 2×[Na⁺]であると考えることもできる．細胞内液と細胞外液の張度は必ず等しくなるため，体液全体で有効浸透圧を考えると以下のような式[2]となる．

TBW：total body water，総体液量

$$\text{有効浸透圧} \simeq 2([Na^+] + [K^+]) / TBW$$

前述の有効浸透圧 ≒ 2×[Na⁺]をこの式の有効浸透圧に置き換えると，次式[2]となる．

$$[Na^+] \simeq ([Na^+] + [K^+]) / TBW$$

NaとKの総量をTBWで割ったものが，体液の張度（血清Na濃度）に等しいと考えられ，実際，図3のような直線で近似されることも報告されている[3]．

この陽イオンと体液，浸透圧の関係を理解することは，Na代謝異常を理解するうえで非常に重要となるのでぜひ覚えておきたい．

上記の式を理解すると，血清Na濃度は分子であるNa＋Kの増減と分母である水の増減によって決まることがわかる．言い換えると，低ナトリウム血症ではNa＋Kの減少か，水分の増加であり，高ナトリウム血症はその逆となる．具体的な血清濃度異常については後述する．

▶ POINT
血清Na濃度は「Na＋Kの増減」と「水分の増減」によって決まる．Na＋Kの減少か水分の増加で低ナトリウム血症となり，Na＋Kの増加か水分の減少で高ナトリウム血症となる．

浸透圧・体液量調節系

ここまで，浸透圧とNaの関係について説明したが，ヒトでは前述の浸透圧以外に，一定の血圧を保持するため有効循環血漿量も大きく変化しないように浸透圧と独立したいくつかの系で制御されている（図4）．

図4に示すように，浸透圧調節系，体液量調節系ともに感知対象がセンサーで感知され，効果器を経て調節されている．体液量調節系はい

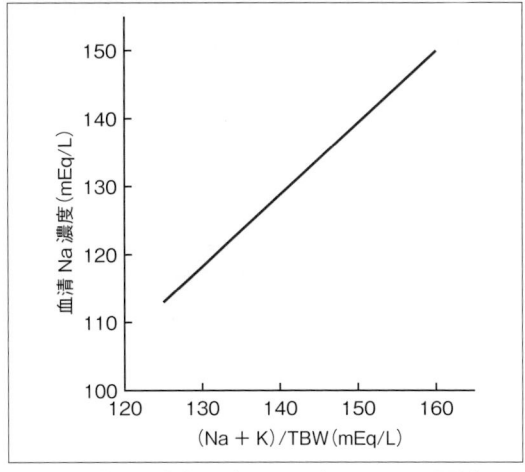

図3 血清 Na 濃度と（Na ＋ K）/ TBW の関係

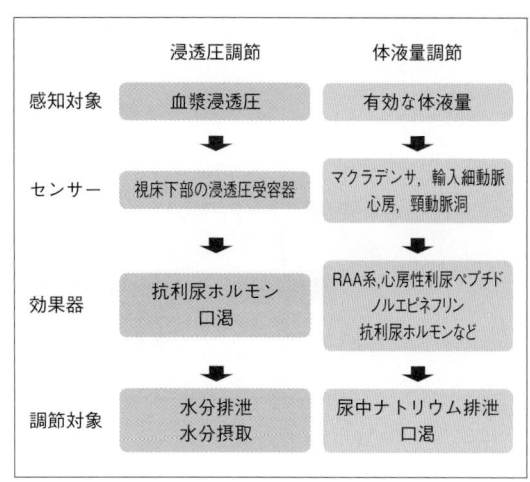

図4 浸透圧・体液量調節機構

くつかあるため，以下説明する．

レニン-アンジオテンシン-アルドステロン（RAA）系

有効な体液量が減少すると腎への血流も低下し，交感神経刺激やマクラデンサに達する Cl^- 量の減少などから輸入細動脈の傍糸球体細胞でレニンが放出される．レニンは，肝でつくられたアンジオテンシノゲンに作用し，アンジオテンシンIに変換させる．アンジオテンシンIは血管内皮などにあるアンジオテンシン変換酵素（ACE）によって活性型のアンジオテンシンIIへと変換される．

最終的にできたアンジオテンシンIIは血管平滑筋に作用し，収縮させることで体液量減少によって生じた血圧低下を代償しようとする．また，アンジオテンシンIIは副腎皮質にも作用し，アルドステロン分泌を亢進させ，そのアルドステロンが主に集合尿細管に作用し，Na の再吸収を亢進させる．Na 再吸収は細胞外液増加へ作用している．さらに，アンジオテンシンIIは非常に強力な口渇の刺激作用ももっている[4]．

ナトリウム利尿ペプチド（atrial/brain natriuretic peptide；ANP/BNP）系

前述の RAA 系と拮抗して作用する．容量負荷により心房・心室が伸展することによって，主に心房で Na 利尿ペプチド分泌を亢進させ，腎臓の髄質集合管における Na 分泌に作用し，尿中 Na 排泄を亢進させる．さらに，血管にも作用して血管拡張性に作用し，アルドステロン分泌を抑制する．

抗利尿ホルモン（antidiuretic hormone；ADH）系，口渇

ADH は浸透圧調節系で主に働くが，有効な体液量が著明に減少したとき，体液量調節系でも作用する．その際，主に頸動脈洞に存在する容量受容体・圧受容器が頸動脈圧の低下を感知し，交感神経の刺激を介して，ADH 分泌に作用し体液保持に働く．また，有効な体液量の減少に

■レニン-アンジオテンシン-アルドステロン系

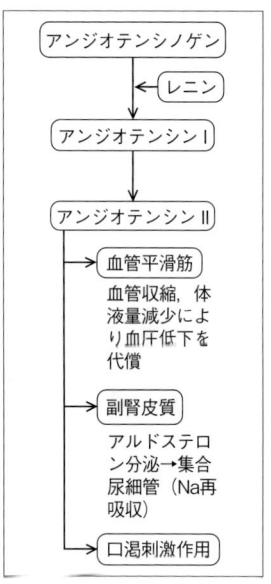

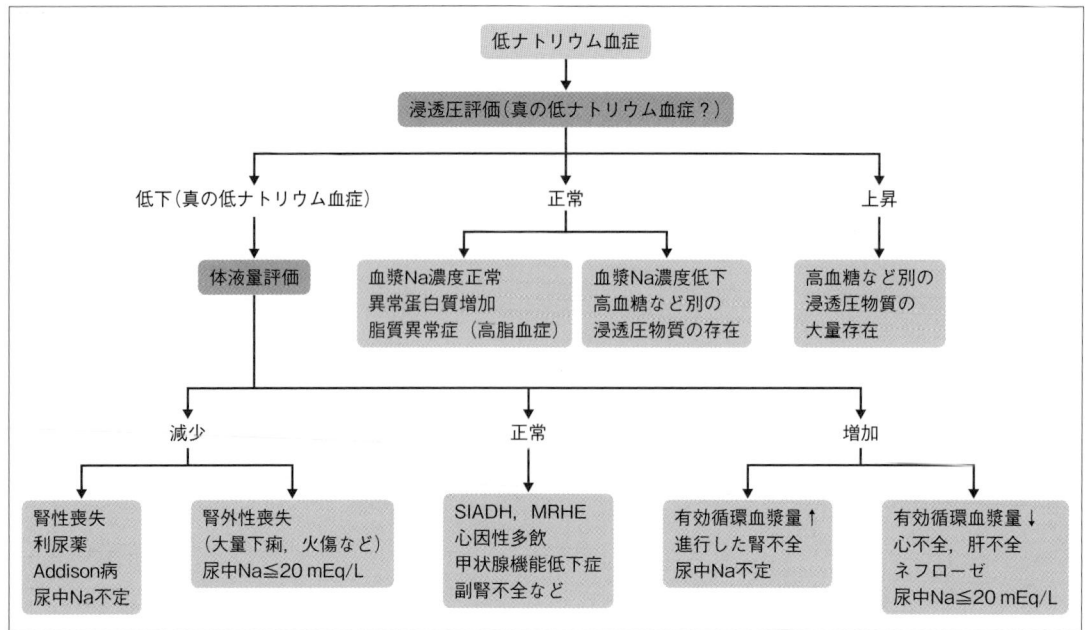

図5 低ナトリウム血症の鑑別
SIADH：ADH不適合分泌症候群，MRHE：mineralocorticoid responsive hyponatremia of the elderly

よる刺激は口渇感を刺激し，飲水行動を起こさせる．

主な調節機構は以上となる．Na再吸収や排泄については，このほかにも糸球体，近位尿細管，遠位尿細管などできめ細かい調節を行っているが，詳細は専門書を参考にしていただきたい．

血清Na濃度異常

大まかなNa代謝の流れをつかんだところで，血清Na濃度異常について考えていく．血清Na濃度異常の原因は前述したとおりで，体内の有効浸透圧物質総量と水分量の問題である．

低ナトリウム血症

まずは，臨床上遭遇することの多い低ナトリウム血症の鑑別からみていく．

図5に鑑別のチャートを示すが，低ナトリウム血症をみた際は，まず浸透圧を評価することが重要である．ヒトは浸透圧を一定に保つように調節されているため，浸透圧の影響で見かけ上，低ナトリウム血症を呈している場合がある．

浸透圧の低下した真の低ナトリウム血症は，NaまたはKの欠乏や水分の過剰によって起きている．体液量を評価し，NaまたはKの欠乏や水分の過剰を起こす病態がないか鑑別していく．

体液量が減少している場合は，NaまたはKの欠乏を考えるが，腎性（利尿薬や腎尿細管障害など）か腎外性（大量下痢など）かに着目する．この際，有効な検査が尿検査である．腎臓におけるNa保持機能は鋭敏

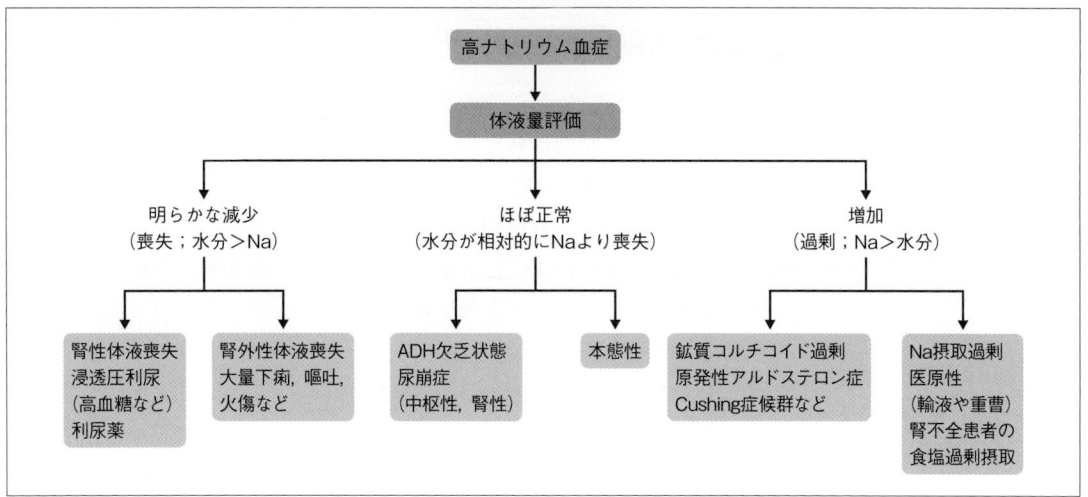

図6　高ナトリウム血症の鑑別

かつ強力であり，Na不足の際に尿中へNaはほとんど排泄されなくなる[5]．したがって，腎外性喪失であれば尿中Na濃度は低くなり20 mEq/L以下となる．

次に，真の低ナトリウム血症で体液量が上昇している場合は，有効循環血漿量の増減を考慮し鑑別する．このときも，有効循環血漿量が減少している際には，Na再吸収が増加するため尿中Na濃度は20 mEq/L以下となる．

最後に，体液量が減少も増加もしていない場合，体液量正常のタイプの低ナトリウム血症を考える．これらの鑑別には各種検査（ADH，レニン，アルドステロン，コルチゾール，ACTH，TSHなど）が必要となってくる（図5）．

高ナトリウム血症

高ナトリウム血症の原因は，水の欠乏とNaまたはKの過剰がある．ただし，渇中枢が正常であれば，水分摂取により高ナトリウム血症は補正されることが多く，水欠乏による高ナトリウム血症は水分補給ができないような状況において発症するとされる．また，低ナトリウム血症と異なり，浸透圧は高いことが前提となり，すぐに体液量評価へ進む．

体液量が減少している場合，Na喪失に比して水分喪失が大きいと考えられる．さらに腎性喪失と腎外性喪失に分けて考えるが，腎性喪失では浸透圧利尿が生じている状態で，尿は等張あるいは低張で，尿中Na濃度は20 mEq/L以下となる．体液量が増加している場合は，Na過剰を考えるが，鉱質コルチコイド過剰か医原性によるNa過剰摂取などがあげられる．Naが過剰投与されている場合は尿中へのNa排泄は亢進し，その濃度は上昇する．体液量がほぼ正常な場合は，本態性や尿崩症などの病態を考える（図6）．

血清Na濃度異常の治療

上記鑑別を行いながら治療を行うが，血清Na濃度異常に伴う症状がある場合は，まずは症状が消失するまで補正を行うことが先決である．急性の場合はより早急に補正を行う必要があるが，急激な治療による低ナトリウム血症であれば橋中心髄鞘崩壊（central pontine myelinolysis；CPM），高ナトリウム血症であれば脳浮腫を起こす危険性もあるため，補正のスピードには注意が必要である．

次に，Na濃度異常が進行中か否かを尿中のNa＋K濃度と血清Na濃度から大まかに判断し，現状を評価する．前述したように血清Na濃度は（$[Na^+]+[K^+]$）／TBWで近似できることから，体内から出ていく尿中のNa＋K濃度が血清Na濃度よりも大きいか小さいかで，血清Na濃度の今後の動きを推測できることになる．

現状を把握できたら，いよいよ補正を行うが，Adrogué-Madias式[6]という，輸液による低ナトリウム血症の補正予測式を用いる．輸液1L投与後の血清Na濃度変化を表している．

$$\Delta Na = [輸液中([Na^+]+[K^+]) - 血清Na]/(TBW+1)$$

この計算式では，尿からの排泄および経口摂取を考慮に入れていない[7]ため，病態（心因性多飲など）によってはうまくあてはまらないことに注意が必要であるが，注意して用いれば非常に有用である．

式を書き換えると，輸液1L中（$[Na^+]+[K^+]$）＝（TBW＋1）×ΔNa＋血清Naとなり，どれくらい血清Na濃度を変化させたいかを式に入れれば，輸液中の必要なNa＋K量がわかる．

もっとも，臨床上で多いのは無症候性の慢性低ナトリウム血症であるが，この場合は補正を急ぐ必要はなく，原因を鑑別して治療を行っていくことが望ましい．

〈山添リカ，北村健一郎〉

◎文献
1）安達政隆ほか．腎における水・Naバランス．日本臨牀 2005；63：45-50.
2）Rose BD, Post T. Clinical Physiology of Acid-Base and Electrolyte Disorders, 5th ed. McGraw-Hill：New York；2001. pp.247-9.
3）Edelman IS, et al. Interrelations between serum sodium concentration, serum osmolarity and total exchangeable sodium, total exchangeable potassium and total body water. J Clin Invest 1958；37：1236-56.
4）Rennke HG, Denker BM. Renal Pathophysiology：The Essentials, 2nd ed. 水・ナトリウムの調節．黒川 清監訳．体液異常と腎臓の病態生理，第2版．メディカル・サイエンス・インターナショナル；2007．pp.30-60.
5）中山裕史，冨田公夫．尿中電解質および浸透圧測定の有用性は？ 臨床医 2005；31：737-43.
6）Adrogué HJ, Madias NE. Hyponatremia. N Engl J Med 2000；342：1581-9.
7）柴垣有吾．深川雅史監修．より理解を深める！体液電解質異常と輸液，改訂3版．中外医学社；2007．p.63.

カリウム代謝とその異常

　水・電解質異常のなかで，K代謝異常は日常臨床の現場で遭遇する機会が多い．多彩な臨床症状や身体・検査所見を呈し，これらを迅速に認識し対処することが，重篤な病態の発見・予防・治療につながる．臨床の現場をイメージしそのアプローチを解説する．

Kの生理学

Kの体内分布[1]

　体内の総K量は50～55 mEq/kg体重で，そのうち98％が細胞内（含有量の多い臓器は骨格筋，赤血球，肝臓）に，残りわずか2％が細胞外液中に存在する．細胞内のK濃度は140 mEq/L，細胞外液4 mEq/Lである．この比35（140÷4＝35）の濃度勾配は細胞膜に存在するNa^+/K^+-ATPaseポンプの能動輸送により維持され，負の膜電位形成（静止膜電位はおおよそ$-61 \times \log$〈細胞内K濃度/細胞外K濃度〉mVで規定される）に寄与する．

▶血清K濃度
細胞内＝140 mEq/L
細胞外＝4 mEq/L

Kの出納[2]

　食事摂取（50～100 mEq/日）によるKの大部分（90％）は尿中に排泄され，残り（10％）は便中，すなわち消化管から排泄される（図1）．1日の摂取量は細胞外液K濃度を2倍以上に上昇させる可能性があるが，①細胞内外のKシフトによる腎外性調節（短期的調節：分～時間のオーダー）と，②尿中へのK排泄による腎性調節（半日～数日のオーダー）の両者により細胞外液（血清）K濃度を一定に保つ．

■細胞外液K濃度の調節
①腎外性調節（細胞内外のKシフト；分～時間）
②腎性調節（腎臓から尿への排泄；半日～数日）

細胞内外のKシフトによる腎外性調節

　主要な因子は，インスリン，β_2カテコールアミン，酸塩基平衡である．

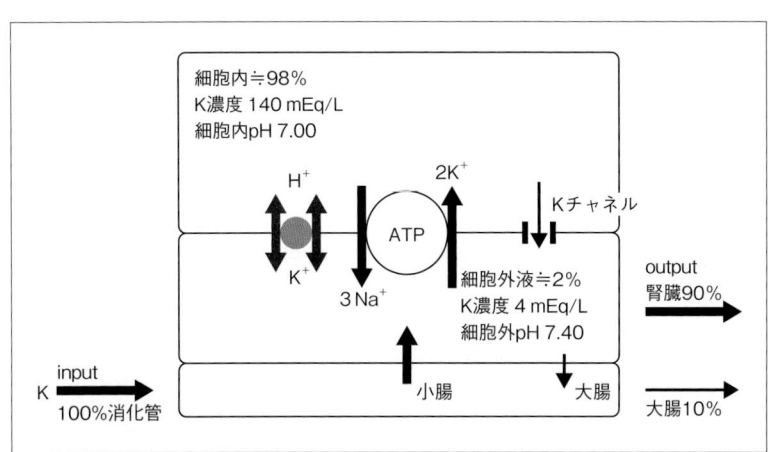

図1　Kの体内分布と出納

▶ POINT
pHの値によりK濃度も影響を受ける．アシデミアでK濃度上昇，アルカレミアでK濃度低下．

インスリンの作用はブドウ糖取り込みとは無関係に細胞内にKを取り込む．$β_2$カテコールアミンはNa^+/K^+-ATPaseポンプ活性化を介し細胞内へKを移動する．酸塩基平衡（プロトン；H^+）も細胞内外のシフトに影響する[3]．アシデミアでは，H^+と交換にK^+が細胞外にシフトするため血清K濃度は上昇（pH 0.1につきK濃度は約0.6 mEq/L上昇），逆にアルカレミアでは低下する．有機酸によるアシドーシス（乳酸アシドーシスやケトアシドーシスなど）は，有機酸陰イオンの細胞膜透過性により，細胞内外の電気的中性が維持されるためKシフトは生じないことに注意が必要である（血漿浸透圧の上昇は溶媒牽引によりKは細胞内から外に移動する．10 mOsm/kgあたり血清K濃度は平均0.4〜0.8 mEq/L上昇する）．

腎臓におけるK調節

糸球体で濾過されたKの70〜80％が近位尿細管から，残りはHenleループの太い上行脚で再吸収される．尿中K排泄量は，皮質集合管（CCD）からのK分泌と尿量により決定する．K分泌はCCDの主細胞がその中心で，管腔側膜に存在するNa^+チャネル（ENaC）を介したNa再吸収（アルドステロンの作用）と，非吸収性の陰イオンの存在（重炭酸イオンや薬剤の存在）で形成される負の電位勾配に従い，管腔内K分泌量が決まる．言い換えれば，尿中K排泄量は，①管腔内K濃度（アルドステロン濃度，管腔内負電位）と，②CCDへの尿流量とNa到達量により規定される．正常ではこの2つの因子が互いに連関し，最終的なK排泄量を一定に保っている（図2）．

たとえば，脱水の場合，二次性アルドステロン症によりCCDからのK分泌は刺激されるが，同時に尿流量・到達Na量が減少するため総排泄量はほとんど変化しない．逆にNa摂取が多いとアルドステロンは抑制されるが尿流量・到達Na量は増える．このように血漿アルドステロン量と尿量は相反したバランスでK代謝を調節している．この関係が崩れた際に，腎臓からのK喪失が起こる（図3）．

近年，NaやKを調節するリン酸化酵素が発見されている．なかでもSGK1（serum/glucocorticoid-regulated kinase 1）とWNK（With No Lysine）ネットワークは，Gordon症候群や高血圧発症との関係や，尿細管のNaやK調節系の巧みな調節機構への関与が報告されている[4,5]．

■糸球体で濾過されたKの再吸収

割合	部位
70〜80％	近位尿細管
20〜30％	Henleループの太い上行脚

尿中K排泄量	=	尿中K濃度	×	尿量
規定因子		アルドステロン濃度 管腔内負電位 （非吸収性陰イオンの存在で分泌増加．たとえばペニシリン，カルベニシリンなどの抗菌薬）		尿流量 Na到達量 （利尿薬投与，代謝性アルカローシス，急性腎不全の回復期，閉塞性腎症の解除後などに増加）

図2　尿中K排泄量の決定因子

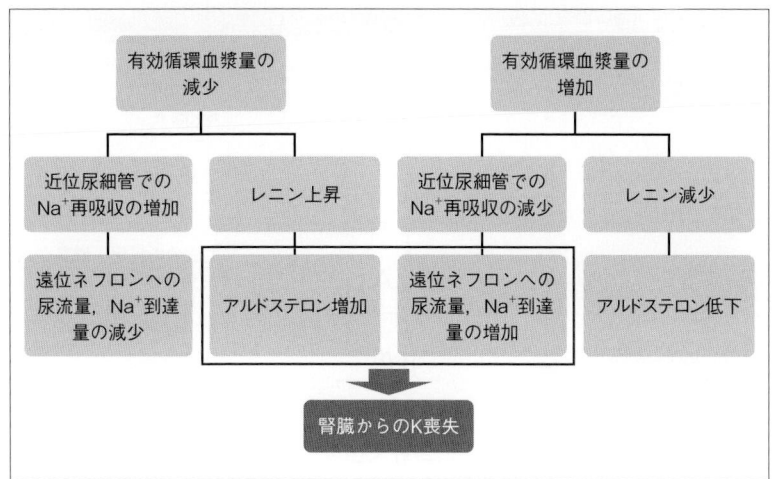

図3　体液量変化時のアルドステロンと尿量の関係からみた K 代謝異常

K代謝異常における症状・検査所見[6]

　Kは2つの重要な生理的作用を担う．一つは先に述べた静止膜電位の決定で心臓，神経，筋組織のような興奮性細胞の興奮・収縮に影響する．もう一つは核酸代謝，蛋白質合成，細胞容積やpHの調節や酵素の活性化など細胞機能に関係する．
①高カリウム血症：心筋の伝導障害（房室結節ブロック，心室頻拍，心室細動，心停止）と，神経（痺れ），筋組織（筋力低下）を認める（表1）．
②低カリウム血症：低カリウム血症の影響は全身に及ぶ．濃度と臨床症状との関係は個人差がある（表2）．

K代謝異常の病態把握のための検査

　K代謝異常の鑑別を進めるうえで必須の検査は，血清電解質（特にNa，K，Cl），BUN・Cr・ブドウ糖値，浸透圧，血液ガス分析，尿中電解質（Na，K，Cl），尿Cr値，尿浸透圧などである．

緊急性の判断

　血清K濃度6.0 mEq/L以上，2.5 mEq/L未満は危険域の値で，特に高カリウム血症に対しては迅速な対応が求められる．その際，心電図所見が役立つ．大まかな波形変化とK濃度の関係は記憶すべきである（図4）．この心電図変化も，K代謝異常の経過により修飾される．

腎性・腎外性因子の判断[7]

　尿中K排泄の評価を行う．
①K排泄率（fractional excretion of K；FE_K）：基準値は10～20％．FEは糸球体で濾過した後尿細管でのハンドリングの状態を把握する．FE_Kが上昇していれば，尿への排泄が増加（腎性）であることを表す．ただし，FE_Kは糸球体濾過量（GFR）と反比例するため，腎機能低

表1　高カリウム血症にみられる臨床症状・所見

1. 心臓
心臓の伝導障害（房室結節ブロック，心室頻拍，心室細動，心停止）
2. 神経・筋
痺れ，筋力低下

表2　低カリウム血症にみられる臨床症状・所見

1. 心臓
心電図異常（U波，ST低下，T波平低化）
心室性期外収縮
2. 神経・筋
消化管平滑筋異常（便秘，麻痺性イレウス）
骨格筋異常（筋力低下，横紋筋融解）
3. 腎臓
腎嚢胞，間質性腎炎，尿濃縮力障害（腎性尿崩症）
アンモニア産生増加
高カルシウム尿症
4. その他
高血圧
肝不全の増悪
代謝性アルカローシス
血中レニン上昇
インスリン分泌抑制
耐糖能異常

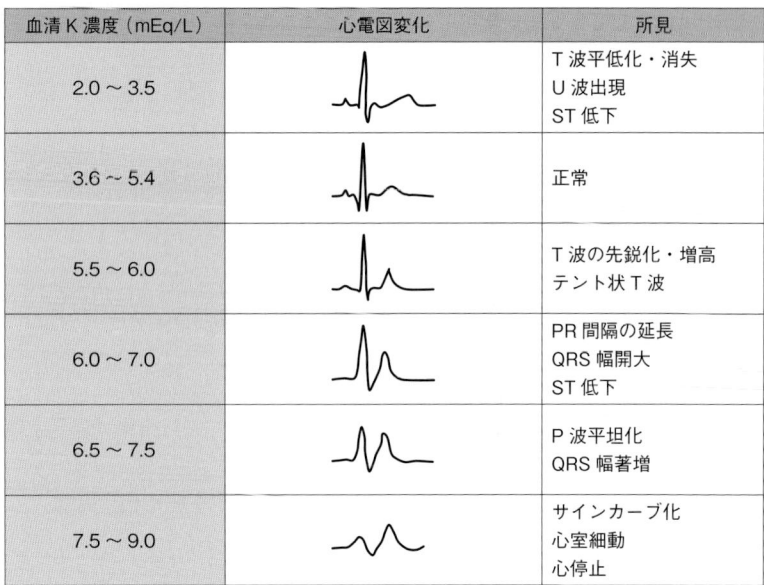

図4　血清K濃度と心電図所見

下時には評価が難しい.

② 1日K排泄総量：蓄尿で1日排泄量を測定するのが最も信頼性が高い．K欠乏があり，尿中K排泄が20 mEq/日以上なら腎性のK喪失と判断できる．逆に腎外性の高カリウム血症ではK排泄は200 mEq/日以上となる．

腎性因子，尿中K排泄量の解析

前述したように「尿中K排泄量＝尿中K濃度×尿量≒① CCD管腔内のK濃度（アルドステロン濃度，管腔内負電位）×② CCDへの尿流量とNa到達量」と表せる．

① アルドステロンの作用はTTKG（transtubular K gradient）が指標となる．TTKGはCCD管腔内のK濃度が血管側に比べ何倍高いかを表し，CCDのK分泌効率を反映する．TTKG ＝ ｛[K] urine/[K] plasma｝÷ [Osm] urine/[Osm] plasma｝で計算する．ただしTTKGの判読は尿浸透圧が血漿浸透圧よりも大きいことが必要条件である点に注意する．もし腎臓が正常であれば，TTKGは低カリウム血症で2～4以下，高カリウム血症では10以上になる．したがって，低カリウム血症でTTKGが4以上，高カリウム血症で5～10以下なら集合管におけるK分泌異常が原因と推測できる．

② 尿流量とNa到達量は，脱水，GFR，浸透圧物質排泄量などに影響されるため，尿中Na排泄量でおおまかに推測する．

高カリウム血症

定義

血清K濃度が5.5 mEq/L以上とされる．

TTKGの求め方▶

$$TTKG = \frac{U_K}{P_K} \times \frac{P_{osm}}{U_{osm}}$$

$$(U_{osm} > P_{osm})$$

■ TTKGの指標

	低カリウム血症	高カリウム血症
腎臓正常	2～4以下	10以上
K分泌異常集合管における	4以上	5～10以下

原因

臨床の現場では，①腎機能低下があり，尿量低下あるいはKの大量の負荷，あるいは②アルドステロン欠乏や抵抗性があるときにみられる．前者のK負荷には，野菜や果物などの経口から，内因性ではインスリン不足，横紋筋融解，異化亢進が原因となる．後者は副腎皮質の一次的な障害（Addison病など）か，副腎外の原因により二次的な産生障害によって起こる．後者の病態には低レニン性低アルドステロン症と呼ばれ，GFRが軽度から中等度低下（30〜90 mL/分）した糖尿病腎症，間質性腎炎，腎硬化症に伴うものが多い．アルドステロン抵抗性は薬物で経験する．

臨床現場でのアプローチ（図5，表3）[8-10]

緊急性を要するか？

心筋組織の興奮性に対する膜の安定化を図ることが最優先される．Caを経静脈的に投与することにより心毒性に拮抗することが期待される．

どの治療法を選択するか？[11]

①偽性高カリウム血症の可能性の排除：試験管内においてKが細胞から放出されて，見かけ上に血清K濃度が上昇することがある．静脈採血をする際に長時間駆血帯を使用したための溶血と，血球細胞数増加によるK放出などにより偽性高カリウム血症が生じる．心電図所見が参考となる．

②急性期の対応：細胞内K移行の促進のためインスリン投与（グルコー

■ 高カリウム血症の原因

腎機能・尿量低下，K大量負荷	
外因性	経口摂取
内因性	インスリン不足，横紋筋融解，異化亢進
アルドステロン欠乏・抵抗性	
低レニン性低アルドステロン症	

■ 高カリウム血症：緊急時の治療のポイント

1. 心電図チェック
2. 心電図異常があれば，Caを経静脈的に投与
3. インスリン投与，代謝性アシドーシスがあれば＋炭酸水素ナトリウム，K除去のための陽イオン交換樹脂・利尿薬，腎不全の場合は緊急透析

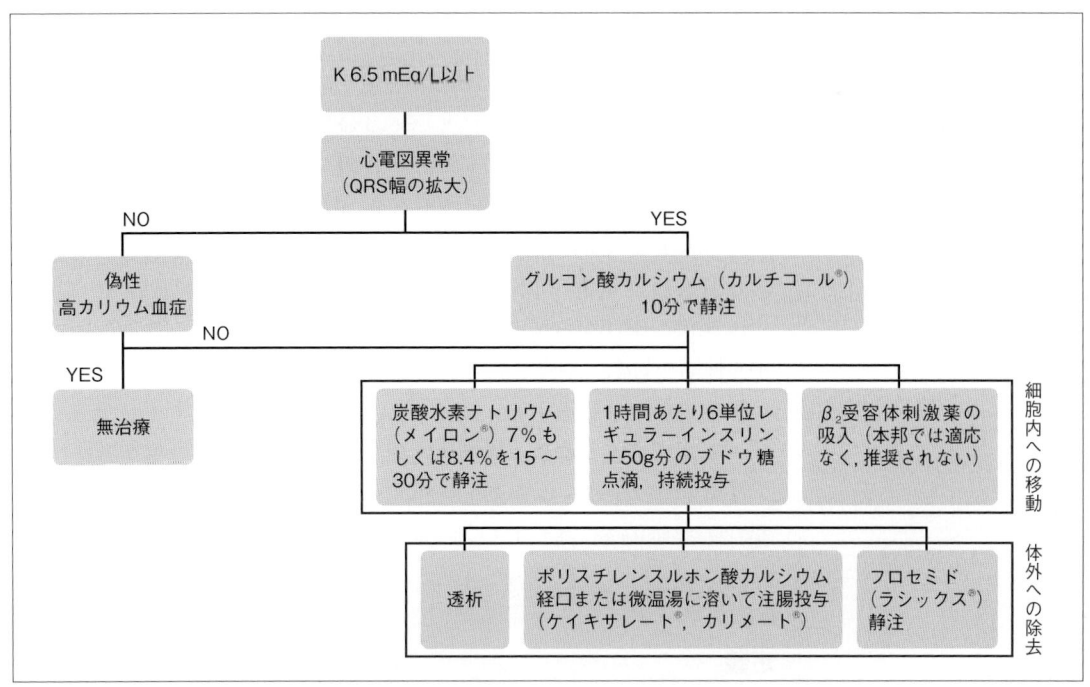

図5　高カリウム血症への対応　治療選択

表3 高カリウム血症の治療で使用される薬剤

	効果発現時間	効果期間	効果	注意点
カルチコール®	数分	30〜60分	心電図異常の正常化	心電図モニターの施行
メイロン®	5〜15分	4〜6時間	さまざま	
インスリン＋ブドウ糖	15〜45分	4〜6時間	約0.5〜1.5 mEq/L 低下	低血糖に注意
ラシックス®	1時間	さまざま		
ケイキサレート®カリメート®	1〜2時間	4〜6時間	さまざま	腸管穿孔に注意
透析	直ちに			

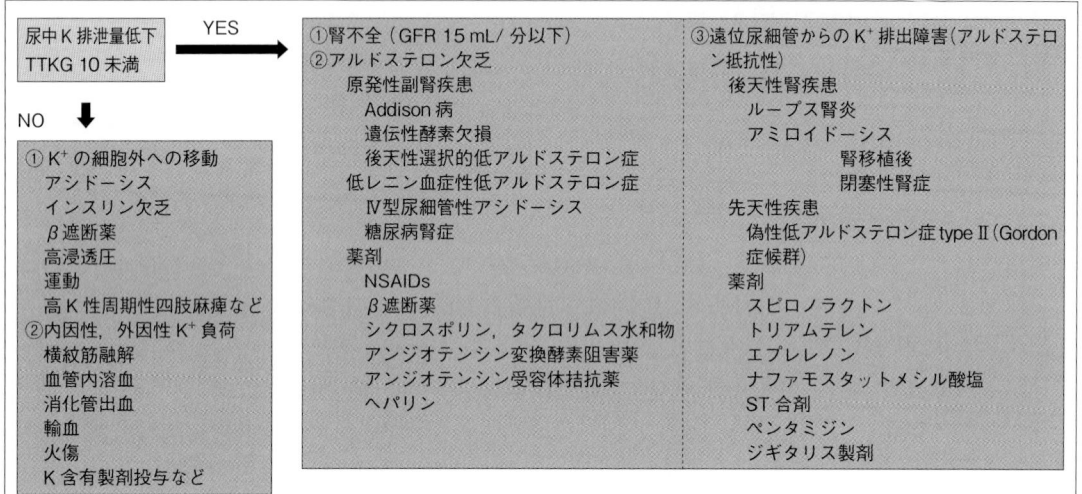

図6 尿中K排泄量低下，TTKG 10未満の情報から高カリウム血症の鑑別

ス-インスリン療法）を行い，もし代謝性アシドーシスがあれば炭酸水素ナトリウムも加える．さらに体外へのK除去のため陽イオン交換樹脂ないし利尿薬を適宜使用する．腎不全を伴う場合は，緊急透析を考慮する（図5）．

③尿中K排泄量とTTKGによる鑑別：尿中K排泄量の低下とTTKG 10未満の条件から鑑別を進める（図6）．

④慢性期の対応：基礎疾患の治療が第一であり，原因薬剤があればこれを中止または減量する．持続する高カリウム血症に対してはK制限が重要である．野菜，果物，肉類などを控えさせ，食事指導を行う．食事でコントロールできないときは，内服治療を検討する．

⑤内服薬剤の確認：高カリウム血症の原因となる薬剤の服用を確認する（表4）．

低カリウム血症[8-10]

定義

血清K濃度が3.5 mEq/L未満と定義される．

表4　高カリウム血症の原因薬剤とそのメカニズム

メカニズム	薬物
細胞内外シフト	β遮断薬 静注用アミノ酸製剤 サクシニルコリン ソマトスタチン
アルドステロン合成阻害	NSAIDs アンジオテンシン変換酵素阻害薬 アンジオテンシン受容体拮抗薬 シクロスポリン タクロリムス ヘパリン
抗アルドステロン作用	スピロノラクトン
Naチャネル阻害	ST合剤 ペンタミジン トリアムテレン アミロライド
CCDでのNa$^+$/K$^+$-ATPase阻害	シクロスポリン タクロリムス

原因

原因は①Kの細胞内シフト，②K摂取の低下，③腎外のK喪失，④腎性のK喪失の4つである．

①Kの細胞内シフト：アルカローシス，インスリン投与や高カロリー輸液の開始時，蛋白同化亢進時（悪性貧血のビタミンB_{12}治療など）などに起こる．低K性周期性四肢麻痺は，遺伝性または甲状腺ホルモン中毒症による．前者は骨格筋に存在するジヒドロピリジン感受性Ca^{2+}チャネルの遺伝子異常と考えられている．炭水化物の摂取，運動後の休息などを誘因としてKの急激な細胞内シフトによる脱力発作を生じる．

②K摂取の低下：神経性食思不振症ではKの摂取不足により低カリウム血症をきたす．

③腎外のK喪失：下痢，下剤の多用などによる消化管からの喪失，高度の発汗，頻回の胸水・腹水穿刺やドレナージなどによる．

④腎性のK喪失

・代謝性アシドーシスを示す病態：尿細管性アシドーシス（renal tubular acidosis；RTA）とケトアシドーシスが鑑別疾患にあがる．低カリウム血症型のRTAには遠位型（Ⅰ型）と近位型（Ⅱ型）がある．遠位型（Ⅰ型）は，酸分泌障害によるCCDでのK分泌亢進と二次性アルドステロン症により，Kの喪失が長期間持続し高度となる．近位型（Ⅱ型）では低カリウム血症の程度は軽い．糖尿病性ケトアシドーシスでは，浸透圧利尿とケトン尿（陰イオン）による尿中K分泌増加により低カリウム血症をきたす．

・代謝性アルカローシスを示す病態：代謝性アルカローシスには，①細胞外液量が減少し，生理食塩水投与によってアルカローシスが改善す

■ 低カリウム血症の原因

1. Kの細胞内シフト
   アルカローシス，インスリン投与，炭水化物摂取，遺伝性，運動後の休息時
2. K摂取の低下
   食思不振症，摂取不足
3. 腎外のK喪失
   下痢，発汗，腹水・胸水排泄
4. 腎性のK喪失
   ①代謝性アシドーシス（尿細管性アシドーシス/ケトアシドーシス）
   ②代謝性アルカローシス（Cl反応性アルカローシス/Cl抵抗性アルカローシス）

▶ POINT
代謝性アルカローシス：
① Cl 反応性
　→細胞外液↓→アルドステロン↑
② Cl 抵抗性
　a. 血圧正常…Bartter 症候群, Gitelman 症候群, 利尿薬
　b. 高血圧…アルドステロン↑, グリチルリチン製剤

る Cl 反応性アルカローシスと，②細胞外液量が正常または増加し，生理食塩水を投与してもアルカローシスが改善しない Cl 抵抗性アルカローシスがある．Cl 反応性アルカローシスは，嘔吐，胃液吸引などでみられ，細胞外液量減少による二次性アルドステロン症と，代謝性アルカローシスによる CCD からの直接 K 分泌増加によって，低カリウム血症を認める．Cl 抵抗性アルカローシスを示す病態は，高血圧の有無により鑑別する．血圧が正常から低値では，Bartter 症候群やループ利尿薬投与時による Henle ループの太い上行脚での Na^+-K^+-$2Cl^-$ 共輸送体再吸収障害によって，また Gitelman 症候群やサイアザイド系利尿薬投与時では遠位曲尿細管での Na^+-Cl^- 共輸送体の再吸収障害によって，CCD 管腔内に到達する尿流量や Na 到達量の増加により低カリウム血症となる．高血圧を伴う低カリウム血症は鉱質コルチコイド過剰状態を示す疾患が多数含まれる．原発性アルドステロン症に代表されるように鉱質コルチコイド過剰が一次的な場合（レニンは抑制）と，腎血管性高血圧のようにレニン過剰のため二次的に分泌亢進する場合がある．グリチルリチン製剤や甘草は大量長期投与するとコルチゾールをコルチゾンに不活性化しアルドステロンを鉱質コルチコイド受容体に選択的に結合する作用をもった 11β-HSD（11β-hydroxysteroid dehydrogenase）type 2 活性が阻害され，CCD 細胞内で増加したコルチゾールが鉱質コルチコイド受容体（MR）に結合し，アルドステロンと同様，K 分泌促進による低カリウム血症と，Na 再吸収による細胞外液量増加（高血圧，浮腫）が出現する（偽性アルドステロン症）．

偽性アルドステロン症▶血中のアルドステロンが過剰でないにもかかわらず，アルドステロン症と同様な症状がみられる．グリチルリチン製剤，甘草の長期投与で発症する．

・その他の病態：急性尿細管壊死の回復期や閉塞性腎症解除後の利尿期などにみられ，CCD 管腔内への尿流量や Na 到達量の増加による低カリウム血症をきたす．

臨床現場でのアプローチ（図7）

① 緊急性の病態は治療を優先：原疾患の治療とともにできるだけ経口的に K を補うのが原則である．しかし，呼吸筋麻痺からの低酸素血症，腸閉塞，不整脈，麻痺，横紋筋融解がみられるときは点滴により補給を開始する．その際，輸液剤の濃度は 40 mEq/L 以下，20 mEq/時以下，120 mEq/日以下のスピードで補正する．必ず頻回に血中 K 濃度をモニターする．最初はインスリン分泌を刺激しないよう，点滴中にブドウ糖を入れないほうが無難である．

■ 低カリウム血症：緊急時の治療のポイント
1. 原疾患の見極め
2. 経口で K を補う（点滴も可．ただし輸液剤の濃度・投与速度に注意）
3. Mg 欠乏があれば Mg 製剤併用

② Mg 欠乏の確認[12]：低マグネシウム血症は高頻度に低カリウム血症を合併する．Na^+/K^+-ATPase は Mg を必要とし，遠位尿細管の K^+ チャネル（ROMK）の調節にも Mg は関係している．高度の低カリウム血症や K の補給に抵抗性を示す際には，マグネシウム製剤を併用する．

③ 偽性低カリウム血症の鑑別：白血球増加症で，採血した血液を室温に

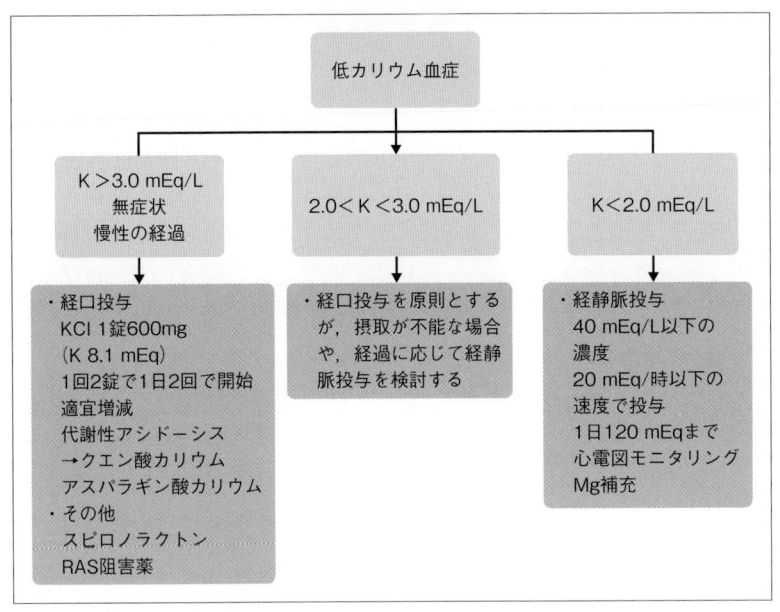

図7　低カリウム血症におけるK補充治療のフローチャート

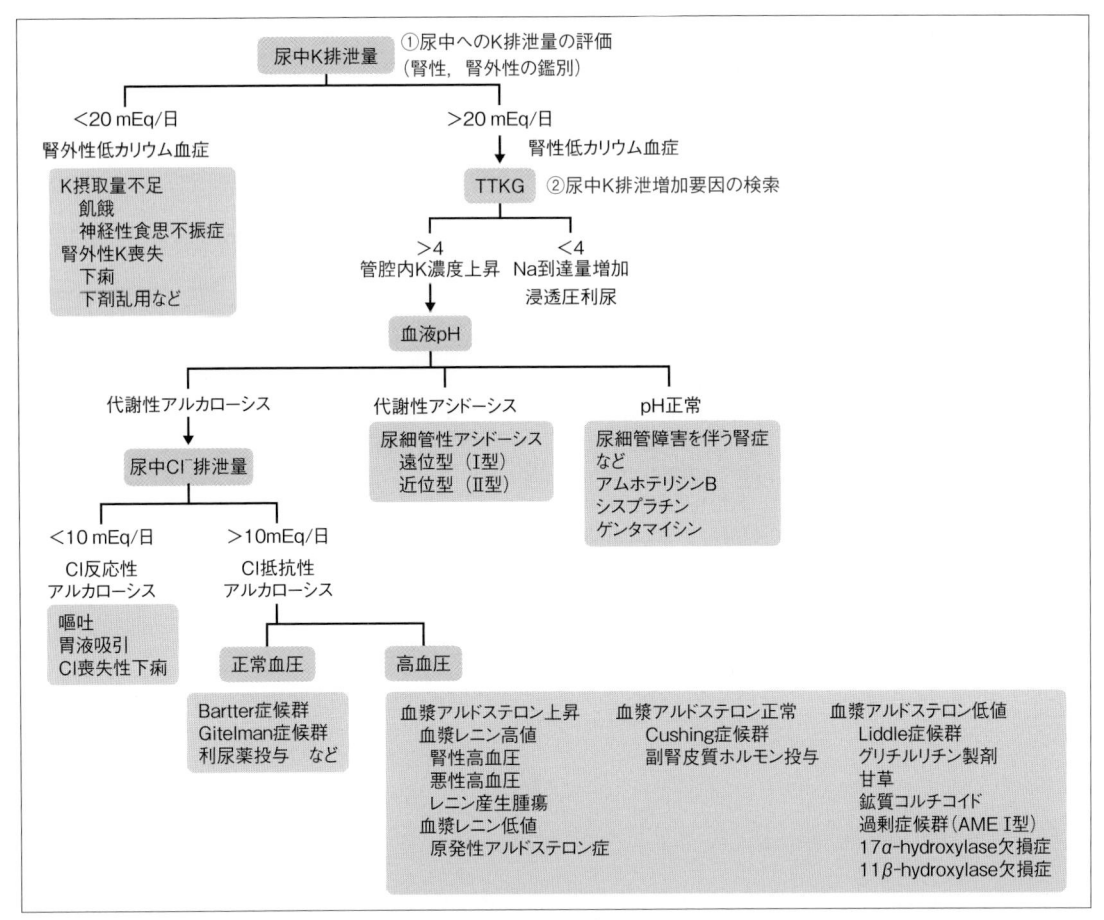

図8　低カリウム血症の鑑別診断

放置しておくと K が血清から白血球に取り込まれることがある．
④鑑別のアルゴリズム：尿中 K 排泄量，TTKG，血液 pH，血圧から鑑別を進める（図 8）．
⑤慢性の低カリウム血症への対応：一般に K の摂取を促し，必要なら経口カリウム製剤を投与する．カリウム製剤として通常は KCl を用いる．代謝性アシドーシスを伴うときはクエン酸カリウムまたはアスパラギン酸カリウムがよい．K 補給で改善しない場合，スピロノラクトン，アンジオテンシン変換酵素阻害薬，アンジオテンシン受容体拮抗薬を考慮する．

まとめ

K 代謝異常の病態把握は，K の体内動態と腎性・腎外性の K 調節機序を理解することが重要である．そして，緊急性を確認し治療選択を行うことが求められる．

（佐々木　環，柏原直樹）

◎文献
1) 武藤重明, 草野英二. カリウム代謝の考え方. 日腎会誌 2008；50：84-90.
2) Giebisch G, et al. Renal and extrarenal regulation of potassium. Kindey Int 2007；72：397-410.
3) Aronson PS, Giebisch G. Effects of pH on potassium：new explanations for old observations. J Am Soc Nephrol 2011；22：1981-9.
4) Hoorn EJ, et al. The WNK kinase network regulating sodium, potassium, and blood pressure. J Am Soc Nephrol 2011；22：605-14.
5) Hoorn EJ, et al. The renal WNK kinase pathway：a new link to hypertension. Nephrol Dial Transplant 2009；24：1074-7.
6) 要　伸也. 高・低 K 血症，高・低 Mg 血症. 下条文武監，内山　聖ほか編．専門医のための腎臓病学．第 2 版．医学書院；2009. pp.121-130.
7) 内田俊也．外来で診る水・電解質異常．林 松彦, 飯野靖彦編．腎臓病を外来で診る．診断と治療社；2007. pp.79-87.
8) 白髪宏司．カリウム（K）バランスとその異常．大平整爾, 伊丹儀友編集．輸液処方の実践に活かす　水・電解質・酸塩基平衡の基本─11 日間マスター！．診断と治療社；2010. pp. 50-69.
9) 柴垣有吾．水電解質・酸塩基平衡異常患者へのアプローチ. 深川雅史ほか編. レジデントのための腎臓病診療マニュアル．第 2 版. 医学書院；2012.
10) 今井五郎．カリウムの恒常性．佐藤武夫, 吉田一成監訳. 30 日で学ぶ　水電解質と腎臓病．メディカル・サイエンス・インターナショナル；2007. pp.75-91.
11) Shingarev R, Allon M. A physiologic-based approach to the treatment of acute hyperkalemia. Am J Kidney Dis 2010；56：578-84.
12) Huang CL, Kuo E. Mechanism of hypokalemia in magnesium deficiency. J Am Soc Nephrol 2007；18：2649-52.

カルシウム/リン代謝とその異常

カルシウム代謝

カルシウム代謝の生理

生体内に存在する Ca は約 1〜2 kg で，その 99% が骨に分布し，その機械的安定性に寄与している．そしてわずか 1% が，軟部組織や細胞外液などに存在する．血清 Ca 濃度は約 8.5〜10.5 mg/dL に保たれ，その約 40% は主にアルブミン（Alb）などの血清蛋白と，約 10% がクエン酸やリン酸と結合しており，残り 50% がイオン化 Ca として存在し生理活性を有する[1]．低アルブミン血症では，以下の式を用いて補正 Ca 濃度を計算するが，あくまでその半分がイオン化 Ca 濃度の目安となる．

$$補正 Ca 値（mg/dL）= 実測 Ca 値（mg/dL）+ \{4 - Alb（g/dL）\}$$

またアルカローシスでは，Ca と Alb の結合性が増すことによりイオン化 Ca が減少し，血清 Ca 濃度が正常範囲内でも低カルシウム血症の症状を呈することがある．

Ca の代謝においては，骨，腸管，腎臓の 3 臓器が重要な役割を果たしている．

骨はそのリモデリングを介して，血清 Ca 濃度の緩衝系としての役割をもつ．

腸管では，1 日の食事に含まれる Ca 約 1,000 mg のうち，最終的に正味約 200 mg 程度が吸収される．腸管での吸収経路には，小腸全体で行われるイオン濃度に従った受動輸送と，十二指腸と上部空腸で行われるビタミン D 依存性の能動輸送がある．

腎臓では，イオン化 Ca は濾過されるが，Alb と結合した Ca は濾過されない．濾過されたイオン化 Ca も，そのほとんどが尿細管で再吸収されるため，最終的に排泄されるのは腸管から正味吸収された量と同じ約 200 mg である．濾過された Ca の約 70% が近位尿細管，20% が Henle ループ上行脚，10〜15% が遠位尿細管で再吸収され，そのほとんどが Na 再吸収に関連して受動的に行われる．遠位尿細管では，副甲状腺ホルモン（parathyroid hormone；PTH）依存性の能動的プロセスも知られている．管腔側に発現している TRPV5（transient receptor potential vanilloid type 5）蛋白により Ca^{2+} は尿細管細胞内に取り込ま

血清 Ca 濃度▶
基準値：約 8.5〜10.5 mg/dL

■血中での Ca の存在状態

割合	状態
約 40%	血清蛋白と結合
約 10%	クエン酸・リン酸と結合
約 50%	イオン化カルシウム

Ca の代謝に重要な役割を果たす臓器▶①骨，②腸管，③腎臓の 3 臓器

■濾過された Ca の再吸収

割合	吸収経路
約 70%	近位尿細管
約 20%	Henle ループ上行脚
10〜15%	遠位尿細管

血清 Ca 濃度を調節する主なホルモン▶
① PTH，② 1,25(OH)₂D

1,25(OH)₂D の生成▶下図にビタミンDの化学式を示す．①に OH がつき（25 位水酸化），②に OH がつく（1 位水酸化）と 1,25(OH)₂D となる．

中等度以上の高カルシウム血症▶血清 Ca 濃度 12 mg/dL 以上

れるが，PTH によってこの TRPV5 蛋白の発現は亢進する[1]．

血清 Ca 濃度の調節機構

血清 Ca 濃度を調節する主なホルモンには，PTH，活性型ビタミン D［1,25(OH)₂D］がある．

PTH は，イオン化 Ca 濃度の減少に反応して副甲状腺から分泌されるホルモンである．PTH の主な作用部位は骨と腎臓で，血清 Ca 濃度を上げる方向に作用する．骨では，そのリモデリング亢進により血中に Ca を放出する一方，腎臓では，Henle ループ上行脚と遠位尿細管に作用し Ca 再吸収を亢進させる．また，1α 水酸化酵素を活性化することにより 1,25(OH)₂D を増加させる働きがある．

1,25(OH)₂D は，食事や皮膚から作られたビタミン D 基質が，肝臓で 25 位の水酸化を受けた後，腎臓において PTH の作用を受け 1 位が水酸化されて 1,25(OH)₂D となる．1,25(OH)₂D の標的臓器は主に腸管，腎臓で，血清 Ca 濃度を上げる方向に作用する．腸管からの Ca 吸収，腎臓では遠位尿細管での Ca 再吸収を亢進する．また，1,25(OH)₂D は副甲状腺のビタミン D 受容体を介して，PTH 分泌を抑制する．

1993 年に Brown らにより発見された Ca 感受性受容体（CaSR）[2] は，副甲状腺，腎臓その他多臓器に発現し，イオン化 Ca 濃度のわずかな変化を感受して Ca 濃度の調節を行っている．副甲状腺では PTH の産生，分泌を制御するほか，腎臓では Henle ループ上行脚において Ca 再吸収に関与している．

高カルシウム血症

症状（表 1）

便秘や倦怠感，うつなどの非特異的な症状が多い．軽度の高カルシウム血症では無症状の場合もあるが，中等度以上の高カルシウム血症（血清 Ca 値が 12 mg/dL 以上）では，高 Ca による抗利尿ホルモン（ADH）作用不全から尿の濃縮力低下とそれに伴う多尿，脱水を呈する．またそのほかにも，食欲不振，嘔気，思考力低下や意識障害なども認める[3]．

原因

原発性副甲状腺機能亢進症

80 ％が腺腫，15 ％が過形成，5 ％程度が癌とされている．腺腫のほとんどは単発性であるが，まれに多発性のこともあり 10 ％近くが異所性に存在する．過形成は多発性腫大を示すことが多く，そのほとんどが多発性内分泌腺腫症（MEN I）もしくは家族性原発性副甲状腺機能亢進症である[4]．

悪性腫瘍

・悪性体液性高カルシウム血症（humoral hypercalcemia of malignancy；HHM）：癌細胞の副甲状腺ホルモン関連ペプチド（PTHrP）産生

表 1　高カルシウム血症の主な症状

臓器	症状
腎臓	多尿，多飲，尿路結石，遠位尿細管性アシドーシス，腎障害（急性，慢性）
消化管	食欲不振，嘔気，嘔吐，便秘，膵炎，消化性潰瘍
筋・骨格	筋力低下，骨痛，骨軟化症/骨粗鬆症
神経	思考力低下，記銘力低下，意識障害
心臓	QT 時間短縮，徐脈，高血圧

によるもので，扁平上皮癌，腎細胞癌，乳癌，卵巣癌，成人 T 細胞性白血病，非 Hodgkin リンパ腫などのさまざまな悪性腫瘍で認める．
・悪性腫瘍骨転移（局所性骨溶解性高カルシウム血症〈local osteolytic hypercalcemia；LOH〉）：多発性骨髄腫による骨破壊や乳癌，前立腺癌などの溶骨性の骨転移で認める．

慢性肉芽腫性疾患

肉芽腫内で活性化されたマクロファージによる $1,25(OH)_2D$ 産生によって起こる．サルコイドーシス，結核，Wegener 肉芽腫症などでみられる．

甲状腺中毒症

15〜20 % の甲状腺中毒症の患者で，軽度の高カルシウム血症を呈する．機序として，甲状腺ホルモンによる骨吸収の亢進がいわれている[5]．

家族性低カルシウム尿性高カルシウム血症（familial hypocalciuric hypercalcemia；FHH）

常染色体優性遺伝を示し，本疾患の一部に CaSR の不活性型ヘテロ変異が認められる．副甲状腺では，Ca 濃度の低下に対する感受性が低下し PTH 分泌が抑制されるとともに，腎臓では Ca の再吸収亢進が起こり，軽度から中等度の高カルシウム血症と低カルシウム尿症を呈することが特徴である．

その他

・横紋筋融解症による腎不全の回復期：壊死に陥った筋組織に沈着した Ca が回復期に血中に放出される．
・副腎不全：骨吸収の亢進，脱水，尿細管での Ca 再吸収亢進や血液濃縮など，複数要因によって起こる．副腎皮質ステロイド投与により数日で改善する[6]．

診断

図 1 に高カルシウム血症の診断フローチャートを示す．

治療

まず原因疾患に対する治療が第一である．軽度の高カルシウム血症では，飲水励行やビタミン D 摂取制限で十分であるが，症候性の高カルシウム血症の場合は，以下の加療を必要とする．
・生理食塩水：高カルシウム血症では，尿濃縮力障害によって多尿となるため，体液量の減少を伴うことが多い．生理食塩水による補液を十

■高カルシウム血症の予防・治療

予防	飲水励行 ビタミンD摂取制限
治療	補液（生理食塩水） ループ利尿薬投与 カルシトニン投与 ビスホスホネート投与 血液透析

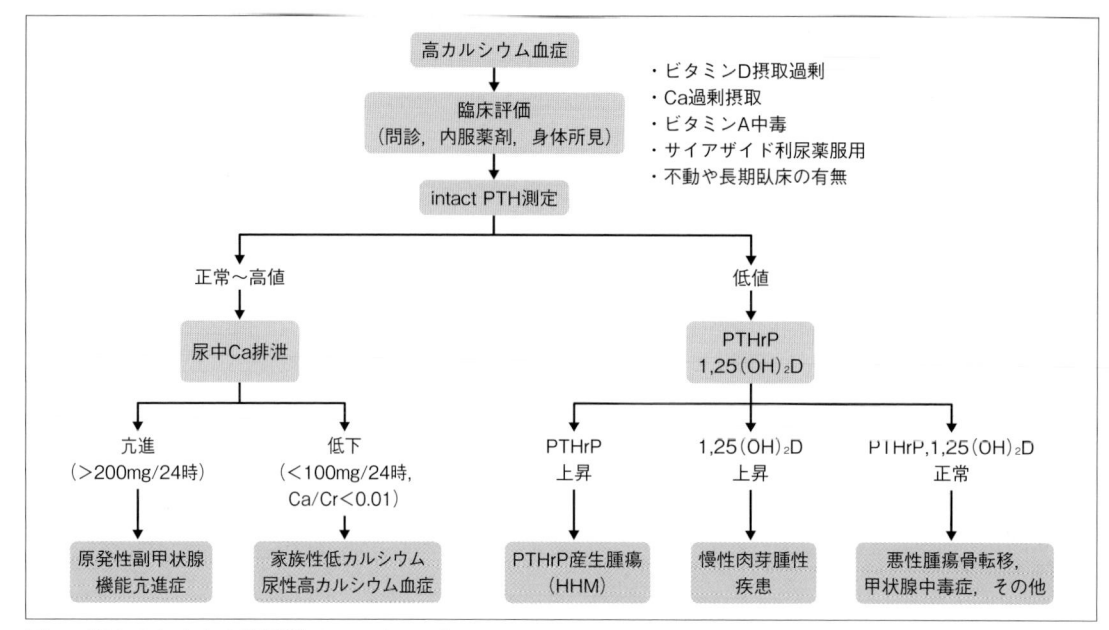

図1 高カルシウム血症診断フローチャート
PTH：副甲状腺ホルモン，PTHrP：副甲状腺ホルモン関連ペプチド，1,25(OH)₂D：活性型ビタミンD，HHM：悪性体液性高カルシウム血症

分に行い，尿量を確保する．

- ループ利尿薬：体液量を補正したうえで腎臓からのCa排泄促進を目的に積極的な投与が行われてきたが，近年ルーチンでの使用は推奨されていない[7]．
- カルシトニン：骨吸収の抑制により効果を発揮する．効果の発現は早く緊急処置として使用可能だが，一過性で頻回投与により効果が減弱する[8]．
- ビスホスホネート：破骨細胞抑制により，骨吸収を抑える[9]．悪性腫瘍による高カルシウム血症の治療に有用．効果発現まで2～3日を要するが，1回の投与で1～2週間効果が持続する．腎不全患者では安全性が確立されていない．
- 血液透析：高度の高カルシウム血症の場合や治療抵抗性の場合，透析でのCa除去を検討する．

低カルシウム血症

症状（表2）

テタニーやけいれん，Trousseau徴候（腕に血圧計を巻き，収縮期血圧以上に圧迫することで手根部のスパズムを惹起），Chvostek徴候（耳の前部で顔面神経を叩打し，顔面筋群の収縮を誘発）などの神経筋症状を認める．心症状では，QT延長，徐脈，低血圧，ジギタリス不応症などがある．長期的には，認知症などの精神症状や錐体外路症状，ビタミ

表2 低カルシウム血症の主な症状

分類	症状
神経筋症状	テタニー，けいれん，Trousseau徴候，Chvostek徴候
心症状	QT延長，徐脈，低血圧，ジギタリス不応症
その他（長期的）	精神症状（認知症），錐体外路症状，骨軟化症

ンD不足による骨軟化症などを認めることがある．

原因
PTH，1,25(OH)$_2$DやビタミンDの不足や作用不全，それから細胞外でのCa沈着など，その原因は多岐にわたる．

PTH不足
- 頸部の手術や放射線治療後：甲状腺や副甲状腺の摘出術，頭頸部癌に対する頸部郭清後に発症することがある[10]．
- 特発性および遺伝性副甲状腺機能低下症
- 低マグネシウム血症：高度の低マグネシウム血症では，PTH分泌低下や作用不全をきたす．

PTH作用不全
- 偽性副甲状腺機能低下症：PTHによる尿細管cAMP排泄増加反応が低下するⅠ型と正常に反応するⅡ型がある．
- 低マグネシウム血症

1,25(OH)$_2$D低下
慢性腎臓病（CKD）では腎の1,25(OH)$_2$D産生が低下し低カルシウム血症を呈する．

ビタミンD不足
低栄養や消化管疾患によるCa吸収不良，日光曝露不足によるビタミンD基質の不足や肝不全による25(OH)D産生の低下によって，結果的に1,25(OH)$_2$D低下となる．

細胞外Ca沈着
- 急性膵炎
- 横紋筋融解症の乏尿期：壊死組織にCaが沈着する結果，低カルシウム血症をきたす．

骨へのCa沈着（hungry bone症候群）
副甲状腺機能亢進症術後などに発症し，長期にわたるPTH過剰状態のため高回転骨となっていた状態から，PTHの急激な低下により急速に血中から骨へのCa移行が起こることで低カルシウム血症となる．また，同症候群は，甲状腺機能亢進症の甲状腺摘出術後にも生じることが知られている．

診断
図2に低カルシウム血症の診断フローチャートを示す．

治療
有症状の低カルシウム血症や，無症状でも血清Ca値が7.5 mg/dL以下の症例では，Ca製剤の静脈投与が推奨される[11]．投与法としては，Ca急速投与は心負荷となるため避け，緩徐に投与し，静脈炎を起こしやすいため，中心静脈からの投与が望ましい．補正Ca値が7.5 mg/dL以上で，知覚異常などごく軽度の症状を呈する場合，まずCa製剤の内服から治療を考慮する．長期的な管理では活性型ビタミンDの投与が

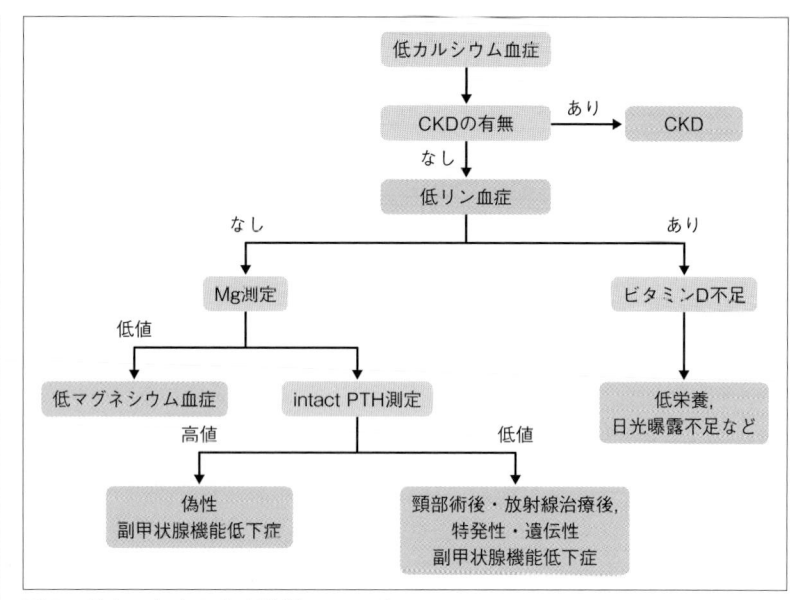

図2 低カルシウム血症診断フローチャート
CKD：慢性腎臓病

有効であるが，高カルシウム尿症をきたし腎機能低下につながるおそれがあるため注意が必要である．

リン代謝

リン代謝の生理

■Pの体内存在部位

割合	部位
約85%	骨
約14%	軟部組織
約1%	細胞外液

血清P濃度調節に重要な役割を果たす臓器▶①骨，②腸管，③腎臓の3臓器

Pは体内に約700g存在し，その約85%が骨に，約14%が軟部組織，わずか1%が細胞外液中に存在する．Pは骨格系や細胞膜の構成成分であると同時に，細胞内エネルギー代謝やシグナル伝達に重要な役割を果たしている．

血清P濃度の調節には，Ca代謝同様，骨，腸管，腎臓の3臓器が関与している．

骨はそのリモデリングにより，細胞外液との間で1日約200mgのPがやり取りされ，バランスを保っている．

腸管では，1日の食事中に含まれる約800〜1,500mgのPのうち約65%が吸収される[1]．この吸収機構には，濃度勾配に従った受動輸送とビタミンDによって亢進するⅡb型Na-P共輸送体による能動輸送がある．

腎臓では，Pは一度糸球体ですべて濾過された後，80〜85%が尿細管から再吸収される．特に近位尿細管でその約60%が再吸収され，その再吸収にはⅡa型Na-P共輸送体が関与している．腎臓では，腸管か

ら吸収された量とほぼ同量のPが排泄され体内のPバランスを保っている．

血清リン濃度の調節機構

血清P濃度は，PTH，$1,25(OH)_2D$，FGF23 (fibroblast growth factor 23) により調節されるが，Caほどには厳密ではない．

PTHは，主に腎臓の近位尿細管に働いて，Ⅱa型Na-P共輸送体の発現を抑制しP排泄を亢進する．また骨では，骨吸収を亢進させて血中にPを遊離させる．

$1,25(OH)_2D$は，腸管のⅡb型Na-P共輸送体の発現を亢進することによりP吸収を増加させる一方，腎臓ではⅡa型Na-P共輸送体の発現を抑制してP排泄を亢進させる．

FGF23は，骨細胞により産生される液性因子で，近年新しいP利尿因子として注目されている．主な作用としては，近位尿細管でのⅡa型Na-P共輸送体発現低下によるP排泄亢進と1α水酸化酵素活性の抑制による$1,25(OH)_2D$の低下である[12]．

血清P濃度を調整する主な因子
▶① PTH，② $1,25(OH)_2D$，③ FGF23

高リン血症

症状

特異的な症状はない．高リン血症では，腎不全患者において二次性副甲状腺機能亢進症の悪化をきたす．また，二次性の低カルシウム血症となるほか，長期的には皮膚，血管，角膜，関節などに異所性石灰化をきたし，QOLや生命予後に影響を与えるおそれがある．

原因

血清P濃度が約5 mg/dL以上を高リン血症といい，以下の機序に分けられる．

高リン血症▶
血清P濃度約5mg/dL以上

腎からのP排泄低下
・腎不全
・副甲状腺機能低下症，偽性副甲状腺機能低下症などのPTH分泌不全や作用不足
・末端肥大症（成長ホルモンによる尿細管でのP再吸収亢進）[13]
・ビスホスホネート製剤[14]（エチドロネートが一部，腎からのP再吸収を亢進させる）

細胞内からのP移行
・腫瘍崩壊症候群
・横紋筋融解症
・呼吸性アシドーシス[15]（細胞内pHの低下によりPが細胞内から流出）

腸管からのP吸収増加
・高P食摂取
・ビタミンD過剰

偽性高リン血症

パラプロテイン血症，高ビリルビン血症，脂質異常症，採血手技や保存時の溶血などで，偽性高リン血症となることがある．

治療

低P食が基本である．腎不全の患者ではP吸着薬を使用する．横紋筋融解症などの急性発症の高リン血症では，生理食塩水の輸液により腎からのP排泄を促す．しかし，症候性の低カルシウム血症や腎不全を伴う場合，透析を行うこともある．

■ 高リン血症の治療
- 低P食
- P吸着薬（腎不全患者）
- 補液（生理食塩水）
- 透析

低リン血症

症状

血清P値が 2.0 mg/dL 以下では以下の症状を呈する．尿中Ca排泄増加による尿路結石や，長期的にはくる病，骨軟化症などを発症する．また，細胞内ATP産生が低下し，代謝性脳症や心筋障害，呼吸筋障害による呼吸不全，近位筋障害，横紋筋融解症などさまざまな臓器障害を引き起こす．赤血球障害，白血球や血小板の機能低下など血球系の異常も出現する．

原因

血清P濃度が約 2.5 mg/dL 以下を低リン血症と呼ぶが，細胞内へのシフト，腸管吸収の低下，腎での再吸収低下の3つに分けて考える．

低リン血症 ▶
血清P濃度約 2.5mg/dL 以下

腎からのP排泄増加

- 原発性副甲状腺機能亢進症
- 先天性疾患：常染色体優性低リン血症性くる病（ADHR），X連鎖性低リン血症性くる病（XLH）
- 腫瘍性骨軟化症（FGF23過剰産生）
- Fanconi症候群
- 腎移植後：移植前に高リン血症に反応して異常高値となっていたFGF23の移植腎に対するP利尿作用および $1,25(OH)_2D$ 産生低下による．
- 薬剤：利尿薬，抗癌剤，ステロイド，アセトアミノフェン，フェジン® など

腸管からのP吸収低下

- ビタミンD欠乏，作用不全
- 低栄養，アルコール多飲
- 慢性下痢
- P吸着薬内服

細胞内へのP移行

- 呼吸性アルカローシス：細胞内から二酸化炭素が拡散することにより上昇した細胞内pHが，糖分解を刺激しリン酸化エステルの炭水化物を増加させる．

・hungry bone 症候群（副甲状腺術後）
・糖尿病性ケトアシドーシスの加療（インスリン作用による）
・低栄養，アルコール多飲者への栄養補給
・白血病

治療

　乳製品などＰを多く含む食品や経口Ｐ製剤によるＰ補充が基本である．1.0 mg/dL 以下の高度の低リン血症では，リン酸二カリウムを投与スピードに十分注意して経静脈的に補充する．

〈金山典子，田中寿絵，深川雅史〉

◎文献

1) Mount DB, Yu ASL. Transport of inorganic solutes : sodium, chloride, potassium, magnesium, calcium, and phosphate. In: Brenner BM. Brenner & Rector's the Kidney. 8th ed. Saunders Elsevier ; 2007. pp.185-213.
2) Brown EM, et al. Cloning and characterization of an extracellular Ca^{2+}-sensing receptor from bovine parathyroid. Nature 1993 ; 366 ; 575-80.
3) Shane E, Dinaz I. Hypercalcemia : pathogenesis, clinical manifestations, differential diagnosis, and management. In : Favus MJ, ed. Primer on the Metabolic Bone Diseases and Disorders of Mineral Metabolism. 6th ed. American Society for Bone & Mineral Research ; 2006. pp.176-80.
4) 松本俊夫．副甲状腺機能亢進症．高久史麿ほか監．新臨床内科学．第８版．医学書院；2002. pp.793-7.
5) Iqbal AA, et al. Hypercalcemia in hyperthyroidism: patterns of serum calcium, parathyroid hormone, and 1,25-dihydroxyvitamin D3 levels during management of thyrotoxicosis. Endocr Pract 2003 ; 9 : 517-21.
6) Muls E, et al. Etiology of hypercalcemia in a patient with Addison's disease. Calcif Tissue Int 1982 ; 34 : 523-6.
7) LeGrand SB, et al. Narrative review: furosemide for hypercalcemia: an unproven yet common practice. Ann Intern Med 2008 ; 149 : 259-63.
8) Bilezikian JP. Clinical review 51 : Management of hypercalcemia. J Clin Endocrinol Metab 1993 ; 77 : 1445-9.
9) Sato M, et al. Bisphosphonate action. Alendronate localization in rat bone and effects on osteoclast ultrastructure. J Clin Invest 1991 ; 88 : 2095-105.
10) Goltzman D, Cole DEC. Hypoparathyroidism. In : Favus MJ, ed. Primer on the Metabolic Bone Diseases and Disorders of Bone Metabolism. 6th ed. American Society for Bone & Mineral Research ; 2006. pp.216-9.
11) Cooper MS, Gittoes NJ. Diagnosis and management of hypocalcaemia. BMJ 2008 ; 336 : 1298-302.
12) Imel EA, Econs MJ. Fibroblast growth factor 23: roles in health and disease. J Am Soc Nephrol 2005 ; 16 : 2565-75.
13) Quigley R, Baum M. Effects of growth hormone and insulin-like growth factor I on rabbit proximal convoluted tubule transport. J Clin Invest 1991 ; 88 : 368-74.
14) Walton RJ, et al. Changes in the renal and extrarenal handling of phosphate induced by disodium etidronate (EHDP) in man. Clin Sci Mol Med 1975 ; 49 : 45-56.
15) Thompson CH, et al. Changes in high-energy phosphates in rat skeletal muscle during acute respiratory acidosis. Acta Physiol Scand 1992 ; 146 : 15-9.

マグネシウム・微量元素の代謝とその異常

マグネシウム（Mg）

代謝

Mgは生体内で4番目に多い陽イオン（分子量24.3）である．成人生体内には20～28g存在し，そのうち60～65％が骨組織に，25～30％が筋組織にある．細胞外液中に存在するMgは総Mgの1％で，血清Mgの正常値は1.5～2.5 mg/dL（0.62～1.02 mmol/L）であり，そのうち60～70％が生理活性のあるイオン化Mg（Mg^{2+}）である[1]．Mgは325種類以上のATP依存性の酵素活性に関与し，細胞内ではエネルギー産生・利用や蛋白合成に，細胞外では神経・筋伝達活動や心血管系のトーヌスなどにかかわり，生理的に重要な役割を果たしている[2]．

Mgバランスは消化管からの吸収と腎からの排泄で保たれている．Mgの1日摂取量は約360 mg（15 mmoL）で，その1/3（120 mg）が腸から吸収される．小腸から約40 mgが分泌され大腸で約20 mgが吸収されるため，消化管からの吸収は1日約100 mgである．骨からの出納は±0であるため，吸収された100 mg分のMgは腎から排泄されMgバランスが保たれる．約80％が糸球体で濾過され，主な再吸収部位はHenleループ上行脚の太い部分（60～70％）で近位尿細管（15～25％）からも再吸収される[3]．Henleループ上行脚でのMg再吸収量は血中Mg濃度により大きく変動し，高マグネシウム血症では0となり低マグネシウム血症では増加する．また，血中Ca濃度もMgの再吸収に影響を及ぼし，高カルシウム血症はMgの再吸収を抑制する．近位尿細管におけるMgの再吸収は受動的な移動であり，脱水で増加し溢水で減少する[1]．

低マグネシウム血症

原因

入院患者の10％程度に低マグネシウム血症が認められる．特に集中治療室（ICU）では低マグネシウム血症が高頻度（60～65％）に認められ，生命予後の増悪因子となる[5]．原因は大きく腎性（腎排泄亢進）と腎外性（摂取不足，吸収不良，腎外性消失）に分けられ，体内分布変化や妊娠が原因となることもある（表1）．その鑑別は病歴や症状から行われるが，原因が不明なときは，Mg排泄量やMg排泄率［FE_{Mg}（％）＝$100 \times (U_{Mg} \times P_{Cr})/(0.7 \times P_{Mg} \times U_{Cr})$］で鑑別が可能な場合がある．腎

血清Mg濃度▶
1.5～2.5 mg/dl
(0.62～1.02 mmol/L)

■ マグネシウム（Mg）

1日摂取量	約360 mg
1日吸収量	約100 mg
排泄ルート	腎
再吸収	60～70％：Henleループ 15～25％：近位尿細管

U_{Mg}, U_{Cr}：尿マグネシウム，尿クレアチニン
P_{Mg}, P_{Cr}：血清マグネシウム，血清クレアチニン

機能が正常で 1 日 Mg 排泄量が 20 ～ 30 mg 以上または FE_{Mg} が 2 ％以上なら，尿中 Mg 排泄亢進による腎性の低マグネシウム血症を考慮する．

①腎性 Mg 喪失

　Bartter 症候群（Ⅰ型）は Henle ループ上行脚に存在する $Na^+-K^+-2Cl^-$ 共輸送体遺伝子異常で，Henle ループ上行脚の Mg 再吸収低下のため尿中 Mg の排泄が増加する．Gitelman 症候群は遠位尿細管の Na^+-Cl^- 共輸送体遺伝子の異常で，低カルシウム尿症を伴う低マグネシウム血症が生じる．Gitelman 症候群（約 4 万人に 1 人）は Bartter 症候群（約 100 万人に 1 人）と比較して頻度が高く[6]，血圧上昇を伴わない低カリウム血症，代謝性アルカローシスを合併し末期腎不全に至ることはまれである．後天性の原因としては薬剤性が多く，特にループ利尿薬やサイアザイド系利尿薬による低マグネシウム血症が多い．また，アミノ配糖体，シスプラチン，シクロスポリンなどの腎毒性を有する薬剤でも生じる．細胞間の接合蛋白である PCLN1（paracellin-1）遺伝子の異常によって生じる高カルシウム尿症と腎石灰化を伴う家族性低マグネシウム血症は腎結石を繰り返し腎不全が進行する．

②消化管性 Mg 喪失

　低栄養や中心静脈栄養による摂取不足や，慢性下痢，炎症性腸疾患，短腸症候群による吸収障害が低マグネシウム血症の原因となる．慢性アルコール中毒は頻度が高く，腎排泄の亢進と摂取不足の両方の原因が関与する．

症状

　症状は血清 Mg が 1 mg/dL 以下で生じやすい．精神・神経筋症状として性格変化，抑うつ，せん妄，テタニー，Chvostek 徴候，Trousseau 徴候，けいれん，振戦，筋力低下，筋肉痛，運動失調，嚥下障害，発汗，顔面紅潮などが生じる．心血管症状としては頻脈の頻度が高く，期外収縮，上室性頻拍，心室性頻拍，torsades de pointes などの不整脈を誘発する[7]．また，低マグネシウム血症は虚血性心疾患の危険因子であることが示されている[8]．悪心，嘔吐，腹痛，下痢，便秘など消化器症状もよく認められる．

　低マグネシウム血症では低カルシウム・低リン・低カリウム血症など，他の電解質異常を伴うことが多く症状も類似しているため，しばしば Mg 欠乏が見落とされることがある．これらの電解質異常を有する患者では血清 Mg も測定することが肝要である．

治療

　無症候性では経口で投与し，症状を伴う重症例では経静脈的に Mg を補充する．原因薬剤の中止など，可能であれば Mg 欠乏の原因を取り除く．経口では通常酸化マグネシウムの投与を行うが下痢を生じやすく，下痢を認める場合は炭酸マグネシウムを含む抗潰瘍薬を考慮する．しかし，Mg を含む抗潰瘍薬はアルミニウム（Al）も含有しており腎不全患

表1　低マグネシウム血症の主な原因
腎性
Bartter 症候群
Gitelman 症候群
薬剤性（ループ利尿薬，サイアザイド系利尿薬，アミノ配糖体，シスプラチン，シクロスポリン，ペンタミジン，ジギタリス製剤）
体液過剰
高カルシウム尿症と腎石灰化を伴う家族性低マグネシウム血症
高カルシウム血症
慢性アルコール中毒
ケトアシドーシス（飢餓，糖尿病，アルコール性）
遺伝性原発性腎 Mg 喪失
消化管性
摂取不足
嘔吐・胃管留置
中心静脈栄養
脂肪便（短腸症候群）
炎症性腸疾患
重症下痢
家族性 Mg 吸収不良
慢性アルコール中毒
細胞外→内への移動
飢餓骨症候群（hungry bone syndrome）
低栄養時のブドウ糖静注
急性膵炎
妊娠関連
子癇前症，子癇
授乳

者では原則禁忌である．

経静脈投与では10％硫酸マグネシウム溶液20〜30 mLを1〜2分かけて静注し，以降2％硫酸マグネシウム溶液500 mLを5時間かけて点滴静注する．低マグネシウム血症が遷延する場合は，さらに2％硫酸マグネシウム溶液500 mLを10時間かけて点滴静注するが，血清Mg値をモニタリングし血清Mg値6 mg/dL以上，血圧低下（収縮期血圧80 mmHg以下），徐脈では投与を中止する[4]．

高マグネシウム血症

原因

高マグネシウム血症の原因の多くは腎機能低下とMgの過剰負荷であり，特に慢性腎不全患者にMgを含有する下剤や制酸薬が投与された場合に生じることが多い．腎不全がなくても，子癇への抗けいれん薬としてMgを静脈注射した場合にも生じうる．その他，ビタミンDやリチウムの投与，ミルクアルカリ症候群でも高マグネシウム血症を呈することがある．甲状腺機能低下症やAddison病では尿細管再吸収が増大し血清Mg値が上昇する場合がある．

症状

排尿障害が最も多く，次いで倦怠感，構音障害，運動失調，悪心・嘔吐，筋力低下，筋硬直が出現する[7]．心電図異常（PR延長，QRS幅拡大，完全房室ブロック）も生じる．血清Mgが4.8 mg/dL以上となると深部腱反射が低下し9.6〜12 mg/dL以上となると著明な筋力低下により呼

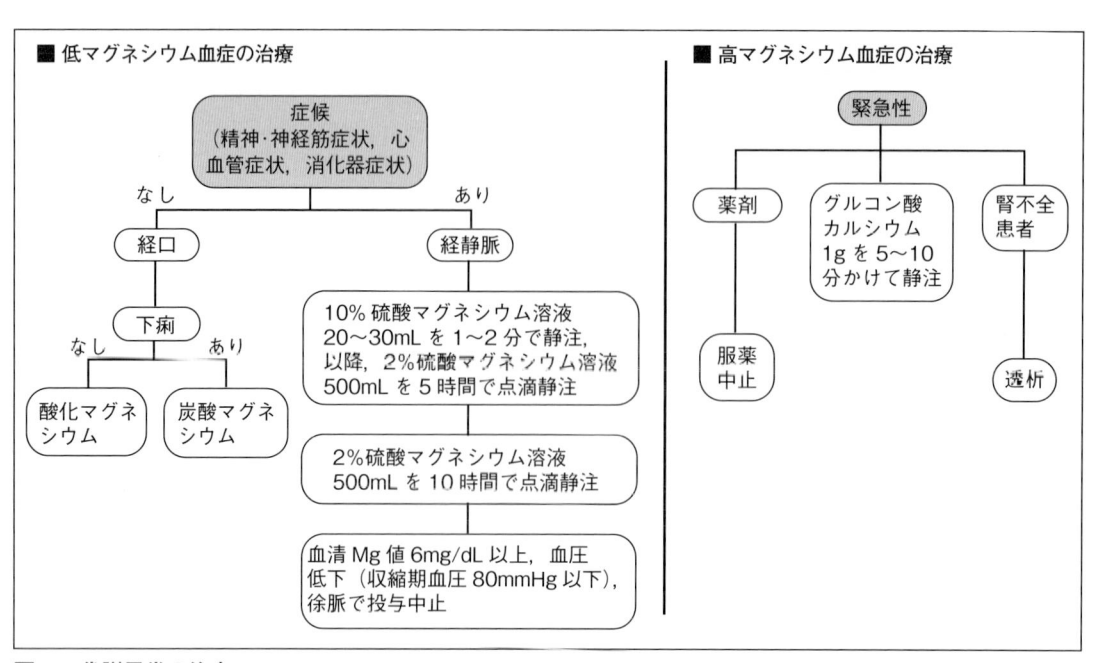

■ Mg代謝異常の治療

吸麻痺・嚥下困難が生じ，徐脈となり心室伝導障害から心停止をきたす．

治療

Mg 含有製剤を服用している場合には服用を中止する．緊急に Mg 濃度を下げる必要がある場合は，Mg に拮抗作用のある Ca 製剤の静注を行う．グルコン酸カルシウム 1 g（Ca として約 90 mg）を 5〜10 分かけて静注する[9]．腎不全患者では引き続き血液透析または腹膜透析で Mg を除去する必要がある．

微量元素

微量元素は 50 mg/ 体重 kg 以下の元素で，生命活動に欠かせない微量元素を必須微量元素と呼び，鉄（Fe），亜鉛（Zn），銅（Cu），マンガン（Mn），ヨウ素（I），モリブデン（Mo），セレン（Se），クロム（Cr），コバルト（Co）が知られている．微量元素は低栄養，中心静脈栄養施行時に欠乏しやすく，一般には測定されないため異常が見過ごされやすく，時に致命的となることがあるので注意が必要である．**表 2** に微量元素の主な欠乏症・過剰症を示す．

表 2　微量元素の主な欠乏症・過剰症

	欠乏症		過剰症	
	原因	主な症状・異常	原因	主な症状・異常
鉄（Fe）	無トランスフェリン血症 月経過多，妊娠，消化管出血	貧血に伴う症状 舌炎，運動・認知機能低下	ヘモクロマトーシス 頻回輸血，過剰投与	C 型慢性肝炎悪化など 皮膚色素沈着など
亜鉛（Zn）	中心静脈栄養，経腸栄養 キレート薬剤，摂取不足	味覚障害，皮膚炎	金属ヒューム 亜鉛中毒	発熱，腹痛，下痢， 嘔気・嘔吐など
銅（Cu）	Menkes 病 無セルロプラスミン血症 中心静脈栄養，経腸栄養	好中球減少 鉄不応性貧血 くる病様骨変化	Wilson 病 金属ヒューム 銅中毒	肝障害，嘔吐，腹痛， 発熱など
マンガン（Mn）	中心静脈栄養	骨成長障害，生殖障害 糖脂質代謝障害	マンガン中毒	Parkinson 症候群
ヨウ素（I）	ヨウ素代謝異常 甲状腺腫	性腺機能低下，甲状腺機能低下 精神機能障害	甲状腺腫	甲状腺機能亢進
モリブデン（Mo）	中心静脈栄養	頻脈，頭痛，夜盲	モリブデン中毒	痛風
セレン（Se）	中心静脈栄養	虚血性心疾患，癌，免疫機能低下	セレノーシス	毛髪，爪，皮膚病変 嘔気，嘔吐など
クロム（Cr）	中心静脈栄養 短腸症候群	耐糖能異常	クロム中毒	皮膚炎，潰瘍など
コバルト（Co）	摂取不足（ビタミン B_{12} 摂取不足）	悪性貧血 メチルマロン酸尿 体重減少	コバルト中毒	甲状腺機能低下

（和田　攻. 日医雑誌 2003[10]，磯崎泰介ほか. 日内会誌 2006[4] を参考に作表）

鉄(Fe)

1日摂取量	男性 3～8mg 女性 3～10mg (妊婦除く)
成人体内 含有量	男性約3.6g 女性約2.4g
排泄ルート	便, 尿, 汗

鉄(Fe)

　健常成人の体内には男性で約3.6g, 女性で約2.4g含まれる. 大部分は蛋白質と結合して存在し, その約65％がヘモグロビンとして, 約15～30％が貯蔵鉄(フェリチン, ヘモジデリン)として, 約5％がミオグロビンとして筋肉中に存在する. 食事中に含まれる3価のFeは胃内で2価に還元されて, 小腸で吸収され血中でトランスフェリンと結合後運搬される. 便, 尿, 汗から排泄される(1日約1mg)かまたは貯蔵鉄として蓄えられる.

　Feは酸素の運搬・貯蔵, 電子伝達, 生体エネルギー産生などに関与するヘム蛋白質に必須である. 鉄欠乏性貧血は最も頻度の高い栄養欠乏性疾患であり, 鉄欠乏に伴う症状としては心悸亢進や粘膜蒼白など貧血に伴う症状や, 舌炎, 運動・認知機能低下など多彩である[11]. 過剰症としてヘモクロマトーシス(常染色体劣性遺伝)があり, 皮膚色素沈着を認め肝硬変に至る.

亜鉛(Zn)

1日摂取量	男性 4～11mg 女性 4～8mg (妊婦除く)
成人体内 含有量	約2～3g
排泄ルート	消化器

亜鉛(Zn)

　成人体内には約2～3g含まれ, 主に肝臓, 腎臓, 骨, 筋肉, 膵臓に存在する. 経口摂取したZnはアミノ酸などと結合し小腸上部で吸収され, 排泄は主に消化管から行われる. メタロチオネインや高分子蛋白と結合して細胞内に存在し, アルカリホスファターゼや炭酸脱水酵素など多くの酵素の補酵素となる. また, RNA・DNAポリメラーゼの補酵素でもあり核酸・蛋白質合成にも関与する.

　欠乏症としては味覚障害や皮膚炎, 脱毛症があり, エリスロポエチン抵抗性貧血の原因となることもある. 亜鉛中毒では腹痛, 下痢が認められ, Znを含むヒューム(煙霧)を吸入することで亜鉛熱を発症することがある[10].

銅(Cu)

1日摂取量	男性 0.2～0.7mg 女性 0.2～0.6mg (妊婦除く)
成人体内 含有量	約80mg
排泄ルート	主に胆汁

銅(Cu)

　成人体内に約80mg含まれ, 肝臓, 腎臓, 心臓, 脳, 筋肉に存在する. 胃・小腸で吸収され, 血中では90％がセルロプラスミンと結合している. 主に胆汁から排泄され腎からの排泄は少量である[4]. Cuはシトクロムcオキシダーゼ, チロシナーゼ, モノアミンオキシダーゼなどの補酵素として重要である.

　Cu欠乏は長期の中心静脈栄養, 慢性下痢などで生じる. 遺伝性のCu吸収不全をきたす疾患としてMenkes病がある. Cu欠乏では好中球減少, 貧血, くる病様骨変化が起きる. 銅中毒では肝障害, 嘔吐, 腹痛などが生じる. Wilson病は常染色体劣性遺伝形式の先天性代謝障害で, 体内Cuが蓄積し肝不全, 脳神経障害を生じる.

マンガン（Mn）

成人では約 12 mg 含まれ，体内にほぼ一様に分布しミトコンドリア内に多い．小腸で吸収され主に胆汁排泄である．Mn はコハク酸デヒドロゲナーゼやピルビン酸カルボキシラーゼ，ミトコンドリア SOD（superoxide dismutase）などさまざまな酵素の補酵素である．

Mn 欠乏はまれで，骨成長障害，生殖障害，糖脂質代謝障害が生じる場合がある．Mn 過剰は胆汁排泄障害時に生じやすく Parkinson 症候群を呈する[11]．

■ マンガン（Mn）	
1 日目安量	男性 0.01 〜 4.5mg 女性 0.01 〜 3.5mg （妊婦除く）
成人体内含有量	約 12mg
排泄ルート	主に胆汁

ヨウ素（I）

成人体内に 15 〜 30 mg の I を含有し，大部分が甲状腺に存在する．胃腸で吸収後，血行性に甲状腺まで運搬され排泄は腎で行われる．I はトリヨードサイロニン（T_3），サイロキシン（T_4）の合成に必須である．海鮮食品に多く含まれており，日本では I 欠乏はきわめてまれである[11]．

I 欠乏は成人では甲状腺腫，性腺機能低下，精神機能障害が生じる．長期の過剰摂取により I 中毒を起こし甲状腺腫，甲状腺機能亢進または低下が生じる[4]．

■ ヨウ素（I）	
1 日摂取量	35 〜 100 μg （妊婦除く）
成人体内含有量	約 15 〜 30mg
排泄ルート	腎

モリブデン（Mo）

Mo は主に胃腸から吸収され，α マクログロブリンと結合して血行性に運搬され，主に肝臓，腎臓に分布し腎排泄である．キサンチンオキシダーゼ，アルデヒドオキシダーゼ，亜硫酸オキシダーゼは Mo を必要とする．プリン，ピリミジンを含む複素環式化合物を酸化・無毒化する反応に必要である．

Mo 欠乏では頻脈，頭痛，夜盲を生じる．過剰症では痛風に類似した症状が認められる[11]．

■ モリブデン（Mo）	
1 日摂取量	20 〜 25 μg （18歳以上,妊婦除く）
排泄ルート	腎

セレン（Se）

Se は小腸から吸収され排泄は腎から行われる．グルタチオンペルオキシダーゼ（GSH-Px）は Se を含む．

中国の風土病である克山病（心筋症）は摂取不足による Se 欠乏が関与していると考えられている[10]．

■ セレン（Se）	
1 日摂取量	男性 10 〜 25 μg 女性 10 〜 20 μg （妊婦除く）
排泄ルート	腎

クロム（Cr）

Cr は 3 価のイオンとして小腸から吸収され，血中ではアルブミンやトランスフェリンと結合する．インスリンと受容体の結合を促進するため，糖質・脂質代謝に影響を及ぼす．

Cr 欠乏は短腸症候群，長期中心静脈栄養で認められることがあり，インスリン抵抗性，耐糖能異常が生じる．Cr 欠乏と脂質代謝異常との

■ クロム（Cr）	
1 日摂取量	男性 30 〜 35 μg 女性 20 〜 25 μg （18歳以上,妊婦除く）
排泄ルート	尿

関連は不明である[11].

コバルト（Co）

CoはビタミンB₁₂の構成成分で，そのほとんどが肝臓に存在する．小腸から吸収され主に尿から排泄される．

Co欠乏はビタミンB₁₂欠乏と同様である．ビタミンB₁₂は赤血球合成に必須であるため大球性貧血を呈する[11].

（宮本　哲，田村雅仁）

◎文献

1) Navarro-González JF, et al. Clinical implications of disordered magnesium homeostasis in chronic renal failure and dialysis. Semin Dial 2009；22：37-44.
2) Weisinger JR, Bellorin-Font E. Magnesium and phosphorus. Lancet 1998；352：391-6.
3) Quamme GA. Renal magnesium handling：new insights in understanding old problems. Kidney Int 1997；52：1180-95.
4) 磯崎泰介，菱田　明．マグネシウム・微量元素の代謝異常．日内会誌　2006；95：846-52.
5) Tong GM, Rude RK. Magnesium deficiency in critical illness. J Intensive Care Med 2005；20：3-17.
6) Ji W, et al. Rare independent mutations in renal salt handling genes contribute to blood pressure variation. Nat Genet 2008；40：592-9.
7) Hashizume N, Mori M. An analysis of hypermagnesemia and hypomagnesemia. Jpn J Med 1990；29：368-72.
8) Liao F, et al. Is low magnesium concentration a risk factor for coronary heart disease? The Atherosclerosis Risk in Communities（ARIC）Study. Am Heart J 1998；136：480-90.
9) Bryan K, et al. Disorders of calcium, phosphate, and magnesium metabolism. In：Feehally J, et al. eds. Comprehensive Clinical Nephrology. 4th ed. Elsevier Sanders；2010. pp. 144-7.
10) 和田　攻．微量元素とは―その欠乏症と過剰症．日医師会誌 2003；129：607-12.
11) Margie LG. Microminerals/Trace minerals. In：Mahan LK, et al. eds. Krause's Food and the Nutririon Care Process. 13th ed. Elsevier Sanders：2011. pp.105-17.

代謝性アシドーシス

血液のpHは7.35〜7.45(水素イオン〈H^+〉濃度45〜35 nm/L)の弱アルカリ性に保たれているのに対して、細胞内液のpHは7.00(水素イオン濃度100 nm/L)に保たれている。水素イオン濃度は、細胞の代謝、物質輸送、情報伝達などさまざまな機能に影響を与えるため、狭い範囲に調節される必要がある。細胞内の代謝老廃物の多くは酸性物質であり、細胞外液が弱アルカリ性に保たれていると細胞外へ排出されやすくなる。一方、多くの細胞内蛋白質(酵素など)はpH 7.00の環境で三次元構造が安定化するため、円滑な代謝活動が行われる。生体は血液の酸塩基平衡を調節することで、細胞内液のpHを保っている。さまざまな生体恒常性の破綻により酸塩基平衡の調節障害をきたすが、このうち本項では代謝性アシドーシスの成因および治療について説明する。

アシドーシス▶酸が過剰、あるいは塩基が減少した状態

酸の産生

成人では代謝活動により安静時、1日約15,000〜20,000 mEqの酸が産生される。このうち大部分は糖質、脂質の好気的代謝による炭酸であり、H_2OとCO_2に分解される。換気機能が正常であればCO_2は呼気中に排泄され、体内に酸として蓄積しない(揮発性酸)。また、正常でも糖質、脂質からそれぞれL-乳酸、ケト酸が産生されているが、正常な状態(組織低酸素やインスリン不足のない状態)での生成速度は遅いため、肝臓で代謝されCO_2として呼気中に排泄される。

蛋白質を構成するアミノ酸20種のうち13種は中性であり、その代謝物は尿素、CO_2およびH_2Oとなり、換気が正常であれば体内への酸の蓄積は起こらない。一方、含硫アミノ酸、陽荷電アミノ酸、有機リン酸は最終代謝産物として炭酸以外の酸(不揮発性酸)を生じ、呼気中に排泄できない。逆に陰性荷電アミノ酸および一部の有機酸は、最終代謝産物として重炭酸イオン(HCO_3^-)を産生する。その差し引きで、不揮発性酸の産生量は1日50〜70 mEq(約1 mEq/kg体重)となる。この不揮発性酸より生じたH^+は有機リン酸あるいはアンモニウムイオン(NH_4^+)として腎臓から尿中に排泄される。

酸の処理

産生される酸を迅速に処理しなければ、たちまち高度なアシドーシスが生じる。不揮発性酸は最終的に腎臓から排泄されるが、その排泄までに時間がかかる。このため、体液のpHを維持するための緩衝作用が存在し、HCO_3^-や細胞内蛋白質が緩衝物質として働いている。緩衝により、

急激なpHの低下を回避しながら，腎臓から不揮発性酸の排泄が進行する．

HCO$_3^-$緩衝系の平衡式を以下に示す．

$$H^+ + HCO_3^- \rightleftarrows H_2CO_3 \rightleftarrows H_2O + CO_2$$

不揮発性酸より生じたH$^+$は，体内のHCO$_3^-$と反応することでH$_2$OとCO$_2$に変換され，CO$_2$は呼気中に排泄される．腎臓は不足したHCO$_3^-$を産生し補充する．腎臓でのHCO$_3^-$の調節機構は，①近位尿細管におけるHCO$_3^-$の再吸収と，②皮質集合管でのHCO$_3^-$の産生（＝H$^+$の排泄）の2つである．

代謝性アシドーシスの成因と治療

代謝性アシドーシスは，酸の産生および処理過程において，「不揮発性酸の蓄積」あるいは「HCO$_3^-$の喪失」により発生する．この2つの病態の鑑別はアニオンギャップ（AG）の測定により行う（**図1**）．

体液中の陽イオンと陰イオンの数は電荷の数（mEq/L）で平衡状態にある．血液中の主要な陽イオンはNa$^+$であり，主要な陰イオンは塩素イオン（Cl$^-$）とHCO$_3^-$である．Na$^+$以外の陽イオン（K$^+$，Ca^{2+}，Mg^{2+}など）をUC（unmeasured cations），Cl$^-$とHCO$_3^-$以外の陰イオン（SO$_4^{2-}$，H$_2$PO$_4^-$，HPO$_4^{2-}$，蛋白など）をUA（unmeasured anions）とすると以下の式が成り立つ．

$$[Na^+] + [UC] = [Cl^-] + [HCO_3^-] + [UA]$$
$$AG = [UA] - [UC] = [Na^+] - ([Cl^-] + [HCO_3^-])$$

正常ではAG 12±2 mEq/Lとほぼ一定となる．陰性に荷電している血清アルブミン（Alb）値が低下するとUAも低下するため，AGの正常値を補正する必要がある（Albが1.0 mg/dL低下すると，AGの正常値は2.5～3.0 mEq/L低下する）．

不揮発性酸（硫酸，リン酸など）が蓄積すると，UAが増加するためAGが増大する．一方，HCO$_3^-$が腎あるいは消化液から失われた際はCl$^-$が不足した陰イオンを補うためAGは正常範囲に保たれる．

アニオンギャップ増加型の代謝性アシドーシス
慢性腎不全

慢性腎不全では機能ネフロン数の低下に従い，単位ネフロンあたりのNH$_4^+$排泄を増やすことで酸排泄を増加させる代償反応が起こっている．しかし，糸球体濾過量（GFR）40～50 mL/分以下になると総アンモニア排泄量が低下する．慢性腎不全の初期は，AG正常の高クロール性代謝性アシドーシスを呈する．GFR 20 mL/分以下となると不揮発性酸を排泄できなくなるため，AGが増加した代謝性アシドーシスを合併する．

アシドーシスでは，酸の緩衝のため骨からCaやPが遊離することで

▶ POINT
代謝性アシドーシス：
①不揮発性酸の蓄積（AG↑）
②HCO$_3^-$の喪失（AG→）

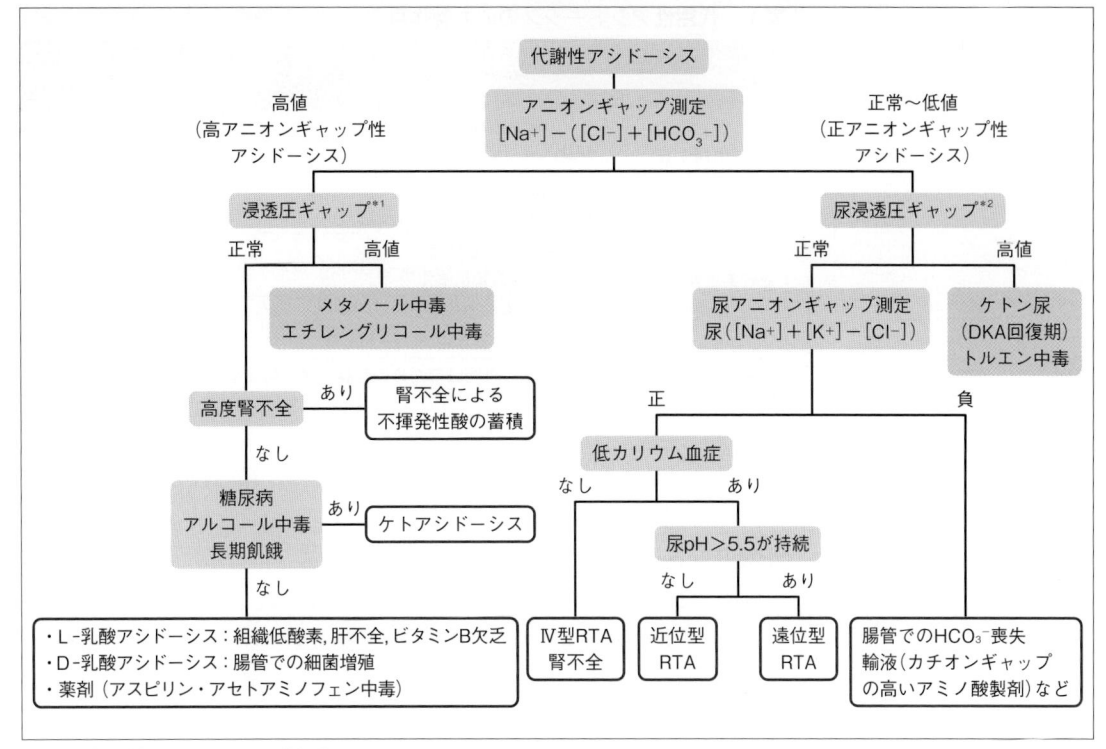

図1 代謝性アシドーシス鑑別のフローチャート

*1 浸透圧ギャップ（OG）：（測定血漿浸透圧）−（2×［Na］＋尿素窒素］/2.8＋［血糖値］/18）
　OGは通常 10〜15 mEq/L
*2 尿浸透圧ギャップ（UOG）：（測定尿浸透圧）−（2×（尿［Na］＋尿［K］）＋尿［尿素窒素］/2.8＋［尿糖］/8）
　β−ヒドロキシ酪酸（ケトン尿）や馬尿酸イオン（トルエン中毒）が尿中に増加するとUOGは100以上になる．
OGやUOGが高値となる病態はまれであり，状況によってはスキップしてもよい．
DKA：糖尿病性ケトアシドーシス，RTA：尿細管性アシドーシス
（下条文武監修，内山 聖ほか編．専門医のための腎臓病学．第2版．医学書院；2009 より．図中☐は本項詳述箇所）

骨吸収が促進する．また，長期にわたるアシドーシスは，筋肉の異化やAlb産生の低下も指摘されている．さらにpH＜7.2のアシデミアとなると，心ポンプ作用の低下や動脈の拡張により循環不全をきたす可能性がある（表1）．保存期腎不全における代謝性アシドーシスの治療開始時期に定まった見解はないが，pH＜7.2では心臓に対する負の作用が問題となるため，炭酸水素ナトリウムの投与（通常は1.5〜3g，分3）を考慮する．投与の際は，Na負荷による体液貯留に注意する．末期腎不全では透析療法や移植が必要となる．

ケトアシドーシス

糖尿病における絶対的・相対的インスリン欠乏状態では，脂肪分解の亢進によりケト酸の産生が亢進しケトアシドーシスが発生する．また，アルコールの過剰摂取では，アルコール代謝に伴うTCAサイクルの阻害によりケト酸の産生が惹起される．

糖尿病性ケトアシドーシス（DKA）の治療は，インスリン投与，脱水補正（DKAでは3〜6Lの体液が喪失する），電解質補正を行う．ま

表1 代謝性アシドーシスの心血管作用

		pH	
		7.20～7.40	< 7.20
心臓に対する作用	陰性変時作用 H^+ が細胞内 Ca 取り込みを阻害	++	++++
	陽性変時作用 H^+ がエピネフリンの放出を促進	++	+
血管系に対する作用	動脈系への作用 小動脈の血管拡張作用	+	+++
	静脈系への作用 血管収縮作用	+	+++

(下条文武監修，内山 聖ほか編．専門医のための腎臓病学．第2版．医学書院；2009より)

た，アルコール性ケトアシドーシスでは，ブドウ糖の投与（ビタミン B_1 併用），脱水補正，電解質補正を行う．

乳酸アシドーシス

乳酸アシドーシスの原因として，①組織低酸素，②薬剤（メトホルミンなど），③腸内細菌の異常増殖（腸管麻痺など），④その他（肝不全，ビタミン B_1 欠乏など）に分類される．このうち最も多いのは，循環障害に伴う組織低酸素による乳酸アシドーシスである．低酸素状態における糖代謝では乳酸が過剰に産生され，代謝性アシドーシスの原因となる．

組織低酸素による乳酸アシドーシスでは，原疾患の治療に加えて循環動態の改善（輸液，昇圧薬など），低酸素血症の改善（酸素投与，呼吸管理）を行う．ノルエピネフリンのような血管収縮を起こす薬剤は，組織低酸素を悪化させるため避けたほうがよい．アシドーシス補正は，アシデミアが高度（pH < 7.2）でない限り原則として必要ではない．循環動態が悪く肺血流が低下した状態では，炭酸水素ナトリウム投与により発生する CO_2 が蓄積してアシドーシスが悪化する可能性があり注意を要する．

アニオンギャップ正常型の代謝性アシドーシス

AG 正常の代謝性アシドーシスの鑑別に尿 AG の測定が有用である（図1）．尿においても陽イオンと陰イオンは電荷の数（mEq/L）で平衡状態にある．尿に存在する Na^+，K^+，NH_4^+，Cl^- 以外の1日排泄量はほぼ一定であり，1日の尿イオン排泄量には次の式が成立する．

$$尿[Na^+] + 尿[K^+] + 尿[NH_4^+] = 80 + 尿[Cl^-]$$

この式から以下の式が導かれる．

$$尿 AG = 尿[Na^+] + 尿[K^+] - 尿[Cl^-] = 80 - 尿[NH_4^+]$$

代謝性アシドーシスの状況下では近位尿細管での NH_4^+ の産生が亢進し，酸の排泄が促進される．その結果，尿の NH_4^+ が増加し，尿 AG はマイナスの値をとる．一方，尿細管性アシドーシスなどではアンモニア

産生の低下や H^+ の排泄障害のため，NH_4^+ の排泄量が低下し，尿 AG は正の値をとる（図1）．

尿細管性アシドーシス（RTA）

遠位型 RTA（I 型）と近位型 RTA（II 型）があり，前者は遠位尿細管における H^+ 分泌低下やアンモニア産生・排泄低下が，後者は近位尿細管における HCO_3^- の再吸収障害が本体である．IV 型 RTA はアルドステロンの分泌障害や抵抗性が原因で高カリウム血症を伴う．いずれも AG 正常の代謝性アシドーシスを呈する．

遠位型 RTA は，Sjögren 症候群などの自己免疫疾患をはじめ多彩な疾患が原因となる．臨床的特徴として，慢性の高度なアシドーシスにより骨から Ca が遊離し，骨減少や高カルシウム尿症による尿管結石，腎石灰化を合併する頻度が高い．検尿では，H^+ 分泌低下によりアシドーシスの存在にもかかわらず尿 pH > 5.5 が持続する（図1）．また，遠位尿細管での H^+ 分泌低下に伴って K^+ 再吸収も低下し，低カリウム血症も高頻度に認める．治療としては，アシドーシスに加えて低カリウム血症を合併するためクエン酸カリウム製剤が適切である．クエン酸は尿中 Ca 溶解度を増すことで尿路結石の予防にもなる．

近位型 RTA の原因のうち成人で多いのは多発性骨髄腫と炭酸脱水素酵素阻害薬であるアセタゾラミドの投与である．近位尿細管での HCO_3^- や Na^+ の再吸収障害のため，遠位尿細管への負荷が増大する．同部位での Na^+ 再吸収と K^+ 分泌が亢進することで低カリウム血症をきたす．また，遠位尿細管での H^+ 排泄機能は正常であるため，尿 pH < 5.5 に低下する（図1）．近位型 RTA ではアシドーシスが軽度であることが多いため，成人では骨減少などを認めなければ治療を必要としない．幼小児期では成長障害などの問題があるため補正を行う．その際，アシドーシスの補正に伴って尿中 HCO_3^- の排泄も増大するため，大量の炭酸水素ナトリウム補充（10〜15mEq/kg 体重）が必要となる．炭酸水素ナトリウムの補充に伴い K^+ が細胞内に移行し低カリウム血症が増悪するため K の補充も行う．

消化管からの HCO_3^- の喪失

HCO_3^- を豊富に含む腸液の喪失は AG 正常の代謝性アシドーシスをきたす．その際，腎臓は代償的に NH_4^+ 排泄を増加させ，尿 AG は負の値となる（図1）．高度のアシデミア（pH < 7.2）でない限り炭酸水素ナトリウムの投与は不要であり，補液（体液および電解質補正）と原疾患の治療を行う．

代謝性アシドーシスの成因および治療について概説した．酸塩基平衡障害は頻度の高い病態であり，ルーチン検査を体系的にアプローチすることで正確な評価と適切な治療選択が可能となる．

（北川清樹，和田隆志）

■尿細管性アシドーシスの種類

種類	部位と症状
遠位型（I 型）	遠位尿細管，H^+ 分泌低下，アンモニア産生・排泄低下
近位型（II 型）	近位尿細管，HCO_3^- の再吸収障害
IV 型	アルドステロン分泌障害・抵抗性による高カリウム血症

代謝性アルカローシス

アルカローシス▶血液 pH が 7.45 以上のアルカリ性を示すこと．pH の値は HCO_3^- と CO_2 の血中濃度のバランスによって決まる．HCO_3^- 値が大きくなるか，CO_2 値が小さくなったときにアルカローシスとなる．

代謝性アルカローシスの原因は多彩であり複数の要因が関与していることもある．代謝性アルカローシスの診療においては，その病態生理の理解が重要である．本項では，代謝性アルカローシスの病態生理と診断・治療について概説する．

代謝性アルカローシスに関する基礎知識

腎尿細管における HCO_3^- 再吸収と H^+ 分泌

腎糸球体で濾過された HCO_3^- の約 90％は近位尿細管で再吸収され，残りは Henle ループと集合管で再吸収される．集合管では H^+ が分泌され，この際産生された HCO_3^- は吸収される．鉱質コルチコイドは集合管における Na^+ 再吸収，H^+・K^+ 分泌，産生された HCO_3^- の吸収を促進させる．また，集合管では HCO_3^- の分泌も行われる．

HCO_3^- の再吸収▶腎機能が正常な場合，血清濃度 24mEq/L までは再吸収．24 以上になると，集合管で HCO_3^- が分泌される．

腎機能が正常であれば血清 HCO_3^- 濃度が 24 mEq/L までの場合は，糸球体で濾過された HCO_3^- は再吸収され尿中には排泄されない．一方，24 mEq/L 以上の場合はそれ以上の再吸収は行われず，また集合管での分泌もあり尿中に排泄されるようになる．

代謝性アルカローシスの是正機構

①腎による是正：前述のように，血清 HCO_3^- 濃度が尿細管再吸収閾値を超えると HCO_3^- は尿中に排泄されるようになる．このため，血清 HCO_3^- 濃度の増加は軽度にとどまる．
②呼吸による代償：代謝性アルカローシスでは，血液 pH が上昇する．これに対して代償性に肺の換気量が低下し $PaCO_2$ が上昇する．
③緩衝系による代償：血清 HCO_3^- 濃度が上昇すると，過剰な HCO_3^- は H^+ と反応して CO_2 となり，呼気中に排泄されるようになる．

代謝性アルカローシスをきたす病態

■代謝性アルカローシスをきたす病態
①嘔吐，胃液吸引
②利尿薬投与
③鉱質コルチコイド過剰
④アルカリ負荷
⑤高炭酸ガス血症の是正後
⑥高カルシウム血症
⑦ミルクアルカリ症候群

嘔吐，胃液吸引

胃液の排出による H^+，Cl^- の喪失により，体液への HCO_3^- 蓄積をきたし，代謝性アルカローシスが出現する．また，水分の喪失により細胞外液量が減少する．有効循環血漿量低下のためアルドステロンの分泌が亢進し，その結果，代謝性アルカローシスが維持されることとなる．

利尿薬投与

サイアザイド系利尿薬およびループ利尿薬は，いずれも細胞外液量と Cl^- を減少させるが，細胞外液中の HCO_3^- 量にはあまり影響しないため血清 HCO_3^- 濃度は上昇し，代謝性アルカローシスを引き起こす．しか

し緩衝系の存在のため，この機序による代謝性アルカローシスは軽微である．実際臨床上問題となるのは，遠位ネフロンにおけるH^+の分泌亢進と有効循環血漿量低下によるものである．H^+分泌亢進は，有効循環血漿量低下のために起こるアルドステロン分泌亢進，遠位ネフロンへのNaCl流入量増加によるK^+とH^+の分泌促進，低カリウム血症により引き起こされる．

鉱質コルチコイド過剰

鉱質コルチコイド過剰状態では循環血漿量は過剰傾向となり，近位尿細管におけるHCO_3^-再吸収は抑制される．しかし，遠位ネフロンでのNa^+の再吸収とK^+とH^+の分泌亢進により高血圧，低カリウム血症，代謝性アルカローシスがもたらされる．

アルカリ負荷

炭酸水素ナトリウム，乳酸・酢酸・クエン酸などの有機酸塩の投与はアルカリ負荷となる．大量のクエン酸塩は大量輸血，血漿交換の際に負荷される．通常はアルカリ化剤が大量負荷されても，腎からのHCO_3^-排泄により血清HCO_3^-の上昇は一過性である．しかし腎不全状態では，代謝性アルカローシスが維持されてしまう．

高炭酸ガス血症の是正後

慢性呼吸性アシドーシスでは，代償的に尿細管におけるHCO_3^-再吸収とH^+の排泄が亢進している．その状態で人工呼吸器管理により急激に高炭酸ガス血症が是正されると，代謝性アルカローシスが出現する．

高カルシウム血症，ミルクアルカリ症候群

原発性副甲状腺機能亢進症では軽度の代謝性アシドーシスとなるが，それ以外の原因による高カルシウム血症では代謝性アルカローシスとなる．これは高カルシウム血症が，尿細管におけるH^+分泌とHCO_3^-再吸収を亢進させることによる．ミルクアルカリ症候群は，牛乳と炭酸カルシウムの摂取により，高カルシウム血症，代謝性アルカローシス，急性腎不全をきたす病態である．

代謝性アルカローシスの症状

代謝性アルカローシスにより脱力感，昏迷などの意識障害，けいれん，不整脈などがみられる．症状発現には，アルカレミアによる血管収縮や，ヘモグロビンの酸素解離曲線の左方偏倚による末梢組織の虚血や，イオン化Caの低下が関与しているといわれている．

代謝性アルカローシスの診断

単純性代謝性アルカローシス

代謝性アルカローシスはHCO_3^-の上昇，動脈血pHの上昇と代償性のPCO_2上昇の存在で診断される．代償性のPCO_2上昇は次の式で予測される．

■鉱質コルチコイド過剰となる病態

①原発性アルドステロン症
②続発性アルドステロン症
a．レニン–アンジオテンシン系の亢進状態
・有効循環血漿量の減少
・褐色細胞腫
・妊娠，など
b．ACTHの過剰
・先天性副腎皮質過形成，など
c．高カリウム血症

$$\Delta PaCO_2 = (0.5 \sim 1.0) \times \Delta HCO_3^- \text{（代償限界値；} PaCO_2 \fallingdotseq 60 \text{ mmHg）}$$

血漿 HCO_3^- 濃度の上昇は，代謝性アルカローシスのみならず呼吸性アシドーシスの腎性代償でもみられる．しかしこの場合には pH が低下するため鑑別可能である．また，慢性呼吸性アシドーシスでは，腎性代償の限界値は HCO_3^- 40 mEq/L 程度であり，これ以上の場合は代謝性アルカローシスの存在を疑う．

アニオンギャップ〔AG, $Na^+ - (Cl^- + HCO_3^-)$〕は，通常代謝性アルカローシスではやや増加する．これは血液中蛋白の陰性荷電や乳酸産生の増加などによるが，6 mEq/L 以上の増加はみられないとされている．一方，慢性呼吸性アシドーシスでは，AG はやや低下傾向を示す．

単純性代謝性アルカローシスと混合性酸塩基平衡異常との鑑別

代謝性アルカローシスでは，他の混合性酸塩基平衡異常を合併することが少なくない．混合性酸塩基平衡異常を見逃さないために，AG のチェック，代償機構が予想範囲内か否かの解析が必要である．

代謝性アルカローシスの原因の鑑別診断

代謝性アルカローシスの鑑別を進めるためのフローチャートを図 1 に示す．まず腎機能低下の有無やアルカリ投与の有無を評価する．次に有効循環血漿量低下がないかを評価する．低下している場合は尿中 Cl 濃度で消化管からの喪失と腎からの喪失を鑑別し，低下していない場合は

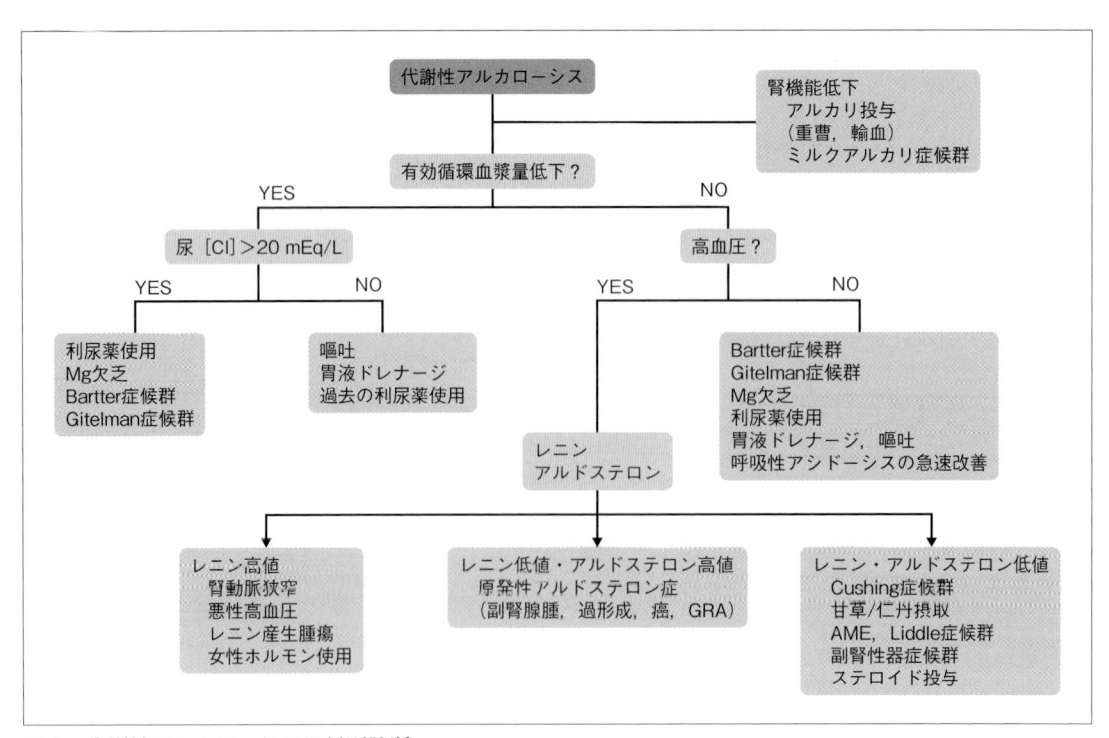

図 1 代謝性アルカローシスの鑑別診断
GRA：糖質コルチコイド反応性アルドステロン症，AME：偽性鉱質コルチコイド過剰

高血圧の有無によって，アルドステロン作用亢進の病態とそれ以外を鑑別していく．

代謝性アルカローシスの治療

代謝性アルカローシスの治療においては，その原因の除去が最も重要である．しかし代謝性アルカローシスが高度である場合には，対症療法としてアルカレミアの是正が必要となる．

代謝性アルカローシスの発生・維持機構に対する治療

①細胞外液量が減少している場合（Cl反応性）：胃液喪失などでは，NaClと水分の経口あるいは点滴投与が有効である．胃液喪失が持続している場合には，さらなるH^+の喪失を防ぐため制吐薬やH_2ブロッカー，プロトンポンプ阻害薬を投与する．サイアザイド系利尿薬やループ利尿薬は中止を考慮する．

②細胞外液量が正常ないし増加している場合（Cl抵抗性）：アセタゾラミド（250〜500 mg/日）やスピロノラクトン（50〜100 mg/日）を投与する．ほかにも，塩化アンモニウムや各種アミノ酸製剤が有効である．

③低カリウム血症を伴う場合：KCl（塩化カリウム）を投与して補正する．KCl以外の成分を含む市販のK補充用製剤は，代謝されHCO_3^-が増加するため使用しない．Cl反応性代謝性アルカローシスは，低カリウム血症の是正による補正効果は弱いが，鉱質コルチコイド過剰状態のようなCl抵抗性代謝性アルカローシスは低カリウム血症の是正による補正が期待できる．Kを緊急に補正する必要がある場合には，原則として輸液からブドウ糖を省くべきである．

重篤な代謝性アルカローシスの治療

pH 7.6以上で心室性不整脈やけいれんなどの重篤な症状を有する場合には，以下の治療を行う．

塩酸投与

0.1〜0.2 N塩酸を酸抵抗性フィルターを通し，中心静脈から投与する．pH 7.5以下を目標とする．必要とする投与量は次式で概算される．

$$投与量 = 0.5 \times 体重（kg）\times (現在のHCO_3^- - 目標とするHCO_3^-)（mmol）$$

目標とするHCO_3^-濃度は正常値ではなく，正常値までの中間値に設定するのが安全である．使用時には頻回の動脈血液ガス分析によるモニタリングが必要である．

呼吸管理

重篤なアルカレミアの原因として，呼吸性アルカローシスの合併が考えられる場合には，呼吸管理により呼吸性アルカローシスの是正を行う．

血液透析
　炭酸水素ナトリウム溶液ではなく塩化ナトリウム溶液を使用して血液透析を行う．

〈森本　聡，市原淳弘〉

◎文献
- 黒川　清．酸塩基平衡．水・電解質と酸塩基平衡 – step by stepで考える．南江堂；1996．pp.106-9．
- Rose BD, Post T. Metabolic alkalosis. Clinical Physiology of Acid-Base and Electrolyte Disorders. 5th ed. McGraw-Hill；2001. pp.551-77.
- Galla JH. Metabolic alkalosis. J Am Soc Nephrol 2000；11：369-75.
- Halperin ML. et al. Interpretation of urine electrolyte and acid-base parameters. In：Brenner BM. eds. Brenner & Rector's The Kidney. 7 th ed. WB Saunders；2003. pp.1151-81.
- 林　松彦．代謝性アシドーシスと代謝性アルカローシスの治療．診断と治療　2005；93：959-64．
- 藤井正満．代謝性アルカローシス．日内会誌　2006；95：859-66．
- 柴垣有吾．酸塩基平衡異常の診断と治療．深川雅史監修．より理解を深める！体液電解質異常と輸液．改訂3版．中外医学社；2007．pp.120-73．
- 林晃一．酸・塩基平衡障害．下条文武ほか編．専門医のための腎臓病学．医学書院；2002．pp.132-8．

血液ガスの読み方

血液ガスの解釈は，臨床にかかわるすべての医療関係者が習得すべき診療技術の一つである．血液中のpHはHenderson-Hasselbalchの式（**表1a**）で規定される．pHは細胞外液中の［H^+］の対数に負記号をつけたものであり，［H^+］濃度についてはHendersonの式（**表1b**）で表される．これらの式からわかるように，酸塩基平衡は，呼吸性の調節による血液中の二酸化炭素分圧（PCO_2）と腎臓で調節される重炭酸イオン（HCO_3^-）濃度とのバランスで維持される．本項では，血液ガスの解釈の基本について解説する．具体的には，**表2**のステップに従って進めていくとわかりやすい．

アシデミアかアルカレミアか？（ステップ1）

血液ガスをみたら，pHによりまずアシデミアかアルカレミアかを判断する．すなわち，pHが7.35以下の場合をアシデミア，pH 7.45以上をアルカレミアと呼ぶ．一方，アシドーシスとは，体内のpHを下げる病態，すなわち，代謝性にHCO_3^-を下げる，あるいは呼吸性にPCO_2を上げる異常なプロセスのことをいう．アルカローシスはその逆で，体内のpHを上げる病態，すなわち代謝性にHCO_3^-を上げる，あるいは呼吸性にPCO_2を下げるプロセスを意味する．したがって，アシデミア，アルカレミアは血中pHによって一つに決まるが，アシドーシス，アルカローシスは同時にいくつもの病態が合併することがあり，混合性酸塩基異常と呼ばれる．

一次性原因は，代謝性か呼吸性か？（ステップ2）

アシデミア，あるいはアルカレミアがあれば，それぞれアシドーシス，

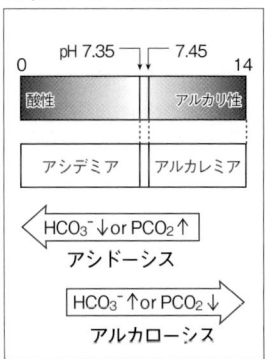

表1 酸塩基平衡の基本式

a. Henderson-Hasselbalchの式

$$pH = 6.1 + \log \frac{[HCO_3^-] \, (mEq/L)}{0.03 \times PCO_2 \, (mmHg)}$$

b. Hendersonの式

$$[H^+] \, (nEq/L) = 24 \times \frac{PCO_2 \, (mmHg)}{[HCO_3^-] \, (mEq/L)}$$

表2 血液ガス解釈のステップ

ステップ1	血液ガスのpHにより，アシデミアかアルカレミアかを判断する
ステップ2	アシドーシス，アルカローシスの一次性原因が代謝性か呼吸性かを判断する
ステップ3	アニオンギャップ（AG）を計算する．もしAGが増加していれば，補正HCO_3^-を計算する（背後のAG正常型代謝性異常の発見）
ステップ4	呼吸性または代謝性の代償が行われているかどうかを調べる
ステップ5	病歴などから，それぞれの酸塩基異常の原因を診断する

表3 一次性酸塩基平衡障害

$PCO_2 <$ 40 mmHg	呼吸性アルカローシス
$PCO_2 >$ 40 mmHg	呼吸性アシドーシス
$HCO_3^- >$ 24 mmHg	代謝性アルカローシス
$HCO_3^- <$ 24 mmHg	代謝性アシドーシス

アルカローシスが必ず存在する．したがって，次に，これらアシドーシス，アルカローシスを生じている最初の原因（一次性原因）が代謝性か呼吸性かを，血液ガスのHCO_3^-とPCO_2の値をみて判断する．すなわち，アシデミアが存在するとき，もし$HCO_3^- <$ 24 mmHgであれば代謝性アシドーシス，$PCO_2 >$ 40 mmHgであれば呼吸性アシドーシスが一次性の原因と解釈できる．一方，アルカレミアの場合は，$HCO_3^- >$ 24 mmHgであれば代謝性アルカローシス，$PCO_2 <$ 40 mmHgであれば呼吸性アルカローシスが一次性の原因と考えられる（表3）．

アニオンギャップ（AG）の計算（ステップ3）

AGとは「測定されない陰イオン（UA；unmeasured anion）－測定されない陽イオン（UC；unmeasured cation）」のことである（図1）．ここで，血中陽イオンはほとんどがNa^+であり，測定されない陽イオン（UC）には，Ca^{2+}やMg^{2+}，K^+が含まれるが，いずれも2～3 mEq/L程度の変動のみであり，例外的な場合を除けばAGの増減を考えるうえでは無視してよい．一方，陰イオンはほとんどがCl^-とHCO_3^-で占められており，その他の陰イオン（UA）には，蛋白質（主にアルブミン〈Alb〉）や無機リン酸，乳酸イオンなどが含まれる．したがって，AGは図1①で定義でき，基準値は12±2 mEq/Lである．

AGの増加は余分な陰イオンの蓄積を意味し，このほとんどが有機酸陰イオンであることから，有機酸によってAG増加の分だけ血中HCO_3^-が消費され，代謝性アシドーシスとなる（AGアシドーシスあるいはgap acidosisと呼ぶ）．ここで，注意しなければならないのは，血清Alb濃度が低下するとAGも減少することである．臨床現場では，低アルブミン血症の患者に遭遇する機会が多いため，これによるAG減少の影響

AG増加の意味▶余分な陰イオンの蓄積を意味する．この陰イオンはほとんどが有機酸陰イオンで，無機リン酸，乳酸イオンなどが該当する．この有機酸が血中HCO_3^-を消費し代謝性アシドーシスとなる．

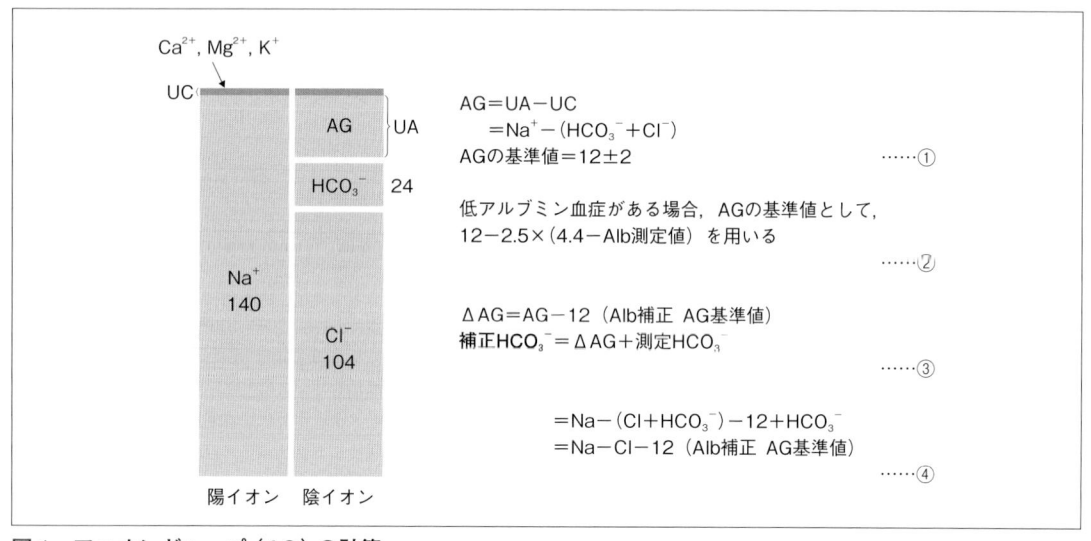

$$AG = UA - UC$$
$$= Na^+ - (HCO_3^- + Cl^-)$$
AGの基準値＝12±2 ……①

低アルブミン血症がある場合，AGの基準値として，
12－2.5×（4.4－Alb測定値）を用いる ……②

$\Delta AG = AG - 12$（Alb補正 AG基準値）
補正$HCO_3^- = \Delta AG +$ 測定HCO_3^- ……③

$= Na - (Cl + HCO_3^-) - 12 + HCO_3^-$
$= Na - Cl - 12$（Alb補正 AG基準値）……④

図1 アニオンギャップ（AG）の計算

を考慮しなければならない．通常は Alb 濃度 1 g/dL の減少あたり，AG は約 2.5 mEq/L 減少すると考えられるため，補正式は図1②で表される．

補正 HCO_3^- の計算（AG 増加がある場合）

算出された AG が増加している場合，次に補正 HCO_3^- を計算する．これにより，AG 増加型代謝性アシドーシスに加えて，AG 正常型代謝性アシドーシスや代謝性アルカローシスが合併しているかどうかを診断することができる（表4）．補正 HCO_3^- は，AG の増加分（ΔAG）と実測 HCO_3^- の和で表され，AG が正常だったときに予測される HCO_3^- 値を意味する．見方を変えると，AG 増加の原因が除去された後の HCO_3^- の予測値ということもできる．補正 HCO_3^- は図1③で表され，AG が正常（12 mEq/L）のときはさらに図1④と簡略化することができる．したがって，補正 HCO_3^- は血液ガス所見がなくても，通常の血液生化学の Na, Cl の値だけで算出できることを覚えておくと便利である．

補正 HCO_3^- の計算によって，AG 増加によらない代謝性アシドーシスや代謝性アルカローシスが背後に存在するかどうかを診断できる．すなわち，補正 HCO_3^- が正常値（24 mEq/L）であれば，AG 増加によらない代謝性酸塩基障害はなく，AG 増加型の代謝性アシドーシスのみが存在するといえる．一方，もし補正 HCO_3^- が 24 mEq/L 以下であれば代謝性アシドーシスが，24 mEq/L 以上であれば背後に代謝性アルカローシスが存在すると考えられ，このようにして AG 増加型（アシドーシス）と AG 増加を伴わない代謝性酸塩基異常の合併の診断が可能になる．

▶ POINT
補正 HCO_3^- は血液ガス所見がなくても計算できる．AG が正常とした場合には，血中の Na と Cl の値だけで算出できる．

呼吸性または代謝性代償反応の評価（ステップ4）

Henderson-Hasselbalch の式からわかるように，血中の pH を一定に保つためには PCO_2/HCO_3^- を一定に保てばよく，生体では，PCO_2 と HCO_3^- のいずれか片方の要素が変動した場合，もう片方の要素を変化させ，PCO_2/HCO_3^- をできるだけ一定にするような代償性の機転が働く．ただし，代償反応は pH を元に戻すほど強力ではなく，一次性変化

▶ 血中 pH を一定に保つには PCO_2/HCO_3^- 値が一定となればよい（Henderson-Hasselbalch の式より）．生体内で PCO_2 と HCO_3^- のどちらかが動いた際には，この値が一定となるよう代償機転が働く．

表4 代謝性アシドーシスの分類

AG 正常型	AG 増加型
● HCO_3^- の喪失 　下痢 　アセタゾラミド 　尿管小管吻合術 ● 腎尿細管での H^+ 分泌障害 　近位尿細管アシドーシス 　遠位尿細管アシドーシス 　低アルドステロン症 ● 塩酸投与，生理食塩水輸液	● 不揮発性酸の産生過剰 ・内因性 　乳酸性アシドーシス 　ケトアシドーシス 　　糖尿病性 　　アルコール性 　尿毒症 ・外因性 　メタノール摂取 　メチレングリコール摂取 　サリチル酸中毒

表5 代償性変化の予測

一次性の病態	初期のpH変化	代償性変化	予測範囲	代償限界値
代謝性アシドーシス	HCO_3^- ↓	PCO_2 ↓	$\Delta PaCO_2 = (1 \sim 1.3) \times \Delta HCO_3^-$	$PCO_2 = 15$ mmHg
代謝性アルカローシス	HCO_3^- ↑	PCO_2 ↑	$\Delta PaCO_2 = (0.5 \sim 1.5) \times \Delta HCO_3^-$	$PCO_2 = 60$ mmHg
急性呼吸性アシドーシス	PCO_2 ↑	HCO_3^- ↑	ΔHCO_3^- [mEq/L] $= 0.1$ mmHg $(\Delta PaCO_2)$	$HCO_3^- = 30$ mEq/L
慢性呼吸性アシドーシス	PCO_2 ↑	HCO_3^- ↑	ΔHCO_3^- [mEq/L] $= 0.35$ mmHg $(\Delta PaCO_2)$	$HCO_3^- = 42$ mEq/L
急性呼吸性アルカローシス	PCO_2 ↓	HCO_3^- ↓	ΔHCO_3^- [mEq/L] $= 0.2$ mmHg $(\Delta PaCO_2)$	$HCO_3^- = 18$ mEq/L
慢性呼吸性アルカローシス	PCO_2 ↓	HCO_3^- ↓	ΔHCO_3 [mEq/L] $= 0.5$ mmHg $(\Delta PaCO_2)$	$HCO_3^- = 12$ mEq/L

PCO_2/HCO_3^-値を一定に保つ代償反応▶①迅速に行われる「呼吸性」の反応と②腎臓を介するために6時間から数日かかる「代謝性」の反応がある．

によるpHの変動を緩和するにとどまる．

代償反応のうち，呼吸性の代償は，頸部の総頸動脈分岐部に位置する頸動脈体の末梢化学受容体を介して換気を変化させることによって行われ，一般に迅速である．一方，代謝性代償反応は，腎臓における[HCO_3^-]の再吸収と産生によって調節されるため，呼吸性代償反応に比べて時間を要し，普通6～12時間後から始まって数日かけて達成される．このように腎臓による代償が遅れるため，呼吸性酸塩基平衡障害は急性変化（腎臓による代謝が始まる前）と慢性変化（腎臓による代謝が完了した後）に分類される．以上のような代償反応の生理的調節範囲は決まっており，この範囲内にあるかどうかで正常な代償か，あるいは代償の範囲を超える酸塩基異常が存在するのかどうかを評価する（表5）．

たとえば，一次性代謝性アシドーシスに対する代償としてPCO_2/HCO_3^-を一定に保つため$PaCO_2$が低下する方向へ向かう．[HCO_3^-]が12 mEq/Lの代謝性アシドーシスが生じた場合，「$\Delta PaCO_2$予測値$=(1\sim1.3)\times\Delta HCO_3^-=(1\sim1.3)\times(24-12)$ mmHg」となり，$\Delta PaCO_2$予測値は12～15.6 mmHgとなり，$PaCO_2=40$ mmHgからの代償変化により「$PaCO_2=40-(12\sim15.6)=24.4\sim28$」となるはずである．もし$PaCO_2$の実測値がこの予測値の範囲にあれば正常な呼吸性代償反応であると判断できる．しかし，もし測定された$PaCO_2$が予測値よりも高い場合には，呼吸性代償変化は適切とはいえず，代謝性アシドーシスに加え呼吸性アシドーシスの合併がうかがえる．逆に$PaCO_2$が予測値よりも低い場合は代謝性アシドーシスに加えて呼吸性アルカローシスが合併していると考える．

酸塩基異常の原因の推定（ステップ5）

最後に，血液ガス解析の結果から，それぞれの酸塩基障害の原因が何であるかを患者の病歴や臨床所見から推定する．実はこれが，治療方針を決定するうえで最も重要で，かつしばしば診断に苦慮するステップで

ある．AG 正常型の酸塩基障害については，たとえ複数の病態が合併していても，血液ガス分析からそれらを鑑別することはできず，総和でしか判断できない点に注意する．

（佐藤　綾，要　伸也）

◎文献
・黒川　清．水・電解質と酸塩基平衡 – step by step で考える．改訂第 2 版．南江堂；2004.
・Marino PL 著，稲田英一監訳．The ICU Book．第 3 版．メディカル・サイエンス・インターナショナル；2008.
・飯野靖彦．酸塩基平衡．日腎会誌 2001；43：621-30.
・要　伸也．AG 増加型代謝性アシドーシスの症例．レジデントノート 2012；14（6）：1148-53.

尿細管機能

腎臓の構造と機能

ネフロン

　腎臓は胃腸や肝臓などの腹部臓器の後方，後腹膜腔に左右1対存在する小さな臓器である（120〜130 g/個）．腹大動脈から左右に分かれた腎動脈から，安静時・運動時にかかわらず大量の血液の供給を受ける（安静時心拍出量の20〜25%）．糸球体毛細血管からBowman腔に濾過される血漿量（糸球体濾過量；GFR）は，健常者（男性）1日あたり170 Lであり，その約1%が尿として体外に排出される（式1）．尿生成のための腎機能単位はネフロン（腎小体＋尿細管）と呼ばれ（図1），ヒトの場合1腎臓（片腎）あたり約100〜120万本存在する[1,2]．

　　　尿量＝糸球体濾過量－尿細管再吸収量＋尿細管分泌量……［式1］

尿細管の役割

　腎臓は体細胞の実質的生存環境となっている細胞外液（ECF），すなわちC Bernard（1813-78）が唱えた内部環境の「量および物理化学的性状（電解質濃度，浸透圧，pHなど）を至適状態に維持する」ことのでき

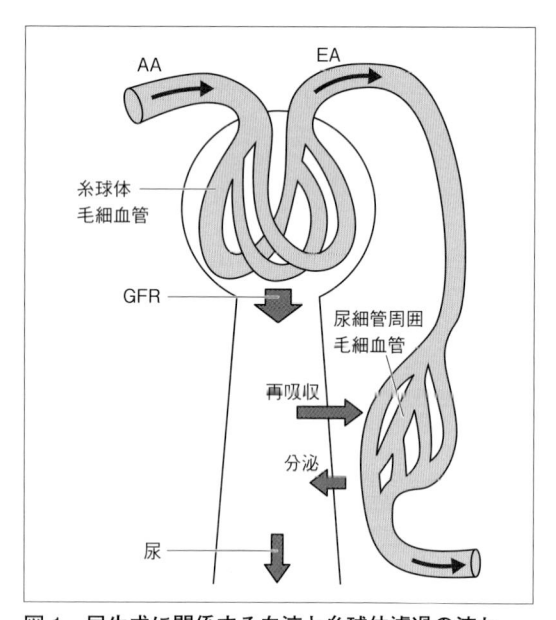

図1　尿生成に関係する血液と糸球体濾過の流れ
➡：血流，⇨：糸球体濾液．式1参照．
AA：糸球体輸入細動脈，EA：糸球体輸出細動脈，GFR：糸球体濾過量

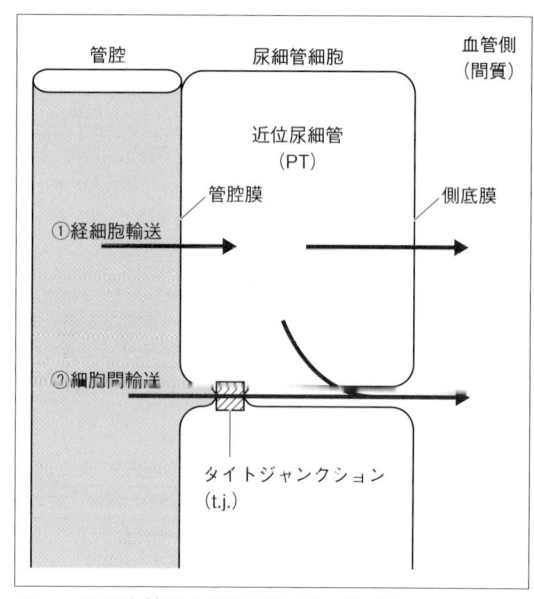

図2　経細胞輸送と細胞間輸送の模式図
➡：溶液の流れ

る唯一の臓器である[1,2]．尿細管の主要な機能は「濾液から有用な物質を再吸収し」，「不要な（過剰な）物質，たとえば，蛋白質・核酸代謝産物，K^+，H^+ などを尿中に分泌する」ことである．腎臓は過剰な物質を尿中に分泌しECFの恒常性を保つことはできるが，肝臓での糖新生のように「体内で不足する物質を合成して補う」ことは本来の機能ではない．不足する物質を限界まで再吸収し（水の場合，尿を濃縮し），体に補給されるのを待つだけである．

糸球体濾過膜は①有窓の毛細血管内皮細胞，②基底膜，③足細胞間隙のスリット膜の三層で構成され，健常者の場合，アルブミン（分子量～70,000，分子直径3.6 nm）より大きな物質をほとんど通さない．このことは，逆に，血漿中の有用な成分（グルコース，アミノ酸，水溶性ビタミン，電解質などの分子直径は 0.1～0.5 nm）のほとんどが自由に濾液中に出てくることを意味する．生命存続のためには，これら有用物質のほとんどすべてを尿細管で回収しなければならない（HCO_3^- の回収率は＞99.99％）．

■糸球体濾過膜

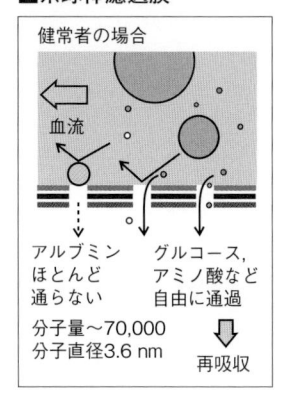

尿細管上皮の輸送経路

糸球体で濾過された濾液の2/3は，近位尿細管（PT）で再吸収される．尿細管上皮の再吸収・分泌経路は，①経細胞路（transcellular pathway）と②細胞間隙路（paracellular pathway or intercellular pathway）に区分される（図2）[1,2]．

経細胞輸送の場合，尿細管細胞の管腔膜と側底膜の障壁（細胞膜2枚）に発現している，セグメント固有の輸送体により運ばれる（後述「尿細管のイオン・溶液輸送」参照）．これに対し，細胞間輸送の場合，そのような膜系（輸送体）は存在せず，セグメント固有のイオン・水透過性を有する上皮細胞間の構造物（タイトジャンクション；t.j.，膜蛋白〈claudinなど〉の撚糸構造）[3]が，通過するイオン種と溶液の移動量を決定する．

経細胞路

上皮細胞の輸送量は，当該イオン・溶質の①「濃度」，②「電気化学ポテンシャル勾配（非荷電溶質の化学ポテンシャル〈濃度〉勾配）」，③「管腔膜・側底膜に発現するイオンチャネル（輸送体）の数」，④「チャネル・輸送体の活性」の"積"に比例する（式2）．

$$輸送量 = ① \times ② \times ③ \times ④ \quad \cdots\cdots [式2]$$

NaCl輸送（再吸収）の場合，細胞内 Na^+ 濃度（$[Na^+] = \sim 15$ mM）は細胞外 $[Na^+]$ に比べ低く，静止膜電位も負（＝約 -60 mV）なので，Na^+ の電気化学ポテンシャル勾配は「管腔液，間質液＞細胞内」である．したがって，Na^+ は管腔膜の輸送体（or イオンチャネル）を介して，常に外から内に移動する（側底膜には Na^+ 流入経路がない）．一方，側底

▶ POINT
Na^+の細胞内→細胞外への移動は常にATPの消費を伴う能動輸送となる.

膜（血管側）を内から外へNa^+が横切るためには，Na^+の電気化学ポテンシャル勾配に逆らって，Na^+を細胞外に汲み出さなければならない．側底膜に発現するNa^+/K^+-ATPaseのNa輸送は，細胞内ATPの消費を伴うので，上皮の経細胞輸送は常に能動輸送である（一次性能動輸送）．このことは，虚血時（ATPの産生能が低下）には，尿細管上皮のイオン・溶質・溶液輸送能が低下し，腎の水電解質代謝・酸塩基調節能が低下することを意味する．

細胞間隙路

上皮細胞の輸送特性（たとえばグルコース，アミノ酸を再吸収，K^+を分泌）は，膜輸送体・チャネルの種類・発現量・活性に依存するが，経上皮として固有の電気化学ポテンシャル勾配の形成や溶液輸送特性の違いは，t.j.のイオン・水透過性に強く依存している．

上皮の種類

上皮の種類▶
①リーキー上皮
②タイト上皮
大量輸送，調節性輸送など，上皮の性質に依存している．

上皮細胞はt.j.の電気生理学的性質により，リーキー上皮（leaky epithelia，小腸粘膜，PTなど）とタイト上皮（tight epithelia，大腸粘膜，集合管，膀胱上皮など）に分類される[1]．リーキー上皮の両側（管腔側と血管側間）で溶液の濃度差・浸透圧差・電位差を形成できない（電気化学ポテンシャル勾配が小さい）．このため，**非調節性**で**大量の（約70%）**溶液輸送を行うセグメント（PT）に適している．これに対し，タイト上皮はt.j.の電気抵抗が高く，上皮の両側に大きな濃度差・浸透圧差・電位差を形成できる．この性質は，集合管などにおける**少量の（数%）調節性**輸送に適している．しかし，Henleループの太い上行脚（TAL）はリーキー上皮であるが，管腔膜に内向き整流性Kチャネル（ROMK）と側底膜にCl^-チャネル（CLCNKB）を発現させ，水の透過性がきわめて低いので，特異な電位差（管腔内+10～+20 mV）の形成に加え，イオン濃度差・浸透圧差を形成できる（後述「希釈セグメント」参照）．

▶ POINT
腎ネフロンはセグメントごとに上皮細胞の性質が異なる．各セグメントに固有の輸送体やイオンチャネルをもつ．

尿細管のイオン・溶液輸送

腎臓は大量の血液（血漿）を糸球体で濾過するが（GFR = 170 L/日），濾液の99%以上を尿細管で再吸収し，少量の尿（1～1.5 L/日）を体外に排出している．糸球体濾液（溶液）の再吸収率（内訳）は，PT（67%），Henleループ（約25%），遠位曲尿細管（DCT）と皮質集合管（CCD）（約5%），髄質外層・内層集合管（OMCD・IMCD）（約3%）である（図3a）[1,2,4]．濾液再吸収の駆動力は，管内液から間質への能動的Na^+輸送である．Na^+流入路（管腔膜）はセグメントごとに固有の輸送体やイオンチャネルが発現している．

近位尿細管（PT）

PTの溶液輸送の特徴は"制限性再吸収"（膜輸送体の輸送特性を反映）

■ 糸球体濾液の再吸収率

部位	割合
近位尿細管（PT）	67%
Henleループ	約25%
遠位曲尿細管（DCT）と皮質集合管（CCD）	約5%
髄質外層・髄質内層集合管（OMCD・IMCD）	約3%

近位尿細管（PT）▶ GFRの約2/3をほぼ等張性に再吸収．グルコース・アミノ酸はほぼ100%，HCO_3^-は約90%，Na^+とK^+は約2/3再吸収される．

と"ほぼ等張性再吸収"（管腔膜と t.j. の水透過性の高さを反映）である．管腔膜は Na^+ の電気化学ポテンシャル勾配（管内液＞細胞内液）を利用した二次性能動輸送体が発達している．たとえば，HCO_3^- を再吸収するために PT（管腔）に H^+ を分泌する Na^+/H^+ 交換輸送体（NHE），グルコースを再吸収するための Na^+ 依存性グルコース輸送体（SGLT），無機リン酸を再吸収するための Na^+ 依存性リン酸輸送体（NaPi）などがある．これらの輸送体の輸送能は有限で，輸送能を超える負荷がかかれば，再吸収されなかった物質が尿中に排出される（**制限性再吸収**）．血糖値のコントロールされていない糖尿病患者の場合，高血糖で浸透圧性利尿を伴うので尿糖（＋）と多尿になる．Na^+/K^+-ATPase（一次性能動輸送）の機能障害（低下）は，上記二次性能動輸送機構が一様に障害されるので，糖尿・アミノ酸尿・リン酸尿・アルカリ尿を呈する（Fanconi 症候群）．

一方，PT の管腔膜・側底膜には水チャネル（AQP1）が大量に発現しており，t.j. の水透過性も高い．PT のイオン・有機溶質の再吸収（能動輸送）に伴って小さな浸透圧差（ほぼ等張）（間質＞管内液）が形成され，これに従って水が速やかに移動する（浸透：受動輸送）．このため PT で GFR の約 2/3 が再吸収されるが，PT 終端部の管内液浸透圧は，PT 起始部にほぼ等しい（**ほぼ等張性再吸収**）[1,2]．正確な GFR 測定に用いられるイヌリン（[X]）の再吸収率は「0」なので，PT 終端部でのイヌリン濃度は [3X] になる [1/（1－0.67）]．

Henle ループの太い上行脚（TAL）（希釈セグメント）

TAL 管腔膜の水透過性は，細い上行脚（ATL）同様きわめて低い（水チャネルが発現していない）．TAL 管腔膜に発現する NHE とフロセミド感受性 $Na^+-K^+-2Cl^-$ 共輸送体（NKCC2）により，NaCl が再吸収される（間質に輸送される）ので，濾液の浸透圧は髄質から皮質に向かって低下する．マクラデンサ（MD）に面する管腔内液は低張液＜100 $mOsm/kgH_2O$ となる（図 3c）．このため，髄質ネフロンの同一高さレベルでは，下行脚のほうが上行脚よりやや浸透圧が高く（20～30 $mOsm/kgH_2O$），この浸透圧差をつくる駆動力は単一効果と呼ばれる（対向流増幅理論：能動輸送説）[1,2]．TAL 管腔膜の NKCC2 や ROMK（K リサイクル路）に異常（機能低下）があると NaCl 再吸収能が低下し，Bartter 症候群 I 型，II 型を呈する（loss-of-function）[5]．

代謝性アシドーシス時には，PT で産生されたアンモニウムイオン（NH_4^+）を NKCC2 は再吸収することができ（$Na^+-NH_4^+-2Cl^-$ 共輸送），集合管のアンモニア輸送体（Rhcg など）を介して尿中に分泌する（図 3a）[6]．

NKCC2 輸送体で細胞内に輸送された Cl^- は，側底膜 CLCNKB や Cl^-/HCO_3^- 交換体（AE2）を介して，間質（細胞外液）に運ばれる．側底膜の CLCNKB，Barttin（Cl^- チャネルの修飾因子）に異常があると，TAL

尿中 K，微量アルブミンの出どころ▶日々の食事に含まれるカリウム（K）の 90％は腎臓から排泄される（消化管 10％）．糸球体で濾過された K のほとんどは，PT と HL（Henle ループ）で再吸収されるので，尿中に排出された K のほとんどは，CCD で分泌されたものである．一方，糖尿病性腎症や慢性腎臓病（CKD）の初期に検出される尿中の"微量アルブミン"（30～300 mg/日）は，「糸球体濾過膜の障害に起因して，漏れ出すアルブミン量が増加した」と考えられていたが，最近「PT 管腔膜のメガリン（アルブミン輸送関連膜蛋白）の機能不全による再吸収能低下」によると考えられている[4]．

Henle ループの太い上行脚（TAL）▶経細胞性に NaCl の再吸収を行うが，Bartter 症候群では NaCl 再吸収能が低下する．代謝性アシドーシス時には NH_4^+ を輸送（吸収）し集合管で分泌する．多くのカチオン（陽イオン）が細胞間隙を通して再吸収される．

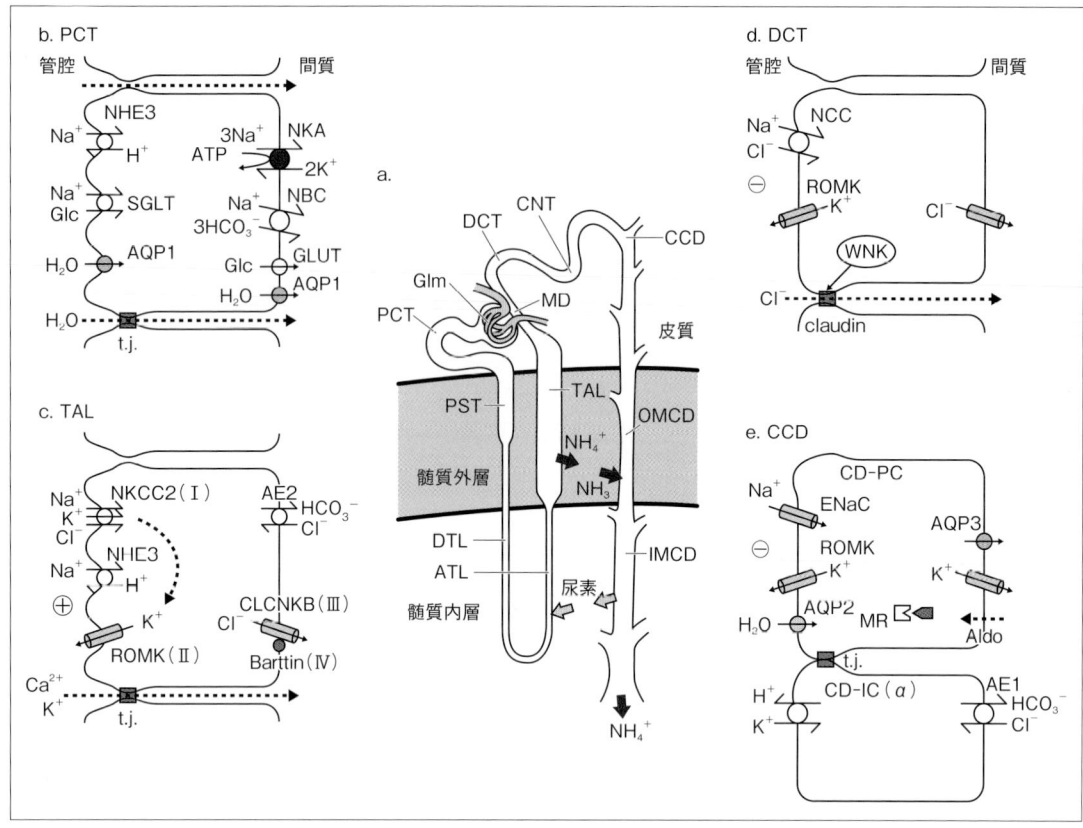

図3 腎ネフロンセグメントと各種輸送
a. セグメント区分と略称．Glm：糸球体，PCT：近位曲尿細管，PST：近位直尿細管，DTL：細い下行脚，ATL：細い上行脚，TAL：太い上行脚，MD：マクラデンサ，DCT：遠位曲尿細管，CNT：結合尿細管，CCD：皮質集合管，OMCD：髄質外層集合管，IMCD：髄質内層集合管．➡（TAL→OMCD）：NH_3/NH_4^+輸送，⇨（IMCD→ATL）：尿素輸送
b. 近位曲尿細管
c. 太い上行脚．（Ⅰ）～（Ⅳ）は，Bartter症候群の病型（タイプ）．
d. 遠位曲尿細管
e. 皮質集合管（PC：主細胞，IC：間在細胞），Aldo：アルドステロン
膜輸送体・チャネルの略称は本文参照．NKA（b図中●）は，c～eにおいて煩雑になるので省略した．

のNaCl再吸収が障害される（loss-of-function）（Bartter症候群Ⅲ型，Ⅳ型）[7]．

最後に，TALは管腔内正電位（15～20 mV）と細胞間隙路の高いイオン透過性（水透過性は低い）を有しているので，管腔膜に輸送経路（イオンチャネル）のない多くのカチオン（K^+，Ca^{2+}，Mg^{2+}）は，細胞間隙路を拡散して再吸収される．

遠位曲尿細管（DCT）

DCT管腔膜の主要なNaCl吸収機構は，サイアザイド感受性Na^+-Cl^-共輸送体（NCC）である．DCTの水透過性はTAL同様に低いので，NaCl輸送に伴い濾液の浸透圧はさらに低下する（50～100 mOsm/kg H_2O）．Gitelman症候群（NCC〈SLC12A3〉[8] 機能異常）の患者は，Bartter症候群と類似の臨床症状（低カリウム血症，代謝性アルカローシス，高レニン性低血圧）を示すが軽度である（loss-of-function）．

遠位曲尿細管（DCT）▶サイアザイド感受性NCCの機能異常でNaCl吸収機構が障害されGitelman症候群を呈する．DCT（t.j.）のCl^-透過性はWNKキナーゼが調節を担う．

Bartter症候群との相違点は低マグネシウム血症を示すことである．腎性尿崩症（V_2受容体の細胞内シグナル異常）にサイアザイド系利尿薬が有効なのは，集合管におけるNa^+再吸収量（それに見合う水再吸収）を増加させるためと考えられる．また，副作用として尿酸輸送（再吸収）を亢進させ，高尿酸血症を引き起こす．

DCT細胞間隙路のCl^-透過性は細胞内のWNK（With-No-Lysine）キナーゼにより調節されている．最近，WNK4が遺伝性の高血圧症（偽性低アルドステロン症Ⅱ型〈PHAⅡ〉）の原因遺伝子であることが明らかになった[9]．

結合尿細管（CNT），皮質・髄質外層・髄質内層集合管（CCD-OMCD-IMCD）

CNT，CCD-OMCDは，水電解質輸送を主とする主細胞（PC）とH^+分泌，（K不足時）K^+吸収を主とする間在細胞（IC）で構成されている（IMCDはほとんど〈>90%〉PC）．PC管腔膜のNa^+流入路は，アミロライド感受性上皮型Na^+チャネル（ENaC）である．ENaCを介するNa^+輸送は副腎皮質ホルモン（アルドステロン）で促進される（図3e）．ENaCの遺伝子異常（細胞内ドメインの配列異常）の結果，PC管腔膜のENaC発現量が増え（管腔膜ENaCのNedd4-2関連エンドサイトーシス〈再処理〉不全の結果），Na^+輸送が増え細胞外液量が増加するので，高血圧になる（gain-of-function）（Liddle症候群）[10]．

IC（α）はH^+を管腔内に分泌し，新生されたHCO_3^-は側底膜のCl^-/HCO_3^-交換体（AE1）を通して，間質に輸送される[11]．

尿細管腔内のCl^-は，管腔内負電位を駆動力としてt.j.を介して吸収される（拡散：受動輸送）．

IMCDの尿素輸送

尿濃縮時（髄質部高浸透圧時）に，間質の浸透圧成分の約50%ずつを「細胞膜に非透過なNaCl」と「細胞膜透過性の高い尿素（分子量60）」が占める．このことは，髄質を灌流する赤血球と髄質部尿細管細胞に対する「浸透圧ショックの緩和」と考えると好都合である．糸球体で濾過された尿素は，PTにおける溶液再吸収に随伴して再吸収された後（約50%濾液中に残存），下流のネフロン（ATL，TAL，DCT，CNT，CCD，OMCD）通過中には再吸収されない（水の再吸収と乖離）[12]．このため，管内液中の尿素濃度は徐々に高くなる．IMCD（特に終端部）はバソプレシン依存性に尿素透過性が高くなる唯一の尿細管セグメントで，管内液から高濃度の尿素が髄質間質に拡散し蓄積する．

IMCDの尿素輸送体（UT-A1/UT-A3）の活性は，髄質部高浸透圧に応答して活性化したプロテインキナーゼC（PKC）のリン酸化により制御される[13]．間質に蓄積した尿素の大半（約90%）はATL管内に分泌され，再び集合管まで運ばれる（腎髄質部の尿素循環）（図3a）．間質尿素の一部（約10%）は直血管（上行脚）に拡散し，腎臓から運び出される．

結合尿細管（CNT），皮質・髄質外層・髄質内層集合管（CCD-OMCD-IMCD）▶主細胞と間在細胞がある．主細胞はアルドステロンで促進されるENaCを介するNa^+輸送を行う．このENaCの遺伝子異常（機能亢進）がLiddle症候群となる．

低蛋白食，低栄養状態，利尿薬投与（低カリウム血症）が続くと，髄質部の尿素蓄積が失われ尿濃縮力が低下する．

尿細管輸送と腎の自動調節能

糸球体尿細管バランス（G-T バランス）

G-T バランスは，PT 自動能の一つで，「GFR の変動による下位（遠位）ネフロンへの Na^+ 負荷変動を緩和する」仕組みである．つまり，遠位ネフロンの「過剰 Na^+ 輸送負担を軽減し，調節性 Na^+ 輸送能を最大限に発揮させる」細胞保護機能の一つである[1,2]．アンジオテンシンⅡ（AⅡ）は PT での濾液再吸収量を増加させ，G-T バランスの感受性を強化する（輸出細動脈〈EA〉の収縮で GFR を増加させ，かつ，PT での濾液再吸収を亢進させる）．G-T バランスの細胞分子機序として，「管内液の組成や流れ（shear stress）が管腔膜の微絨毛を介して NHE の膜発現量を増加させ，再吸収量を増加させる」[14]と考えられている．一方，循環虚脱（ショック）や細胞障害性薬物により PT の輸送能が限定的に低下した場合，遠位ネフロンは通常量を超える Na^+ を再吸収し，尿中への Na^+ 喪失を防ぐ．

TGF：tubuloglomerular feedback

尿細管糸球体フィードバック機構（TGF）システム

TGF は，傍糸球体装置（juxtaglomerular apparatus；JGA）による GFR 制御システム（負のフィードバックシステム）[1,2]．JGA の 1 構成要素である MD 細胞は，GFR が増加すると化学シグナル（ATP，アデノシン）を放出し，輸入細動脈（AA）平滑筋を収縮させて GFR 値を元に戻す．現在は，濾液流量の変化に伴う［Cl^-］変化（MD 細胞への NaCl 流入量変化）が TGF シグナルの起点と考えられている．最近，古典的 TGF 以外に EA のアデノシン 2b 受容体（A2bR）を介する作用（緩和作用）[15]や CNT から（収縮）反対シグナルが出ていること（cTGF）[16]が明らかにされている．

まとめ

尿細管輸送は，糸球体で濾過された有用な溶液と溶質を再吸収し，かつ，不用な（過剰な）物質を分泌する細胞機構である．各種イオンや水の体内外バランス（過不足）を調節しつつ，細胞外液のホメオスタシスを維持する精妙な仕組みを有する．腎の機能単位であるネフロンには，セグメントごとに特異なイオンチャネルや輸送体が発現し，複雑な調節機能の一端を担っている．

（河原克雅）

◎文献

1) Boron WF, Boulpaep EL. Medical Physiology：A Cellular and Molecular Approach. WB Saunders；2003.

2）坂井建雄, 河原克雅総編集・著. カラー図解 人体の正常構造と機能. V. 腎・泌尿器. 改訂2版. 日本医事新報社；2012.

3）Muto S, et al. Claudins and renal salt transport. Clin Exp Nephrol 2012；16：61-7.

4）Pollock CA, Poronnik P. Albumin transport and processing by the proximal tubule：physiology and pathophysiology. Curr Opin Nephrol Hypertens 2007；16：359-64.

5）Welling PA, Ho K. A comprehensive guide to the ROMK potassium channel：form and function in health and disease. Am J Physiol Renal Physiol 2009；297：F849-63.

6）河原克雅. 尿細管疾患の臨床－分子レベルからみた尿細管機能. 日腎会誌 2011；53：136-41.

7）Hebert SC. Bartter syndrome. Curr Opin Nephrol Hypertens. 2003；12：527-32.

8）Hebert SC, et al. Molecular physiology of cation-coupled Cl- cotransport：the SLC12 family. Pflügers Arch 2004；447：580-93.

9）Uchida S. Pathophysiological roles of WNK kinases in the kidney. Pflügers Arch 2010；460：695-702.

10）Dahlmann A, et al. Mineralocorticoid regulation of epithelial Na+ channels is maintained in a mouse model of Liddle's syndrome. Am J Physiol Renal Physiol 2003；285：F310-8.

11）Purkerson JM, et al. Adaptation to metabolic acidosis and its recovery are associated with changes in anion exchanger distribution and expression in the cortical collecting duct. Kidney Int 2010；78：993-1005.

12）Sands JM, et al. Regulation of renal urea transport by vasopressin. Trans Am Clin Climatol Assoc 2011；122：82-92.

13）Wang Y, et al. Protein kinase C regulates urea permeability in the rat inner medullary collecting duct. Am J Physiol Renal Physiol 2010；299：F1401-6.

14）Du Z, et al. Axial flow modulates proximal tubule NHE3 and H-ATPase activities by changing microvillus bending moments. Am J Physiol Renal Physiol 2006；290：F289-96.

15）Ren Y, et al. Crosstalk between the connecting tubule and the afferent arteriole regulates renal microcirculation. Kidney Int 2007；71：1116-21.

16）Ren Y, et al. Possible mechanism of efferent arteriole（Ef-Art）tubuloglomerular feedback. Kidney Int 2007；71：861-6.

浮腫の発症機序

　浮腫とは，組織間隙に過剰の水分が貯留した病態である．患者は身体のさまざまな部位に生じた「むくみ」として自覚し，通常は容易に気づかれる症候である．日常臨床においてしばしば遭遇する症候であるが，後述のようにさまざまな疾患が原因となる．

浮腫の発症機序と診察の仕方

浮腫の発症機序

　人体においては，体重の約60％が水で構成されている．そのうち2/3（体重の40％）が細胞内に，残り1/3（体重の20％）が細胞外に分布している．さらに，細胞外液のうち1/4（体重の5％）が血管内に存在し，その約3倍量すなわち細胞外液の3/4（体重の15％）が組織間に存在する（図1）．したがって，体重が60kgであれば，その5％に相当する3Lの水が血管内に存在し（血漿量に相当），9Lが組織間液（間質の水分）の量ということになる．浮腫とは，この組織間液が病的に増加し，目に見える程度の腫脹として現れたものと定義できる．

　浮腫が成立するためには，（a）毛細血管の血行動態が変化することによる血管内から組織間隙への細胞外液の移動，（b）腎によるNaおよび水の貯留の2つのステップが必要である（図2）[1]．（a）の機序は"血管内から水を押し出す圧－血管内に水を保持する圧"と"間質から水を押し出す圧－間質に水を保持する圧"との差，および血管透過性によって

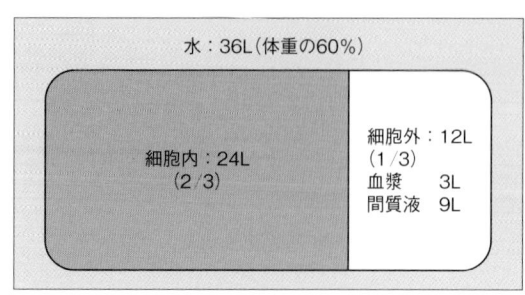

図1　体液の組成（体重が60kgの場合）

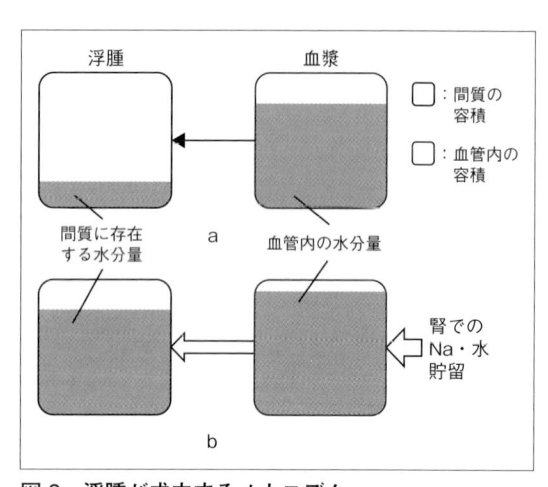

図2　浮腫が成立するメカニズム
血管内から組織間隙への細胞外液の移動（a），腎によるNaおよび水の貯留（b）の2つのステップが必要である．

```
正味の水分移動量
  = LpS（静水圧の差 −膠質浸透圧の差）
  = LpS {（毛細血管静水圧−間質静水圧）−σ（血漿膠質浸透圧−間質膠質浸透圧）}
   Lp：濾過係数，S：有効濾過面積，σ蛋白透過係数
```

図3　Starlingの法則

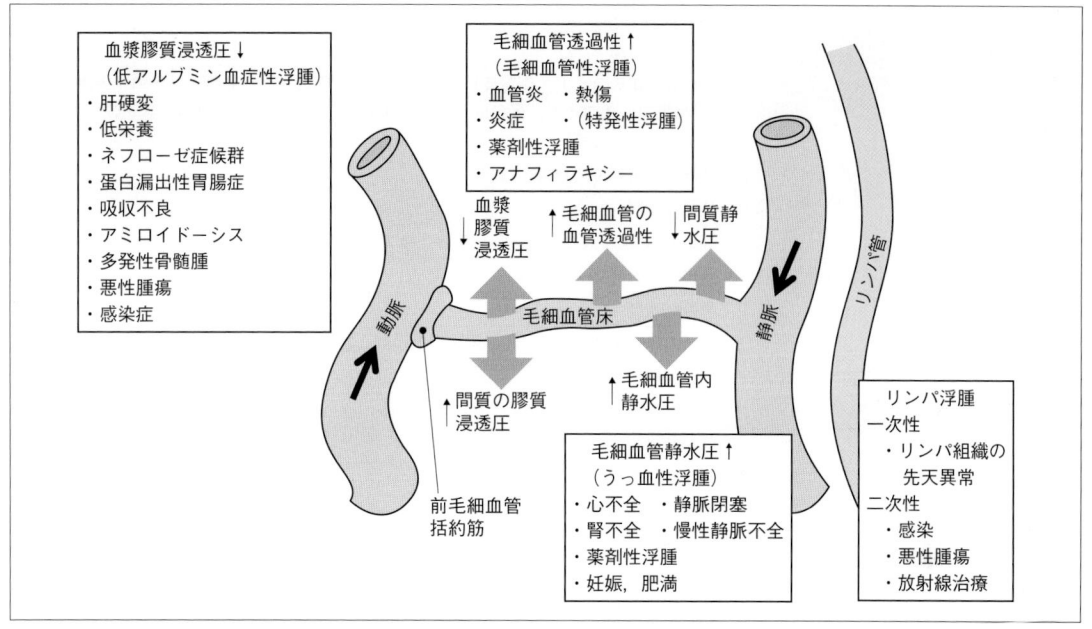

図4　浮腫の形成機序と疾患
(Cho S, et al. Am J Med 2002[2] より)

決定される．これを数式で表現したものがStarlingの法則である（図3）．
　したがって，浮腫がみられるのは，①毛細血管静水圧の上昇，②血漿膠質浸透圧の低下，③毛細血管の血管透過性の亢進，④間質の膠質浸透圧の上昇のいずれか，もしくはこれらの重複が生じるときである（図4）[2]．これらの機序に基づく浮腫の原因疾患を表1に示す．
　さらに，全身性の浮腫の病態が成立するためには（b）の機序，すなわち腎臓の役割も重要である．通常，臨床的に浮腫が自覚された場合，間質に貯留する細胞外液は少なくとも2.5〜3L 増加している．一方で，正常の血漿量は前述のように約3Lであるため，腎によるNaおよび水の貯留が起きなければ，血管内に水分がほとんど存在しないことになってしまう．実際には，有効循環血漿量および組織灌流量の低下に伴い，腎でのNa・水再吸収が増加するため血漿量は保持されることとなる（図5）[3]．このメカニズムには，レニン-アンジオテンシン-アルドステロン（RAA）系の亢進，交感神経の活性化や抗利尿ホルモン（ADH）の分泌などが関与している．腎により貯留したNaおよび水は，一部は血管内にとどまり組織灌流圧の維持に寄与する．一方で，（a）の機序が作動している限り間質への水分移動は持続することになるため，結局は

静水圧▶流体（水や血液など）が静止状態にあるときにかかる圧力のこと．たとえば，血圧測定を立位と臥位で行った場合にみられる測定値の差は，基準点と測定部位の高さの違いであり，静水圧は高さに影響をうける．また，毛細血管内の血液量が多くなっても静水圧は上昇する．毛細血管の静水圧が上昇すると血管から外側（組織）へ水が移動する方向で力がかかる．

膠質浸透圧▶血漿や間質液でみられる浸透圧で，膜を透過しない蛋白質（主にアルブミン）によって生じる．膜の内外で濃度差ができ，ここで水分の移動による圧が発生する．

表1 浮腫の原因

毛細血管静水圧の上昇	A. 腎でのNa貯留に伴う血漿量の増加	1. 心不全
		2. 一次性の腎でのNa貯留（primary renal sodium retention）
		a. ネフローゼ症候群を含む腎疾患
		b. 薬剤（ミノキシジル，ジアゾキシド，NSAIDs，シクロスポリン，チアゾリジンジオン，インスリン）
		c. refeeding edema
		d. 肝硬変早期
		e. 鉱質コルチコイド・副腎皮質ホルモン過剰（Cushing症候群，ステロイドホルモン〈糖質コルチコイド，蛋白同化ステロイド，エストロゲン，プロゲスチン〉，グリチルリチン，甘草）
		3. 妊娠・月経前期の浮腫
		4. 特発性浮腫
		5. diuretic-induced edema/利尿薬中止後のrebound edema
	B. 静脈系の閉塞	1. 肝硬変・肝静脈系の閉塞
		2. 急性肺水腫
		3. 局所の静脈閉塞（上または下大静脈症候群，静脈血栓症，血栓性静脈炎，静脈弁不全）
	C. 動脈系血管抵抗の減弱	1. Ca拮抗薬（？）
		2. 血管拡張薬（ミノキシジル，ヒドララジン，クロニジン，メチルドパ，グアネチジン）
		3. 特発性浮腫（？）
血漿膠質浸透圧の低下（血清アルブミン濃度<1.5〜2.0 g/dL以下の場合）	A. 血清蛋白の喪失	1. ネフローゼ症候群
		2. 蛋白漏出性胃腸症
	B. アルブミン合成の低下	1. 肝硬変
		2. 低栄養・飢餓
		3. 吸収不良症候群
毛細血管の血管透過性の亢進		1. 特発性浮腫（？）
		2. 熱傷
		3. 外傷
		4. 炎症・敗血症
		5. アレルギー反応（血管性浮腫を含む）
		6. 成人性呼吸窮迫症候群
		7. 糖尿病
		8. インターロイキン2治療
		9. 癌性腹水
間質の膠質浸透圧の上昇（またはリンパ系の閉塞）		1. リンパ路閉塞（悪性腫瘍，リンパ節郭清，放射線治療，フィラリア）
		2. 甲状腺機能低下症
		3. 癌性腹水

さらなる浮腫の増悪をもたらす．これが浮腫の発症機序を説明するunderfilling仮説である．したがって，この場合には利尿薬を安易に使用すると，浮腫は軽減するが組織灌流量は低下するということが起こりうる．

ところで，そもそも一義的な異常が腎にある場合，すなわち腎不全状態で糸球体濾過量の低下によるNa排泄障害がある（primary renal sodium retention）などの場合には，血漿量と間質液量は同時に増加している．これが浮腫の発症機序を説明するoverfilling仮説である．この

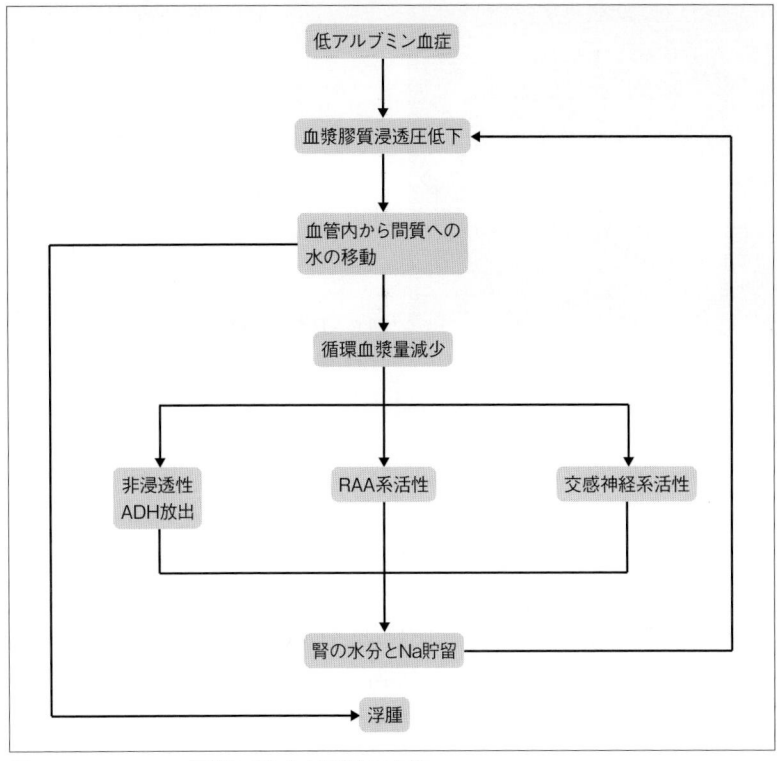

図5　underfilling 仮説に基づく浮腫の病態

機序が作動しているときには，利尿薬による組織灌流量の低下はみられない．

浮腫の診察

　浮腫をきたした患者は，眼瞼や足のむくみや腫れ，靴が履きにくくなった，指輪がきつくなった，体重が急に増えたなどの訴えで来院する．これらの患者を診察するにあたっては，浮腫の発症様式や基礎疾患，服用薬剤などについて問診し，また浮腫の分布や性状を観察することにより，表1にあげられた原因疾患をかなり絞り込むことが可能になる．

　全身性浮腫はネフローゼ症候群，腎不全，心不全あるいは肝硬変などの内科系疾患が原因であることが多い．これらで生じる浮腫は重力の影響を受けるために，臥位では体幹や顔面に，立位では下肢に生じ，体位によって移動するのが特徴である．したがって，患者は「夕方になると足が腫れてくる」といったようにしばしば訴える．

　局所性浮腫では，静脈やリンパ管の閉塞によるものは毛細血管静水圧の上昇が主な機序であり，閉塞部位より遠位側に生じる．また，炎症によるものは血管透過性の亢進が主な機序であり，炎症局所に浮腫が生じる．

　浮腫の性状としては，圧痕性浮腫（pitting edema）か非圧痕性浮腫（non-pitting edema）かを見分ける必要がある．脛骨前面や足背を親指などで5秒間以上圧迫し，指を離した後も圧痕が残っていれば圧痕性浮

浮腫の種類▶
原因による分類：
①全身性浮腫
②局所性浮腫
性状による分類：
①圧痕性浮腫
②非圧痕性浮腫
性状の注意深い観察から，原因疾患を見極めることができる．

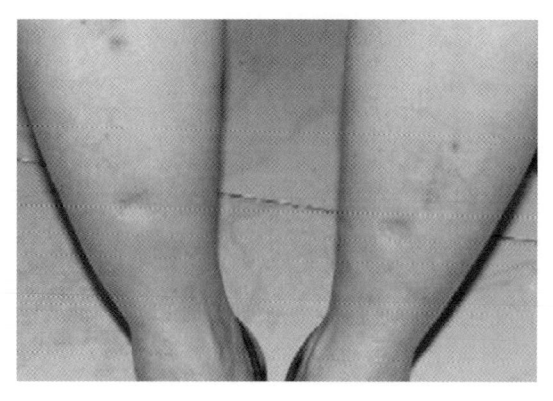

図6 圧痕性浮腫
脛骨前面を圧迫した後，圧痕が残っている．

腫である．典型的な圧痕性浮腫の写真を図6に示す．圧痕性浮腫には回復時間40秒未満のfast pitting edemaと40秒以上のslow pitting edemaがあり，前者は低アルブミン血症により生じる浮腫，後者は血管炎や静脈系疾患，特発性浮腫などでみられる．なお，組織間質は細胞外マトリックスがゲル構造をとり中に水分を蓄えているが，甲状腺機能低下症のように間質のムコ多糖類が増加することによりゲル自体が増加して生じた浮腫は，水の移動が伴っておらず非圧痕性の浮腫となる．

日常診療で遭遇する代表的な浮腫性疾患

ここでは，日常診療で遭遇する代表的な浮腫性疾患である，ネフローゼ症候群，心不全および肝硬変について詳述する．

ネフローゼ症候群

ネフローゼ症候群における浮腫の成立機序には，前述のunderfilling仮説とoverfilling仮説のいずれもが提唱されている．ネフローゼ症候群では尿中へのアルブミン喪失により低アルブミン血症となり，血漿膠質浸透圧が低下する．その結果，Starlingの法則に従い，水分が血管内から間質へ移動することにより循環血漿量が低下する．これにより，RAA系や交感神経系の活性化が惹起され，Na再吸収の促進が浮腫を増悪する．これがunderfilling仮説で説明される浮腫の病態である．

一方，遠位尿細管や集合管におけるNa排泄低下や再吸収の亢進が一次的に生じて，Na貯留により血管内容量が増加した結果，静水圧が高まり浮腫を生じるというのが，overfilling仮説で説明される病態である．かつては，ネフローゼ症候群にみられる浮腫はunderfilling仮説で説明されていたが，低アルブミン血症が徐々に進行する場合には膠質浸透圧勾配はほとんど変化しないことやネフローゼ症候群患者では必ずしもRAA系活性化がみられないことなど，この仮説に反する報告もある．さらに，微小変化型ネフローゼ症候群の患者が寛解する際，血清アルブミン値が上昇する前に浮腫が改善し始めるということをしばしば経験するが，このこともunderfilling仮説では説明しがたい．ネフローゼ症候

群では，心不全のときにみられるような明らかな有効循環血漿量の増加を示すものばかりではないという反論もあるが，糖尿病腎症によるネフローゼなどでは overfilling 仮説を支持する報告が多い．実際には，高度の低アルブミン血症を示す症例のなかに，有効循環血漿量の低下を示し，アルブミン投与により Na 排泄が増加するもの，つまり underfilling 仮説を支持する症例も存在する．浮腫成立の機序は必ずしも1つではなく，症例ごと，また同じ症例でも病期により2つの機序が異なる比率で存在するものと思われる．

心不全

心不全の病態には心収縮能低下によるもの，あるいは心拡張能低下によるものがあるが，いずれにおいても1回拍出量の低下を代償するために，拡張末期容積の増加と拡張末期圧の上昇が生じる．この結果，肺うっ血と静脈圧上昇が起こる．この過程において毛細血管静水圧の上昇がみられ，Starling の法則に表現されている膠質浸透圧との平衡状態が破綻すると，間質へ水が移動し浮腫が生じる．

心拍出量減少により腎血流量および腎灌流圧が低下すると，RAA系が刺激され尿細管での Na 再吸収が亢進する．また，心拍出量の減少は圧受容器を介して交感神経系を刺激し，交感神経系の亢進によっても腎での Na 再吸収が増加する．さらに，RAA 系と交感神経系は互いに刺激し合うため，病態は悪循環に陥っていくことになる．したがって，心不全の病態を改善させるためには，利尿薬による Na 排泄とうっ血の軽減のみならず，RAA 系抑制および交感神経系抑制が重要となる．

肝硬変

肝硬変では門脈圧亢進と全身血管抵抗の低下による末梢動脈，特に腹部内臓動脈の拡張が生じる．その結果，有効循環血漿量は減少し，RAA 系および交感神経系の活性化により尿細管での Na 再吸収が亢進する．この病態が，肝硬変でみられる浮腫や腹水を生じる基盤となる．さらに，肝硬変では腸内細菌増殖や腸管透過性亢進によりバクテリアル・トランスロケーションが起きており，これが腹腔内での炎症性サイトカインの増加をきたし，血管拡張（有効循環血漿量減少），血管透過性亢進を介して病態の悪化を助長する．肝硬変が進行すると，肝合成能の低下から低アルブミン血症をきたし，膠質浸透圧の低下からさらに浮腫および腹水が悪化する．

（谷山佳弘）

◎文献

1) Rose BD, Post T. Edematous states. In : Clinical Physiology of Acid-Base and Electrolyte Disorders, 5th ed. McGraw-Hill : New York ; 2001. pp478-534.
2) Cho S, Atwood JE. Peripheral edema. Am J Med 2002 ; 113 : 580-6.
3) Perico N, Remuzzi G. Mechanisms and consequences of proteinuria. In : Teal MW, et al (eds). Brenner and Rector's The Kidney, 9th ed. Elsevier Saunders : Philadelphia ; 2011. pp.1972-99.

輸液の基本的考え方

▶ POINT
輸液には「質」(種類)と「量」の問題がある.
「質」の問題には,基本製剤2つと汎用製剤3つを覚えて対応する.

輸液には,
・「どんな輸液製剤を使うか」という「質」の問題
・「どのくらいの量を,どのくらいのスピードで使うか」という「量」の問題
がある.

輸液製剤には覚えきれないほどの種類があるが,本当に覚えて使う輸液は5つで何とかなる.少ない種類の輸液製剤の「質」をとらえきちんと使えるようにまずはなりたい.

「量」にはなかなか「正解」がない.たくさんの推定式などが教科書には載っているが,所詮それらは推算式であって,患者の個々の状況すべてに対応できるものではない.大事なのはフィードバックである.投与量をしっかり計算したとしても,投与量は推定に基づくものなので,誤差も積もれば大きな問題になる.患者の状態,データを見て,きめ細やかに再調整していくことが実践的である.

輸液製剤の選択

2＋3の製剤を覚える

輸液製剤の中心となる電解質輸液製剤だけでも50以上ある.これだけの製剤が並んでいると,いったいどれを使えばよいのかわからなくなってしまう.製剤を使い分けるためには,輸液製剤の成分を知っている必要があるが,あなたは,よく使われるソリタ®-T3号輸液の成分(Na 35 mEq/L, K 20 mEq/L, Cl 35 mEq/L, ブドウ糖4.3％)をきちんといえるだろうか？

実は,多くの輸液製剤は,基本的には水とNaClとブドウ糖の混ぜ方が違うだけで,そこにKやアルカリ化剤などが追加されているだけである.アメリカでは,ソリタ®のようなできあいの輸液製剤はなく,基本的には生理食塩水と5％ブドウ糖液を,病態に合わせて,適切な割合で混ぜて主治医が作製している.したがって,自分が自信をもって使える輸液製剤をマスターして使いこなせばよい.具体的には5つ覚えれば,日常的には困らない.絶対にはずせない基本製剤2つと実際に使うことが多い汎用製剤3つである(表1).

以上5つをまず使いこなすことをお勧めする.そのかわり,この5つは各成分の濃度まで覚えてほしい(表2).

輸液の基本製剤は生理食塩水と5％ブドウ糖液

輸液製剤のなかでも基本となるのが,生理食塩水と5％ブドウ糖液である.生理食塩水は,0.9％NaCl液である.つまり,0.9％NaCl液と5％

表1 基本製剤と汎用製剤

基本製剤
・生理食塩水
・5％ブドウ糖液
汎用製剤
・ソリタ®-T1号輸液(1号液)
・ソリタ®-T3号輸液(3号液)
・ラクテック®注(乳酸リンゲル液)

表2 各輸液の成分濃度

	Na⁺ (mEq/L)	K⁺ (mEq/L)	Ca²⁺ (mEq/L)	Cl⁻ (mEq/L)	乳酸 (mEq/L)	ブドウ糖 (%)
生理食塩水	154	0	0	154	0	0
5％ブドウ糖液	0	0	0	0	0	5
1号液（ソリタ®-T1号輸液）	90	0	0	70	20	2.6
3号液（ソリタ®-T3号輸液）	35	20	0	35	20	4.3
乳酸リンゲル液（ラクテック®注）	130	4	3	109	28	0

ブドウ糖液が基本輸液製剤となるのだが，0.9％と5％というのはどのようにして決まったのだろうか．

基本製剤そのものとして，水はダメなのだろうか．蒸留水という輸液製剤があるが，直接，点滴静注してはいけない．もし，蒸留水をそのまま点滴静注したら，蒸留水は浸透圧がゼロであるから，赤血球の中に水が大量に流れ込み，溶血が起こってしまう．

溶血を起こさないために，輸液製剤は基本的に血漿浸透圧に近く調整されている（高浸透圧には比較的強いので，3倍くらいまでの高浸透圧の製剤は存在する）．等浸透圧にするための濃度が，NaCl液なら0.9％，ブドウ糖液なら5％ということである．

さて，等浸透圧とは血漿浸透圧と同じということであるが，血漿浸透圧はいくつだろうか？ 浸透圧を推定する式に，以下の式がある．

$$血漿浸透圧 = 2 \times (Na + K) + (BS/18) + (BUN/2.8)$$

この式でわかるように，血漿浸透圧に最も寄与するのがナトリウム（Na）であるから，血漿浸透圧 ≒ 2Naである．そう考えれば，血漿浸透圧は，だいたい280 mOsm/kgH₂Oちょっとというのが想像できるだろう．実際の血漿浸透圧は，285〜295 mOsm/kgH₂Oである．

生理食塩水

生理食塩水は0.9％ NaCl液である．それでは，生理食塩水には何mEq/LのNaが入っているだろうか？ NaClの分子量は58.5なので，1 gのNaClは「1/58.5 = 0.01709 mol ≒ 17 mmol」となる．「1 gのNaClはNa 17 mEq」というのは，今後，臨床上，是非とも覚えておいてほしい．0.9％ということは，1 Lに9 gのNaClということであり，「9 × 17 = 153 mEq（小数点以下の計算の問題で，実際には154 mEq）」のNaとClが溶けていることになるので，生理食塩水の組成はNa 154 mEq/L，Cl 154 mEq/Lになる．

5％ブドウ糖液

5％ブドウ糖液とは，水1 L中に50 gのブドウ糖（分子量180.16）が存在し，その浸透圧は278 mOsm/kgH₂Oで，ほぼ等浸透圧である．し

▶ POINT
等浸透圧（血漿浸透圧と同じ）となる濃度はNaCl液なら0.9％，ブドウ糖液なら5％である．

▶ POINT
1gのNaClにNa 17mEqが含まれる．
0.9％生理食塩水は，Na 154 mEq/L，Cl 154mEq/Lとなる．

総論
輸液の基本的考え方

▶ POINT
5％ブドウ糖液の輸液製剤は溶血を起こさない水（水分補給）としてとらえる．

たがって，蒸留水と違って，溶血は起こさない．しかし，投与されたブドウ糖は体内で代謝されて水と CO_2 になるため，5％ブドウ糖液を投与することは「水」を投与したことと同じ意味合いになる．輸液製剤としての，5％ブドウ糖液は，溶血を起こさない「水」と考えるのがよい．

輸液はどこにいくのか？

生理食塩水と5％ブドウ糖液はどのように使い分けていけばよいのだろうか？ 2つの輸液製剤の大きな違いは，輸液したものが体のどこに分布するかが違うということである．ここで，体液のコンパートメントを復習しておこう．

▶ POINT
・総体液量＝体重の60％
・細胞内液：細胞外液
　＝2：1＝体重の40％：体重の20％
・細胞外液＝（間質＋血漿）
　間質：血漿＝3：1＝
　体重の15％：体重の5％

総体液量は，体重の60％である．そのうち，細胞内液と細胞外液が2：1に分かれ，それぞれ40％，20％である．また，細胞外液は，間質と血漿の3：1に分かれるので，それぞれ15％と5％となる．

通常，輸液の投与は血管内に行うので，いったんは輸液製剤の全量が血管内に入るが，「血管内→間質→細胞内液」へと広がっていく．血管内と間質を隔てる血管壁は，アルブミンなどの蛋白質は通さないが電解質や尿素は通す．間質と細胞内液を隔てる細胞膜は，脂質二重層で電解質が自由に通過できないが，膜に存在するさまざまなチャネルやトランスポーターを介して，電解質に対しては選択的な透過性を示す．Naの場合，細胞内濃度が高くならないように，Na^+/K^+-ATPase が Na を汲み出しているので，実質的に，Na は細胞内に入れない．一方，尿素は，血管，間質，細胞内と自由に移動することができる（図1）．

▶ POINT
血管内投与した輸液製剤の成分により，どのコンパートメントに輸液がとどまるかを考える．

以上の基礎知識をもとにすると，輸液製剤を投与した後，輸液成分がどのように分布するのかがわかる．アルブミンなどは血管壁を通ることができないので，膠質液1Lを点滴した場合，1Lすべてが血管内に残る．つまり，血管内脱水においては，最も効率よく治療効果を発揮するわけである．ただし，コストなどのことを考えると，実際にアルブミンを使

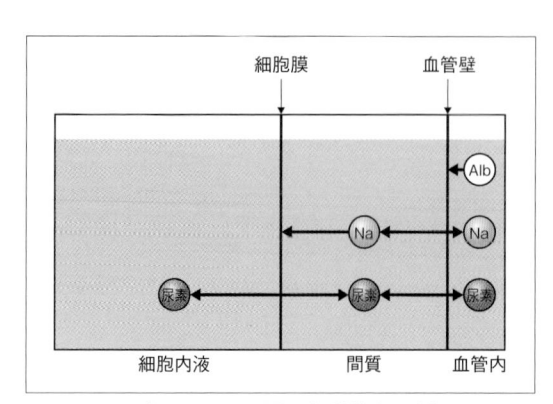

図1　コンパートメント間の物質移動の制限

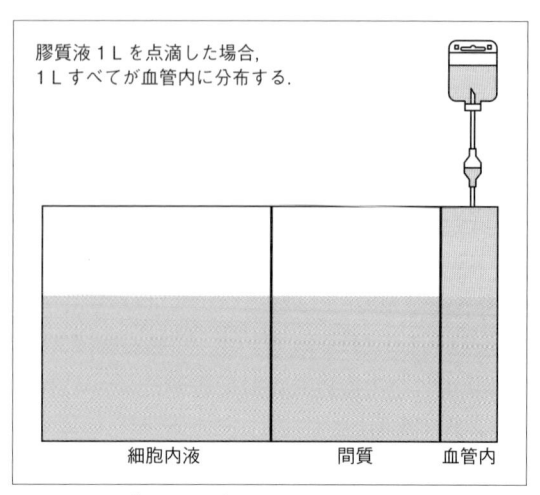

図2　アルブミンなど膠質液の場合

図3 生理食塩水の場合

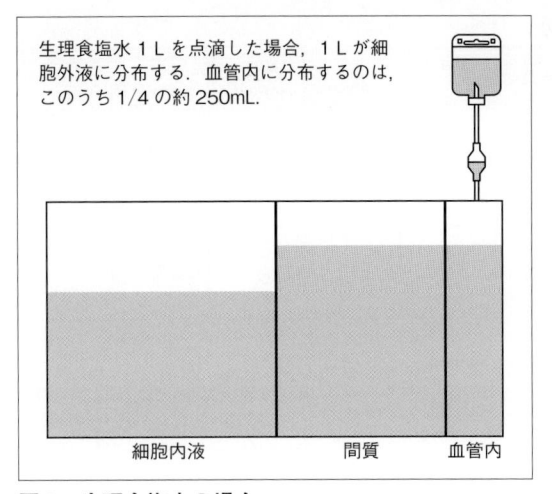

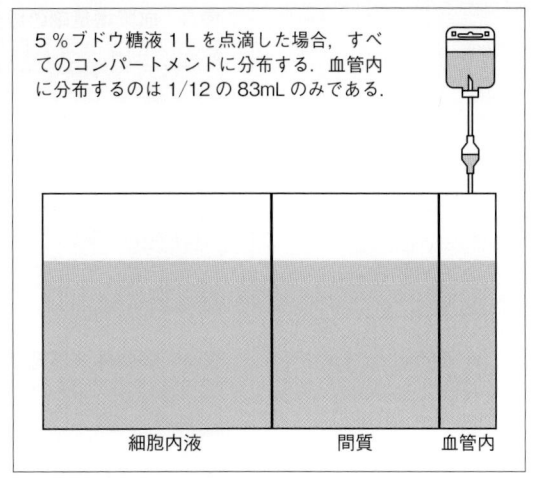

図4 5％ブドウ糖液の場合

 生理食塩水に関しては，血管から間質までは分布できるが，細胞内に入っていくことができないので，生理食塩水1Lを点滴した場合，1Lが細胞外液に分布する．血管内に分布するのは，このうち1/4の約250mLということになる（図3）．

 5％ブドウ糖液の場合，体内に入るとすぐに代謝され「水」として振る舞うので，5％ブドウ糖液1Lを点滴した場合，すべてのコンパートメントに分布する．血管内に分布するのは，1/12の83mLのみになる（図4）．

 このように生理食塩水と5％ブドウ糖液は同じ量を投与しても，血管内に残る量には3倍もの差（生理食塩水は血管内に250mL残るが，ブドウ糖液は83mLしか残らない）がある．したがって，生理食塩水は主に細胞外脱水の治療に向くといえる．一方，5％ブドウ糖液は主に細胞内脱水の治療に向くといえる．

▶ POINT
生理食塩水は細胞外脱水，5％ブドウ糖液は主に細胞内脱水の治療に向く．

輸液製剤の各論

 それぞれの輸液製剤の特徴について説明していく．輸液製剤は以下の4つに分けられる．
・膠質液＝血漿増量剤
・生理食塩水の仲間（細胞外液補充液）
・5％ブドウ糖液
・生理食塩水と5％ブドウ糖液を混ぜたものの仲間

血漿増量剤（表3）

 膠質液は投与すると，すべてが血管内に残るので，血管内のボリュームを増やすには最も効果的である．そのため，血漿増量剤と呼ばれている．血漿増量剤，特に，アルブミンは，生理食塩水に比べると非常に高

▶ POINT
血管内のボリュームを増やすには膠質液（血漿増量剤），血液透析時の血圧維持に有用．

表3 血漿増量剤の成分

成分	製品名	膠質	Na$^+$ (mEq/L)	K$^+$ (mEq/L)	Ca^{2+} (mEq/L)	Cl$^-$ (mEq/L)	乳酸 (mEq/L)
デキストラン40	低分子デキストラン®L注	10％デキストラン40	130	4	3	109	28
HES（ヒドロキシエチルデンプン）	サリンヘス®	6％HES	154			154	

表4 細胞外液補充液の成分

	Na$^+$ (mEq/L)	K$^+$ (mEq/L)	Ca^{2+} (mEq/L)	Cl$^-$ (mEq/L)	その他
血清	142	4	5	103	HCO$_3^-$ 27
生理食塩水	154			154	
リンゲル液	147	4	5	156	
乳酸リンゲル液	130	4	3	109	乳酸 28

価であること，また生理食塩水に比較して，患者の予後を改善する効果は否定されている（特にヒドロキシエチルデンプン〈HES〉は腎機能障害の有害事象が多いと指摘されている）ため，臨床の現場で使われることは少ない．しかし，血液透析の際など特定の場面では，血圧を維持する目的でアルブミンが使われることがある．

細胞外液補充液（表4）

生理食塩水は「生理」と名がつくものの，成分としてはNaとClしか入っていない．より血漿組成に近づけるためにKとCaを配合したものが「リンゲル液」である．「リンゲル液」は日本の臨床現場ではあまり使われていない．「リンゲル液」を多量に投与した場合の希釈性アシドーシスを避けるためにアルカリを配合したのが，「乳酸リンゲル液」である．このように，徐々に血漿組成に近づけるように，製剤が開発されてきたという歴史がある．生理食塩水，リンゲル液，乳酸リンゲル液は，投与後，細胞外液に分布するので細胞外液補充液と呼ばれている．

乳酸リンゲル液には糖を加えた製剤や，アルカリ化剤として，乳酸塩の代わりに酢酸塩や重炭酸塩を用いた製剤など多様なものがあるが，使い分けについてエビデンスがはっきりあるわけではないので，代表的なラクテック®注だけ覚えればよいだろう．また，乳酸リンゲル液に，ブドウ糖などの糖を加えたものが，糖加乳酸リンゲル液である（表5）．

生理食塩水と乳酸リンゲル液の使い分けであるが，現実問題としては，大きな差はないと考えられている．ただし，乳酸リンゲル液はKが入っていることが問題となることがある．また，短時間に大量の生理食塩水を投与すると，希釈性の高クロル性アシドーシスをきたす（大量の

■細胞外液補充液
・生理食塩水
・リンゲル
・乳酸リンゲル（糖加乳酸リンゲル）
・酢酸リンゲル
・重炭酸リンゲル

使い分けに大差はないが，乳酸リンゲル液に含まれるKには注意すべき場合や，大量輸液の際には乳酸リンゲル液の選択がよい場合があることを記憶する．

表5 乳酸リンゲル液の成分

成分	製品名	Na$^+$ (mEq/L)	K$^+$ (mEq/L)	Ca^{2+} (mEq/L)	Cl$^-$ (mEq/L)	アルカリ (mEq/L)	糖
乳酸リンゲル液	ラクテック®注	130	4	3	109	乳酸 28	
	ソルアセト®F輸液	131	4	3	109	酢酸 28	
	ビカーボン®輸液	135	4	3	113	重炭酸 25	
糖加乳酸リンゲル液	ラクテック®G輸液	130	4	3	109	乳酸 28	ソルビトール 5%
	ソルアセト®D輸液	131	4	3	109	酢酸 28	ブドウ糖 5%
	フィジオ®140輸液	140	4	3	115	酢酸 25	ブドウ糖 1%

ビカーボン®輸液はMg^{2+} 1 mEq/L, クエン酸5 mEq/Lを含む.
フィジオ®140輸液はMg^{2+} 2 mEq/L, グルコン酸3 mEq/L, クエン酸6 mEq/Lを含む.

表6 1号液〜4号液の成分

分類	製品名	Na$^+$ (mEq/L)	K$^+$ (mEq/L)	Cl$^-$ (mEq/L)	乳酸 (mEq/L)	ブドウ糖 (%)	その他
1号液	ソリタ®-T1, ソルデム®1	90		70	20	2.6%	
2号液	ソリタ®-T2	84	20	66	20	3.2%	P 10 mmol/L
3号液	ソリタ®-T3, ソルデム®3A	35	20	35	20	4.3%	
4号液	ソリタ®-T4	30		20	10	4.3%	

重炭酸を含まない生理食塩水のために血中の重炭酸濃度が低下する)ことがあるので,ショックなどで大量の輸液が必要な場合は,乳酸リンゲル液がよいとされている.

1号液〜4号液(表6)

1号液は開始液,2号液は脱水補給液,3号液は維持液,4号液は術後回復液という名前がついている.

もともと,ソリタ方式は東京大学医学部の小児科で生まれた輸液技術である.本来のソリタ方式では,まず脱水患者に1号液を尿量が30 mL/時以上になるまで継続する.その後,尿量が30 mL/時以上になった場合には,低張性脱水ならば2号液,高張性脱水ならば3号液に変更する.しかし,このソリタ方式は,現在必ずしも正しいわけではない.現状に即したものとしては,
・1号液は開始液として使うことがある.
・3号液は維持輸液としてよく使われる.
・2号液と4号液は使わない.
と考えてほしい.特に,4号液は術後回復液としては適していないので,注意が必要である.

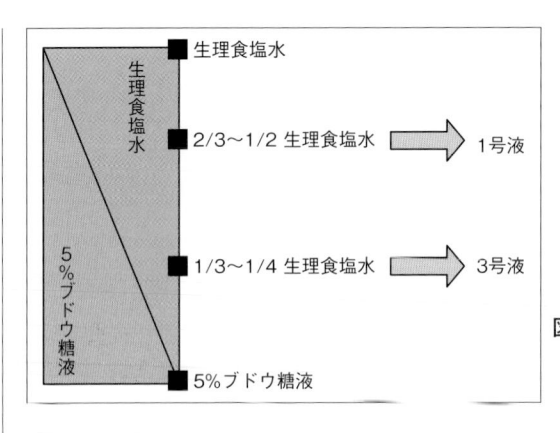

図5 1号液・3号液と生理食塩水・ブドウ糖液の混ぜ方

1号液と3号液であるが，これは，生理食塩水と5％ブドウ糖液の混ぜ方の違いと考えるとわかりやすい（図5）．

3号液はなぜ維持液と呼ばれるのか

筆者が学生のときに，外科系の病棟実習で「維持輸液は3号液4本」と教わった．その当時，なぜそうなるのか，自分でいろいろ調べた記憶がある．3号液の成り立ちを考えるにあたって，維持輸液について考えてみよう．

水の維持量

人間の体を維持するのに必要な水の量を考えてみよう．健康な人の1日の水のIn-Outは表7のようになる．

健康な人の場合，飲水量に対して，腎臓がかなりの幅で対応できる．仮に，飲水1,500 mL，食事中の水分1,000 mLの場合を考えてみる．Inとして忘れてはいけないものとして，人間の体では代謝の反応が起こる際に，代謝水200 mL程度（成人で5 mL/kg/日）が生成される．一方，Outとしては，汗300 mLのほかに不感蒸泄があって，これは皮膚での蒸発や呼気中への水分の蒸発分である．成人だと約900 mL（15 mL/kg/日で，体温1℃上昇ごとに15％増加）となる．便中の水分を100 mLとするとInとOutが釣り合うように尿量が決まるので，この場合1,400 mLとなる．

さて，禁飲食で，平熱で汗がないと考えるとどうなるだろうか．Inとしては，飲水と食事中の水分が0になるが，代謝水は残る．Outに関しては，便と汗はなくなっても，不感蒸泄は残る．また，尿は禁飲食であればゼロとしたいところであるが，人間の体から出る老廃物を排泄するのに最低500 mLの尿量が必要である．特に，病気の人の場合や高齢者では尿濃縮力障害がある場合もあり，1,000～1,500 mL程度の尿量を見込むのが無難である（表8）．ということで，InとOutを合わせるために，1日に1,700～2,200 mLの水分を輸液として補充しないと脱水になっていく．したがって，約2,000 mLが水の1日維持量として必要なことがわかると思う．

表7 健康な人の水のIn-Out

In	
飲水	1,500 mL
食事中の水分	1,000 mL
代謝水	200 mL
Out	
尿	1,400 mL
便	100 mL
汗	300 mL
不感蒸泄	900 mL

表8 禁飲食中の水のIn-Out

In	
飲水	0
食事中の水分	0
代謝水	200 mL
輸液	?
Out	
尿	最低500 mL．できれば，1,000～1,500 mL
便	0
汗	0
不感蒸泄	900 mL

Na の維持量

それでは，この 2,000 mL をすべて生理食塩水で投与するとどうなるか？ 生理食塩水 500 mL のボトルには 4.5 g の食塩が含まれているので，4 本ではなんと 18 g になってしまう．日本人の 1 日の NaCl 摂取量は 10 g であり，高血圧学会の治療指針で高血圧患者に推奨されているのは 1 日 6g なので，さすがに多すぎる．4 本のうち，せいぜい 1 本を生理食塩水，残りの 3 本を 5％ブドウ糖液にするのが無難だろう．つまり，Na の維持量としては，生理食塩水 500 mL 1 本（Na 75 mEq）が 1 日量として無難な量であるといえる．

K の維持量

一方，K も，投与しないと K 欠乏となる．K.C.L. 注射液 1 アンプル（K 40 mEq）が 1 日維持量として無難な量である．

無難な維持輸液

維持輸液として無難な量をまとめると，以下のようになる．

水分 2,000 mL，そのうち 1 本（＝500 mL）を生理食塩水とし，3 本（＝1,500 mL）を 5％ブドウ糖液とする．そこに，K.C.L. 注射液 1 アンプル（＝40 mEq）を入れる．

この無難な維持液としてつくった輸液の組成を見ると，表 9 のようになり，ソリタ®-T3 号輸液の組成と，ぴったり一致する．

つまり「生理食塩水 1 本＋5％ブドウ糖液 3 本＋K.C.L.1 アンプル」のかわりに，3 号液を 1 日 2 L（500 mL×4 本）輸液すると，無難な輸液ができるということになる．

表 9 無難な維持輸液の例

輸液量	Na	K	ブドウ糖
2,000	75 mEq （37.5 mEq/L）	40 mEq （20 mEq/L）	3.75 ％
	Na	K	ブドウ糖
ソリタ®-T3	35 mEq/L	20 mEq/L	4.3 ％

表 10 3 号液のバリエーション

分類	製品名	Na$^+$ (mEq/L)	K$^+$ (mEq/L)	Ca^{2+} (mEq/L)	Cl$^-$ (mEq/L)	アルカリ (mEq/L)	ブドウ糖(%)	その他
3 号液	ソルデム® 3A 輸液	35	20		35	乳酸 20	4.3	
	ソルデム® 3AG 輸液	35	20		35	乳酸 20	7.5	
	ヴィーン® 3G 注	45	17		37	酢酸 20	5	Mg^{2+} 5 H$_2$PO$_4$ 10 mmol/L
	フィジオ® 35 輸液	35	20	5	28	酢酸 20	10	Mg^{2+} 3, グルコン酸 5, リン 10 mmol/L

> 3号液はアメリカにはない▶アメリカはカフェテリア方式で，自分で何でも混ぜて輸液オーダーを考える．一方，日本人は定食が好きなので，あらかじめできあがったものを3号液として製剤化したと考えるとよい．ただし，定食と違って，輸液は水にしか見えないので，定食の中身と意義をわかっていない人が使うと，さまざまな問題を起こしてしまうのである．

3号液には，乳酸のかわりに酢酸を使ったもの，ブドウ糖液を増加させたものなどのバリエーションがある（表10）．

まとめると，「維持輸液は3号液4本」（もちろん，3本でも5本でも，体の調整能力が問題なければ大丈夫である．実際には，3号液3本にしていることも多いと思われる）と覚えておけば便利である．

1号液と4号液の使い方

1号液もたまに使うことがあるので，これも覚えておこう．ソリタ®-T1号輸液はNa 90 mEq/L，Cl 70 mEq/L，乳酸 20 mEq/L，ブドウ糖 26g/Lなので，2/3生理食塩水のようなイメージである．KN1号輸液はNa 77 mEq/L，Cl 77 mEq/L，ブドウ糖 25 g/Lなので，1/2生理食塩水である．KN1号輸液は海外の文献によく出てくる「half saline」と同じように使える．1号液はKが含まれていないこともあり，心機能や腎機能がまだ不明であるときの初期輸液に適している．ラクテック®注にはKが入っており，生理食塩水だとNaが多すぎるかもしれないという判断である．

4号液はめったに使わないが成分はNa 30 mEq/L，Cl 20 mEq/L，乳酸 10 mEq/L，ブドウ糖4.3 %であり，3号液をさらに低張にして，Kフリーとした製剤である．Kフリーの3号液のような形で使うことがある．ただし，4号液の「術後回復液」という言葉にだまされて術後に使っていると，術後は抗利尿ホルモン（ADH）作用が亢進していて，低ナトリウム血症をきたしやすいので痛い目に合う．注意が必要である．

輸液製剤のマインドマップ

冒頭でも解説したが，覚える輸液製剤は基本製剤2つ
・生理食塩水
・5％ブドウ糖液

と，汎用製剤3つ
・ソリタ®-T1号輸液（1号液）
・ソリタ®-T3号輸液（3号液）
・ラクテック®注（乳酸リンゲル液）

である．

この2＋3を覚えておけば，他の製剤はすべてそれらを少しだけ応用したものであるということがわかり，マインドマップのように考えることができる（図6）．

たとえば，乳酸リンゲル液のラクテック®注はアルカリ化剤として乳酸を使っているが，乳酸の代わりに重炭酸を使っているものがビカーボン®輸液であるし，乳酸の代わりに酢酸を使っているのがソルアセト®F輸液である．アルカリ化剤として，乳酸と重炭酸と酢酸のどれがよいかを使い分ける必要はない（というか，明確なエビデンスがない）ので，とりあえず基本になる乳酸リンゲル液としてラクテック®を覚えてお

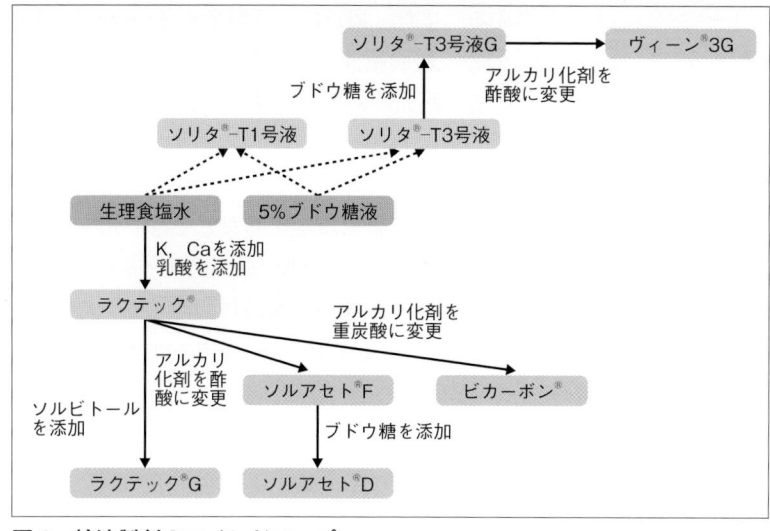

図6　輸液製剤のマインドマップ

けばよい．でも，ほかの人が使っているビカーボン®輸液やソルアセト®F輸液の意味も理解はできる．それで十分である．

また，ソリタ®-T3号輸液はブドウ糖が4.3％入っている．ブドウ糖濃度を7.5％まで上げたものが，ソリタ®-T3号G輸液である．ソリタ®-T3号G輸液はアルカリ化剤に乳酸を使っている．それを酢酸に変更したものがヴィーン®3G注である．

輸液の量とスピードの考え方

補充輸液

補充輸液というのは，体液バランスが崩れている患者に対して，不足している水や電解質を補充し，体液バランスを正常化させるための輸液のことである．ショック状態にある患者に対して有効循環血漿量を確保し，循環を維持し組織灌流を回復する目的で投与する初期輸液も含む．

維持輸液

維持輸液というのは，手術や疾患によって，飲水ができないような患者に対し，現在の体液バランスをそのままの状態で維持するために必要な輸液のことである．維持輸液の基本は，ドレーンなどからの体液の喪失などがなければ，3号液3～4本が基本である．しかし，手術などさまざまなストレスによりADH過剰状態になっており，むやみに3号液のような低張液を続けると，低ナトリウム血症を引き起こすことに注意が必要である．尿中NaおよびK濃度が半等張（75 mEq/L）以上であれば，ADHが亢進している可能性が高いといえる．このような状態では，低張液の輸液は避け，少量の等張液で維持する．

そして大切なことは，むやみに輸液を行わず，常に輸液を止められないか考えることである．そして，1週間以上末梢輸液が続くなら，高カ

▶ POINT

補充輸液：体液バランスの正常化，有効循環血漿量の確保のために行う．

維持輸液：飲水ができない患者に対し，体液バランスを維持するために行う．

表11 水のバランスシートの評価項目

- 体重
- 自覚症状（口渇感）
- バイタルサイン（血圧，脈拍，尿量）
- 中心静脈圧
- 身体所見（皮膚，口腔粘膜の乾燥，皮膚のツルゴール，毛細血管再充満時間）
- BUN/クレアチニン比，血清アルブミン，ヘマトクリット
- 尿浸透圧，尿比重
- FE_{Na}，FE_{UN}，尿Cl濃度

ロリー輸液への変更を考える．また，最近は，経腸栄養をかなり早期から使うようになっているので，経腸輸液のことも考える．少なくとも，漫然と低張液の輸液を続けて，医原性の低ナトリウム血症をつくらないようにする．

水のバランスシート

　バランスシートをつけることは，特に重症患者などでは有用であり，研修医にはつける習慣を身につけてほしいと思う．しかし，バランスシートは所詮，推定値の寄せ集めでしかない．輸液が間違っていないか，表11のような項目を常に評価してフィードバックする必要がある．

（門川俊明）

利尿薬使用における基本

利尿薬は腎臓の尿細管における水・電解質再吸収を抑制することで尿量・尿中 Na 排泄を増加させる薬剤である．その作用機序から，主として心・腎・肝疾患などに伴う浮腫やうっ血または高血圧に対して用いられるが，作用部位により適応などに違いがありサイアザイド系利尿薬，ループ利尿薬，K 保持性利尿薬に大別される．

サイアザイド系利尿薬は主に高血圧治療に用いられるが，少量を上手く使うことがポイントである．ループ利尿薬は主に浮腫やうっ血の改善目的に使用されるが，作用時間などを考慮して選択する必要がある．K 保持性利尿薬はサイアザイド系利尿薬やループ利尿薬の補助的な目的で使用されることが多かったが，近年では臓器保護効果を期待してアルドステロン拮抗薬を使用する頻度が増加している．

本項ではこれらの利尿薬使用の基本について概説する．炭酸脱水素酵素阻害薬，浸透圧利尿薬については本書の意図と異なるため割愛するが，ナトリウム利尿ペプチド製剤（カルペリチド）やトルバプタンについては他項を参照いただきたい．

> 主な利尿薬▶
> サイアザイド系利尿薬：主に高血圧治療．少量を上手く使う．
> ループ利尿薬：浮腫・うっ血の改善．
> K 保持性利尿薬：抗アルドステロン薬．臓器保護効果に期待．

サイアザイド系利尿薬

作用機序と使用上のポイント

①作用機序

遠位尿細管の Na^+-Cl^- 共輸送体を阻害することで Na の再吸収を減少させる（図1）．サイアザイド系利尿薬は，サイアザイド骨格の有無によりサイアザイド利尿薬とサイアザイド類似利尿薬に分類されるが，作用に関しては同等である．投与初期には Na 利尿による循環血液量の減少により血圧が低下するが，投与を続けると1週間前後（3〜9日間）で Na 摂取量と排泄量は平衡となる．しかしながら，この時期には末梢血管抵抗が減少して降圧が持続する[1]．末梢血管抵抗を低下させる機序は不明であるが，Rho-Rho kinase 系の抑制が関与する可能性が報告されている[2]．

②少量使用による効果

利尿薬のなかでは最も降圧作用が強く，わが国を含めた多くの国の高血圧治療ガイドラインで第一選択薬に位置づけられているが，代謝系への影響などから敬遠される傾向にあった．しかしながら，近年，少量（1/4〜半錠）を使用することにより降圧効果の大きな減弱を伴わずに代謝系への悪影響を著減できることが明らかとなってきた（図2）[3]．したがって，高齢者，低レニン性高血圧，慢性腎臓病，糖尿病，インスリン

> サイアザイド系利尿薬▶遠位尿細管の Na^+-Cl^- 共輸送体に作用し，Na 再吸収を阻害．Na 利尿での循環血漿量低下による血圧低下．その後，末梢血管抵抗低下による降圧の持続．
> 利尿薬のなかでは最も降圧作用が強いが代謝系への影響の懸念があった．近年，少量（1/4〜半錠）の使用により有用性が確認された．

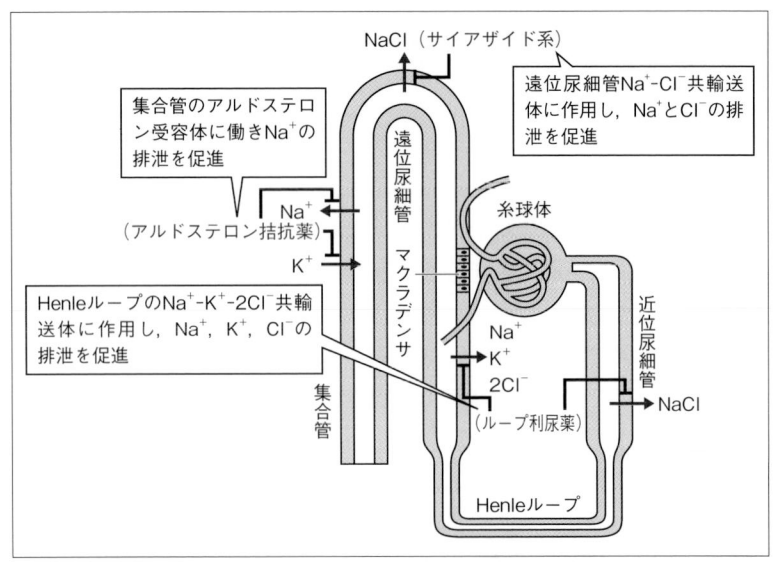

図1 降圧利尿薬の作用部位

	Na再吸収率	再吸収機序	制御因子
近位尿細管	60％以上	Na⁺/H⁺交換輸送など	Ang II, GFR
Henleループ	25～30％	Na⁺-K⁺-2Cl⁻共輸送	流量依存性
遠位尿細管	5～8％	Na⁺-Cl⁻共輸送	流量依存性
集合尿細管	2～3％	Na⁺チャネル	アルドステロン, ANP

Ang II：アンジオテンシン II, ANP：心房性ナトリウム利尿ペプチド

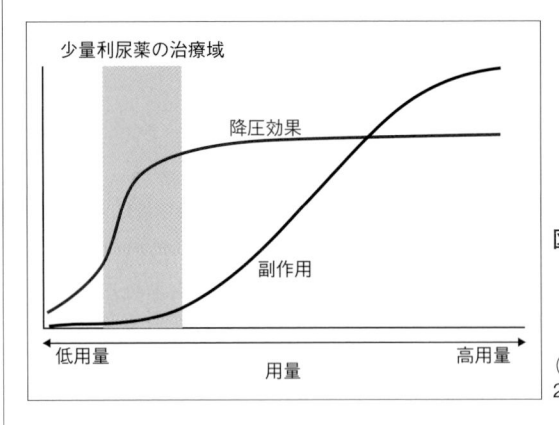

図2 少量サイアザイド系利尿薬の有用性－用量別にみた効果と副作用発現頻度
(上原誉志夫. Ther Res 2008 [3] を参考に作図)

抵抗性など食塩感受性が亢進した病態では少量で有効なことが多く，安全に使用できる．

また，利尿薬以外の降圧薬で血圧を低下させると腎灌流圧の低下により（圧利尿の関係から Na 排泄が低下して）塩分貯留傾向となり，十分な降圧が得られないことがある．このような場合に少量の利尿薬が追加されれば併用薬の降圧効果が増強されることになるので，少量利尿薬は併用薬としても優れている．実際，「高血圧治療ガイドライン2009（JSH 2009）」では「降圧目標を達成するには，多くの場合2，3剤の併用が必要となる．その際，少量利尿薬を積極的に併用すべきである」と記載さ

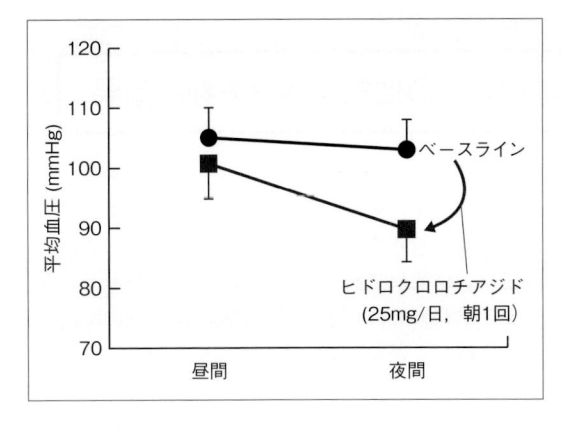

図3 サイアザイド系利尿薬による血圧日内リズム改善効果－non-dipper を dipper へ
(Uzu T, et al. Circulation 1999[4]より)

れている．難治性高血圧症例においては Ca 拮抗薬，アンジオテンシンⅡ受容体拮抗薬（ARB），β 遮断薬など多剤併用されている症例が少なくないが，このような症例には食塩感受性高血圧が多く，少量の利尿薬を追加投与するか少量利尿薬を含む配合剤に変更することで降圧薬の服用数を大幅に減少できることも少なくない．

③日内リズムへの影響

前述のように，サイアザイド系利尿薬の適応としては，容量依存性高血圧，特に食塩感受性が亢進している高血圧では良い適応であるが，ただ血圧値を下げるだけでなく夜間降圧を認めない non-dipper 型高血圧を dipper 型に変えるという日内リズム改善効果も期待される（図3）[4]．すなわち，高齢者や慢性腎臓病患者では（腎臓の濃縮機能が低下して食塩感受性が亢進し）腎臓の塩分排泄能が低下するにつれて，日中だけでなく夜間にも多くの塩分を排泄する必要が生じ，その結果，圧利尿の関係から夜間血圧が上昇しやすくなる（食塩感受性夜間高血圧）．したがって，食塩感受性高血圧患者の夜間高血圧を改善させるには日中の間に「塩」を体外に排泄させることが重要であり，その点でサイアザイド系利尿薬の使用が最も有用である．

④ Ca^{2+} 再吸収の促進

その他の作用として，（後述のループ利尿薬とは逆に）Ca^{2+} の再吸収を促進する．サイアザイド系利尿薬により遠位尿細管管腔側の Na^+-Cl^- 共輸送体が阻害されると，細胞内 Na^+ 濃度が低下する．これが引き金となって基底膜側の $3Na^+/Ca^{2+}$ 交換輸送体（を介する細胞内への Na^+ 輸送）が亢進して Ca^{2+} 再吸収が増加する．したがって，骨粗鬆症の予防に働く可能性があり，骨粗鬆症を合併する高齢の高血圧患者に推奨されることもあるが，ビタミン D や Ca 製剤の投与をすでに受けている場合には高カルシウム血症を誘発する危険があるので，注意が必要である．

⑤副作用と禁忌

副作用としては低カリウム血症やそれにより惹起されるインスリン抵抗性に伴う耐糖能障害，脂質代謝異常，さらには高尿酸血症などがある

Column 少量サイアザイド系利尿薬の優れた心血管イベント抑制効果

　血圧の日内変動も改善し，24時間にわたる厳格な血圧管理に有用であることから，少量サイアザイド系利尿薬の「優れた心血管イベント抑制効果」が数多く報告されている．1991年に発表されたSHEP（Systolic Hypertension in the Elderly Program）では，高齢者収縮期高血圧患者にクロルタリドン12.5〜25 mg/日を投与したところ血圧が有意に低下するとともに脳血管疾患（36％），非致死性心筋梗塞（33％），心不全（54％）のいずれもが減少し，少量のサイアザイド系利尿薬が血圧を低下させて脳心血管疾患の発症を抑制することが証明された[5]．心血管疾患抑制効果を用量別に検討した大規模臨床試験のメタ解析では，少量で脳血管疾患と冠動脈疾患の両者を抑制するが高用量では脳血管疾患は抑制するものの（副作用による悪影響が強く生じて）冠動脈疾患は抑制できないことが明らかにされている[6]．また，Psatyら[7]は前向き大規模臨床試験42報をメタ解析し，脳卒中，冠動脈疾患，うっ血性心不全，心血管疾患，心血管疾患死に関して少量サイアザイド系利尿薬（クロルタリドン，ヒドロクロロチアジド）とプラセボ，β遮断薬，アンジオテンシン変換酵素（ACE）阻害薬，Ca拮抗薬，ARB，α遮断薬とを比較した．その結果，うっ血性心不全の発症に関してはACE阻害薬，Ca拮抗薬，α遮断薬よりも相対リスクが有意に低く，脳卒中の発症に関してもACE阻害薬より低く，心血管疾患全体でもARB以外のすべての降圧薬より低率であった．このように少量サイアザイド系利尿薬の心血管疾患抑制効果は他の降圧薬に比較して際立っているといっても過言ではない．

　また，近年多くの大規模臨床研究によりレニン－アンジオテンシン系（RAS）阻害薬の臓器保護効果（心血管イベント抑止効果）が明らかにされつつあるが，そのほとんどで少量のサイアザイド系利尿薬が併用されていることも念頭におく必要がある．実際，RAS阻害薬の臓器保護効果は少量のサイアザイド系利尿薬が併用されてこそ期待できる場合もある．たとえば，日本を含む全世界で行われたPROGRESS（Perindopril Protection Against Recurrent Stroke Study）ではACE阻害薬ペリンドプリル単独では脳卒中発症率が有意に減少しなかったものの，インダパミドを併用すると脳卒中発症率が有意かつ著明に減少することが明らかにされた（−5％ vs −43％）[8]．このようにRAS阻害薬の降圧作用と心血管イベント抑止効果を増強することから，少量サイアザイド系利尿薬とRAS阻害薬との合剤が開発され臨床使用されている．

▶ POINT
利尿薬による降圧をしているといえども減塩しなければ重症の低カリウム血症が生じるため，減塩は必要である．

が，上述のように少量投与により著減する．遠位尿細管で$NaCl$の再吸収が抑制されるため，下流の集合管に到達するNa^+が増加して，この部位でのNa^+再吸収が増加する結果，尿細管腔が陰性に荷電する．この陰性荷電が原動力となってK^+が排泄されて低カリウム血症が引き起こされることになる．特に，食塩摂取量が多いほど集合管に到達するNa^+が増加して再吸収が亢進し，結果的にK^+の排泄が亢進して低カリウム血症が重症化する．したがって，利尿薬を投与したからといって減塩を緩めると重症の低カリウム血症が生じうるので，利尿薬を投与する際にはいっそうの減塩徹底が必要である．つまり，体液量管理の基本はあくまでも減塩であり，それをできる限り少量の利尿薬で補助するのである．

　また，サイアザイド系利尿薬は近位尿細管での尿酸の再吸収亢進，遠位尿細管での尿酸分泌抑制を介して高尿酸血症を惹起するが，これも少

量投与により最小限にとどめられる．ただし，痛風の既往を有する患者には禁忌である．また，腎機能が低下した症例（糸球体濾過量〈GFR〉30 mL/分/1.73 m² 未満または血清クレアチニン 2.0 mg/dL 以上）では効果が期待できないばかりでなく，腎血流量や GFR を低下させる可能性があるので原則使用しない．

> サイアザイド系利尿薬の禁忌▶痛風．

Topics：DIME study

最近，少量サイアザイド系利尿薬の安全性に関する大規模臨床試験DIME（Diuretics In the Management of Essential Hypertension）studyの結果が発表された（日本高血圧学会共催）．本試験では糖尿病の新規発症を主要評価項目とし，少量（トリクロルメチアジドでは 1 mg/日以下，ヒドロクロロチアジドでは 12.5 mg/日以下，インダパミドでは 1 mg/日以下）のサイアザイド系利尿薬が糖尿病のリスクを実際に増大させるか否かを検討した．結果として，糖尿病の新規発症は増えず，「少量を厳守して適切に使用すればサイアザイド系利尿薬は日本人高血圧患者の糖尿病リスクを増大させない」ことが判明した．この結果を受けて今後，利尿薬の使用頻度が増え，安価に血圧がコントロールできるようになると期待される．

ループ利尿薬

作用機序と使用上のポイント

①作用機序

腸管からの吸収または静脈内投与により血液中に入ったループ利尿薬の大部分は蛋白（主にアルブミン）と結合するため，糸球体から濾過されて尿細管へ到達するのはわずかである．実際には，腎臓内に流入した血中のループ利尿薬が近位尿細管 S2 で蛋白から外れて尿細管腔に分泌され，Henle ループの太い上行脚（thick ascending limb；TAL）の Na^+-K^+-$2Cl^-$ 共輸送体を阻害する．

ループ利尿薬が蛋白と結合して血中に存在することは，臨床的に重要な意味をもつ．すなわち，蛋白と結合することにより組織間質液に移行することなく循環血中にとどまることになり投与されたループ利尿薬のほとんどが腎臓に到達してから蛋白から外れて尿細管腔に分泌されることになる．したがって，肝硬変やネフローゼ症候群などのように血清アルブミン濃度が低下している病態では，アルブミンに結合できないループ利尿薬が腎臓に到達する前に間質液に分泌されてしまうため作用が低下する．

また，尿細管腔に分泌される際には（蛋白から外れた後に）近位尿細管間質側にある有機アニオントランスポーター（OAT）により近位尿細管細胞内に輸送され，尿細管腔の陰イオン物質との交換輸送またはトランスポーターによって尿細管腔に分泌される．したがって，この過程に影響する因子によってループ利尿薬の効果は減弱する．具体的には，

> ループ利尿薬▶血中では蛋白と結合し，糸球体で濾過される．近位尿細管で蛋白が外れ，共輸送体に作用し，Na^+，K^+，Cl^- の再吸収を阻害する．
> 高血圧症に対するループ利尿薬で十分な水・Na 利尿，降圧を得るには頻回投与が必要となる．高用量の長期間投与やアミノグリコシドとの併用で聴力障害の危険が大きい．

プロベネシドや他の有機アニオンはOATでループ利尿薬と競合して近位尿細管細胞内への輸送を障害し，アシドーシスが存在すると尿細管細胞の膜電位が脱分極し陰性荷電をもつ利尿薬が尿細管腔へ分泌されにくくなる．

さらに，ループ利尿薬の効果を減弱させる因子として尿蛋白も重要である．尿蛋白が存在すると，近位尿細管から分泌されたループ利尿薬が尿細管腔で再度蛋白と結合してしまい，効果が発揮されなくなる．したがって，蛋白尿陽性患者でループ利尿薬の効果を十分発揮させるには低蛋白食またはACE阻害薬やARBを投与して尿蛋白を減少させることが必要となる．

ループ利尿薬はCa^{2+}とMg^{2+}の排泄を促進する．TALのNa^+-K^+-$2Cl^-$共輸送体ではNa^+とK^+がそれぞれ1つとCl^-が2つ同時に再吸収され電気的に中性が保たれるが，再吸収されたK^+がK^+チャネルを介して尿細管腔に分泌されるため尿細管腔が陽性に荷電することになる．この陽性荷電が原動力となり，Ca^{2+}とMg^{2+}が細胞間隙を通って再吸収される．

▶ POINT
ループ利尿薬でNa^+-K^+-$2Cl^-$共輸送体を阻害するとCa^{2+}とMg^{2+}の再吸収が抑制され，低カルシウム血症や低マグネシウム血症が生じうる．逆に，このような機序を生かしてフロセミドは高カルシウム血症の治療に用いられる．

②うっ血・浮腫性疾患への第一選択薬

TALのNa^+-K^+-$2Cl^-$共輸送体は多くのNa（糸球体から濾過されたNaの約30％）を再吸収するため（図1参照），この共輸送体を阻害するループ利尿薬の利尿効果は強力である．したがって，うっ血性疾患や浮腫性疾患の第一選択薬であり，うっ血性心不全やネフローゼ症候群，慢性腎不全などの腎疾患や腹水を伴う肝硬変などが良い適応となる．一方，サイアザイド系利尿薬と異なり，降圧効果は弱く高血圧症に対して第一選択とはならないが，腎血流量やGFRを低下させないので腎機能が低下した（GFR 30 mL/分/1.73m^2未満または血清クレアチニン2.0 mg/dL以上）高血圧患者には用いられる．ただし，ループ利尿薬のなかでフロセミドは半減期がきわめて短いので24時間にわたる降圧を得るには頻回の投与が必要となる．実際，JSH 2009でも「フロセミドは作用時間が短いため，十分な水・Na利尿や降圧を得るためには，1日2回（または3回）の投与が必要であり，より作用時間の長いループ利尿薬（トラセミドなど）を利用することも考慮する」と記載されている．ただし，トラセミドやアゾセミドなど作用時間の長いループ利尿薬は高血圧症の適応が得られていないので使用にあたっては注意が必要である．

③副作用

副作用はサイアザイド系利尿薬に類似するが，脱水に基づく血液濃縮をきたす頻度はサイアザイド系利尿薬よりも高い．また，高用量の長期間投与やアミノグリコシドとの併用により聴力障害の危険が大きくなるので，注意が必要である．

④レニン分泌刺激作用

短時間作用型ループ利尿薬では交感神経活性や体液性因子への影響が

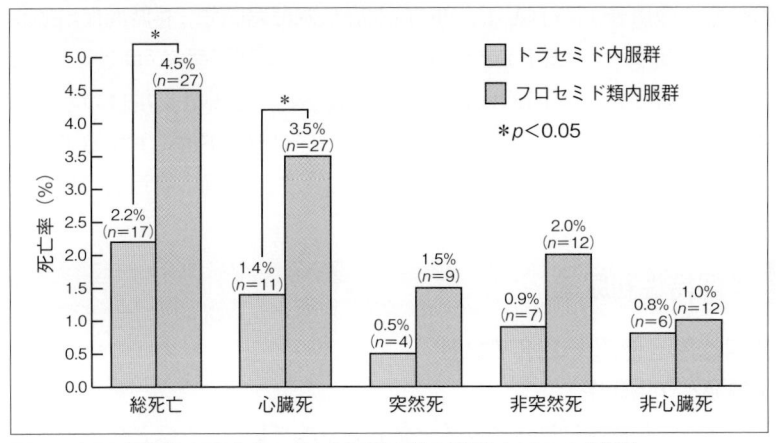

図4 心不全患者の死亡率に及ぼす利尿薬の影響（TORIC 試験）
（Cosín J, et al. Eur J Heart Fail 2002 [11] より）

懸念されるが，特に RA 系を亢進させる点が問題である．ループ利尿薬が阻害する $Na^+-K^+-2Cl^-$ 共輸送体は TAL 末端部に存在するマクラデンサにも存在し，この部位で $Na^+-K^+-2Cl^-$ 共輸送体が阻害されるとレニン分泌が直接（循環血流量の減少などとは関係なく）強力に刺激される[9]．特にフロセミドのレニン分泌刺激作用は強力であり，血漿レニン活性（PRA）の抑制が特徴である原発性アルドステロン症の診断に使うくらいである．多くの循環器疾患の治療において RAS 阻害薬の有用性が明らかにされている現在，レニン分泌刺激作用が強力なフロセミドの使用にあたって注意が必要なのは当然である．

Topics：TORIC 試験と J-MELODIC 試験

ループ利尿薬が心不全の治療に必須の薬剤であることに疑問の余地はないが，（肺水腫を伴うような急性心不全は別にして）慢性心不全では交感神経活性や体液性因子への影響が少ない長時間作用型のものが望ましいという概念が確立されつつある．Yoshida ら[10]は Dahl 食塩感受性ラットに高塩食を負荷して誘発した心不全モデルにおいて，短時間作用型のフロセミドは予後を改善しないが，長時間作用型のアゾセミドは心臓交感神経活性を低下させるとともに予後も改善させると報告した．このような長時間作用型ループ利尿薬の有用性を臨床的に直接証明するのは困難であるが，NYHA（New York Heart Association）II～III度の慢性心不全患者においてフロセミドとトラセミドの安全性・忍容性・有効性を比較した TORIC（Torasemide In Congestive Heart Failure）試験では，長時間作用型のトラセミド投与群で総死亡，心臓死が約半分と有意に低かった（図4）[11]．この試験は2つの薬剤を厳密に比較したものではないが，少なくともフロセミドを使用しなくても心不全がコントロールできる症例では，交感神経活性や体液性因子への影響が少ない長時間作用型のループ利尿薬が望ましいといえる．最近，わが国においても

フロセミド負荷テスト▶レニン分泌刺激が強力なフロセミドを投与しても PRA が上昇しなければ，レニン分泌を強く抑制する病態が存在すると考えて原発性アルドステロン症の存在を疑う．

慢性心不全患者（NYHA Ⅱ～Ⅲ度）320 症例において，長時間作用型ループ利尿薬（アゾセミド）と短時間作用型ループ利尿薬（フロセミド）の効果を比較した J-MELODIC 試験が発表され，主要評価項目の心血管死または心不全による予期せぬ入院では，フロセミド群に対するアゾセミド群のハザード比は 0.55（$p = 0.03$）となり，45％の有意なリスク低減が示された[12]．

J-MELODIC ▶ Japanese Multicenter Evaluation of Long-versus short-acting Diuretics In Congestive heart failure

K 保持性利尿薬

作用機序と使用上のポイント
①種類と作用機序

K 保持性利尿薬にはスピロノラクトンやエプレレノンなどのアルドステロン拮抗薬とトリアムテレンなどの上皮型 Na^+ チャネル（ENaC）阻害薬がある．アルドステロン拮抗薬は集合管の鉱質コルチコイド受容体の作用を抑制して尿中 Na 排泄を軽度増加させるとともに K 排泄を抑制する．ENaC 阻害薬にはホルモン作用はない．

K 保持性利尿薬はサイアザイド系利尿薬やループ利尿薬の補助的な目的で使用されることが多かったが，近年ではアルドステロン拮抗薬の臓器保護効果が注目されている．従来，アルドステロンは腎集合管に作用して Na 再吸収と K 排泄を促進する体液・電解質調節ホルモンであると考えられていたが，近年では心血管や腎の非上皮系細胞に直接作用して臓器障害を惹起することが明らかにされている．さらに，アルドステロンによる臓器障害は RAS 阻害薬投与下でも認められる．

K 保持性利尿薬（2 種類）▶
①アルドステロン拮抗薬
②ENaC 阻害薬

アルドステロン▶腎集合管に作用して Na 再吸収と K 排泄を促進するホルモンであり，かつ心血管や腎の非上皮系細胞に直接作用して臓器障害を惹起する．膵β細胞からのインスリン分泌の障害，インスリン抵抗性の惹起にも作用する．

②アルドステロン・ブレイクスルー現象

1981 年 Staessen ら[13]は高血圧患者に ACE 阻害薬を長期投与すると投与初期には血漿アルドステロン濃度（PAC）が低下するものの，一部の患者で投与開始半年後頃より PAC が上昇し始め前値以上に上昇する現象を報告した．これは現在「アルドステロン・ブレイクスルー現象」として注目されており，ARB 投与中でも観察される．その機序の詳細は不明であるが，比較的高頻度（20～50％）に認められる．近年，「アルドステロン・ブレイクスルー現象」が生じると ACE 阻害薬および ARB の臓器保護効果（心保護，腎保護など）が著明に減弱すること，アルドステロン拮抗薬の追加投与が著明な臓器保護効果を発揮することが明らかにされている．さらに，RAS 阻害薬にアルドステロン拮抗薬を追加投与することで臓器保護効果が増強することは「アルドステロン・ブレイクスルー現象」の有無を問わず数多く報告されており，RA 系を介さないアルドステロンが脳心腎障害を惹起する可能性が示唆されている．

アルドステロン・ブレイクスルー現象▶ACE 阻害薬／ARB を長期投与するとアルドステロンの抑制がきかなくなる症例がある．

③糖尿病治療薬としての関与

アルドステロン拮抗薬の著明な臓器保護効果は糖尿病患者で特に多く報告されている．選択的アルドステロン拮抗薬のエプレレノンが急性心

筋梗塞後の心不全治療に有効であることを示したEPHESUS[14]の糖尿病合併患者だけを抽出したレトロスペクティブサブ解析で，エプレレノンが糖尿病患者における心血管系疾患の発症予防に有用であることが証明されている[15]．この機序として，糖尿病ラットを用いた実験で，エプレレノンはスーパーオキシドの産生を抑制するとともにNOのbio-availabilityを増加させて糖尿病における血管機能障害と血小板の機能亢進を改善させることが明らかにされている[16]．アルドステロン拮抗薬はNaを排泄させながら降圧する薬剤であり，また糖尿病による臓器障害を抑制しうると考えられることから，糖尿病患者の降圧および臓器保護には非常に期待できる．さらには，アルドステロンが膵β細胞からのインスリン分泌を障害する[17]ことやインスリン抵抗性を惹起する[18]ことも報告され，糖尿病そのものの治療におけるアルドステロン拮抗薬の有用性も期待されてきている．

EPHESUS ▶ Eplerenone Post-Acute Myocardial Infarction Heart Failure Efficacy and Survival Study

④ 適応・禁忌

RAS阻害薬にアルドステロン拮抗薬を併用すると（特に，糖尿病患者では[19]）高カリウム血症の危険が増大すること，さらにエプレレノンは糖尿病腎症には禁忌であり，その使用は腎機能障害のない症例（GFR 50 mL/分/1.73 m^2 以上）に限定される．

Topics：SASを伴う治療抵抗性高血圧に対する治療

最近，睡眠時無呼吸症候群（SAS）を伴う治療抵抗性高血圧患者にスピロノラクトンを投与すると呼吸状態が改善して血圧が低下することが明らかにされた[20]．SASの病態にアルドステロンを介した咽頭・喉頭の浮腫が関与する可能性を示唆する報告で臨床的に注目されている．これまでアルドステロン拮抗薬の利尿を介さない降圧作用や，（SASの合併が多い）治療抵抗性高血圧の治療にアルドステロン拮抗薬が有用であることが数多く報告されてきたが，その機序を解明できる可能性があり興味深い．SAS，治療抵抗性高血圧の治療における新知見であり，今後の研究進展が待たれる．

以上，利尿薬について概説した．古くから使用されている必須の薬剤であるが，近年になり新知見が数多く得られている．その種類により尿細管機能・血行動態に及ぼす影響が大きく異なるため，利尿薬を投与する際には病態生理を十分理解したうえで，薬剤を選択することが肝要である．

（有馬秀二）

◎文献

1) Conway J, Lauwers P. Hemodynamic and hypotensive effects of long-term therapy with chlorothiazide. Circulation 1960；21：21-7.
2) Zhu Z, et al. Thiazide-like diuretics attenuate agonist-induced vasoconstriction by calcium desensitization linked to Rho kinase. Hypertension 2005；45：233-9.

3) 上原誉志夫. 降圧治療の新しいエビデンスはわが国に何をもたらすか― ALL-HAT試験を中心に. Ther Res 2008 ; 24 : 663-8.
4) Uzu T, Kimura G. Diuretics shift circadian rhythm of blood pressure from non-dipper to dipper in essential hypertension. Circulation 1999 ; 100 : 1635-8.
5) Prevention of stroke by antihypertensive drug treatment in older persons with isolated systolic hypertension. Final results of the Systolic Hypertension in the Elderly Program (SHEP). SHEP Cooperative Research Group. JAMA 1991 ; 265 : 3255-64.
6) Psaty BM, et al. Health outcomes associated with antihypertensive therapies used as first-line agents. A systematic review and meta-analysis. JAMA 1997 ; 277 : 739-45.
7) Psaty BM, et al. Health outcomes associated with various antihypertensive therapies used as first-line agents : a network meta-analysis. JAMA 2003 ; 289 : 2534-44.
8) PROGRESS Collaborative Group. Randomised trial of a perindopril-based blood-pressure-lowering regimen among 6,105 individuals with previous stroke or transient ischaemic attack. Lancet 2001 ; 358 : 1033-41.
9) Itoh S, Carretero OA. Role of the macula densa in rennin release. Hypertension 1985 ; 7 (3 Pt 2) : 149-54.
10) Yoshida J, et al. Different effects of long- and short-acting loop diuretics on survival rate in Dahl high-salt heart failure model rats. Cadiovasc Res 2005 ; 68 : 118-27.
11) Cosín J, et al. Torasemide in chronic heart failure : results of the TORIC study. Eur J Heart Fail 2002 ; 4 : 507-13.
12) Masuyama T, et al. Superiority of long-acting to short-acting loop diuretics in the treatment of congestive heart failure. Circ J 2012 ; 76 : 833-42.
13) Staessen J, et al. Rise in plasma concentration of aldosterone during long-term angiotensin II suppression. J Endocrinol 1981 ; 91 : 457-65.
14) Pitt B, et al. Eplerenone, a selective aldosterone blocker, in patients with left ventricular dysfunction after myocardial infarction. N Engl J Med 2003 ; 348 : 1309-21.
15) O'keefe JH, et al. Eplerenone improves prognosis in postmyocardial infarction diabetic patients with heart failure : results from EPHESUS. Diabetes Obes Metab 2008 ; 10 : 492-7.
16) Schafer A, et al. Eplerenone improves vascular function and reduces platelet activation in diabetic rats. J Physiol Pharmacol 2010 ; 61 : 45-52.
17) Mosso LM, et al. A possible association between primary aldosteronism and a lower beta-cell function. J Hypertens 2007 ; 25 : 2125-30.
18) Corry DB, Tuck ML. The effect of aldosterone on glucose metabolism. Curr Hypertens Rep 2003 ; 5 : 106-9.
19) Schepkens H, et al. Life-threatening hyperkalemia during combined therapy with angiotensin-converting enzyme inhibitors and spironolactone : an analysis of 25 cases. Am J Med 2001 ; 110 : 438-41.
20) Gaddam K, et al. Spironolactone reduces severity of obstructive sleep apnoea in patients with resistant hypertension : a preliminary report. J Hum Hypertens 2010 ; 24 : 532-7.

血管作動物質と水電解質代謝

　血圧および体液量の恒常性維持に重要な役割を果たす血管作動物質として，従来レニン-アンジオテンシン-アルドステロン（RAA）系やNa利尿ペプチドおよび抗利尿ホルモンの働きが広く知られているが，近年，腎臓にも働いて水・Na代謝を調節する新しい血管作動物質の働きが明らかにされている．これらに関連する薬剤は臨床的にも応用され，治療薬として有効性が指摘されている．本項ではこれらの作用や病態における役割，その際に用いられる関連薬剤との関係を概説する．

　水電解質代謝に作用して電解質組成や体液量を調節する因子として，近年種々の新たな血管作動物質が発見されてきている．これらの物質の多くは，アルドステロンや副甲状腺ホルモンのように電解質代謝に大きく影響するわけではないが，血管の収縮性を調整することにより血圧を変化させる作用以外にも，腎臓局所に作用して水・Na代謝調節にかかわる．

血管作動物質と体液量調節

　水電解質代謝調節とは細胞外液の環境を維持することであり，細胞外液の溶質濃度（浸透圧）および容量（血圧）を維持することを意味する．体液浸透圧は浸透圧受容器が，容量および体液量は心房（容量），大動脈洞・頸動脈洞・輸入細動脈（圧）などの受容体が，それぞれセンサーとして感知する．エフェクターとして前者には抗利尿ホルモン，後者にはRAA系，心房性Na利尿ペプチドなどがある[1]．この二者は互いに密接に関連しあいながらも，それぞれ独立して作用する．浸透圧調節では主に水の出納を，容量の調節には主にNaの出納がかかわる．生理的状態ではこれらが連動することにより，水や電解質の異常が速やかに回復する（図1）[2]．

　RAA系や抗利尿ホルモン（antidiuretic hormone；ADH，ヒトではarginine vasopressin；AVP）などは，従来水電解質代謝を調節する液性因子として知られていた．このほかにも最近の研究により，心臓や血管，脂肪組織など内分泌臓器とはみなされていなかったさまざまな臓器より新しい循環調節ホルモンが発見されてきている．心臓から発見されたNa利尿ペプチドファミリー，血管内皮から発見されたエンドセリンや一酸化窒素（NO），副腎や内皮から産生されるアドレノメデュリンなどである（表1）[3]．

表1　水電解質代謝調節にかかわるホルモンおよび血管作動性因子

- レニン-アンジオテンシン-アルドステロン系（RAA系）
- バソプレシン（ADH）
- カテコールアミン（CA）
- ナトリウム利尿ペプチドファミリー（ANP, BNP, CNP）
- エンドセリンファミリー（ET-1, ET-2, ET-3）
- カリクレイン-キニン系
- 一酸化窒素（NO）
- プロスタノイド（PGE_2, PGI_2, TXA_2）
- アドレノメデュリン，カルシトニン遺伝子関連ペプチド（CGRP）
- PTH, PTH関連蛋白（PTHrP）
- インスリン，インスリン様成長因子（IGF-I）
- レプチン
- 線維芽細胞増殖因子（fibroblast growth factor；FGF）ファミリー
- Klotho

（向山政志ほか．日内会誌 2006[3]より）

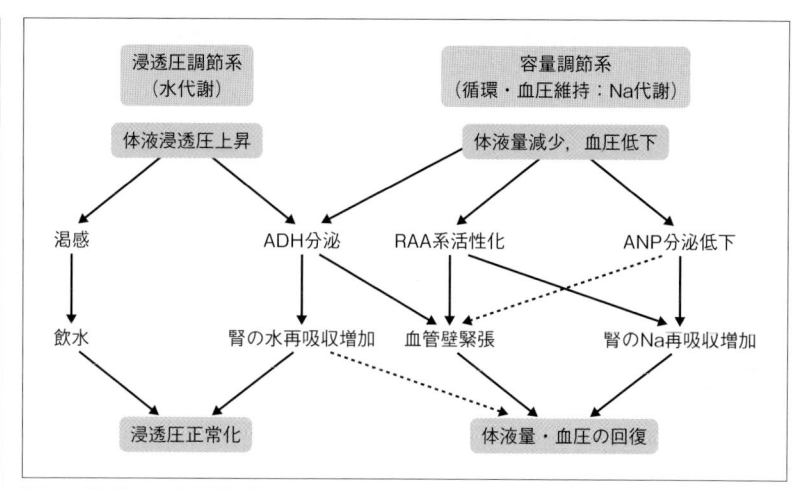

図1 浸透圧・水調節系にかかわるホルモンと相互作用
(安藤明利ほか. 日内会誌 2003[2]) より. 図中破線矢印は筆者による加筆)

RAA系

腎作用

アンジオテンシンⅡ（AⅡ）はアンジオテンシン変換酵素（angiotensin converting enzyme；ACE）によりアンジオテンシンⅠ（AⅠ）から生成され，受容体としては type Ⅰ（AT1）および type Ⅱ（AT2）が知られている．AⅡは AT1 受容体を介して，細胞質内へ Ca^{2+} を流入させて血管を収縮させ，副腎皮質でアルドステロン合成および分泌を促進し，血圧を上昇させる．糸球体については，輸入細動脈に比較して輸出細動脈を相対的により強く収縮させるといわれているが，両者とも同程度収縮させるとする報告もある．AⅡは直接的に近位尿細管および遠位尿細管において Na の再吸収を促進する．

アルドステロンは，皮質集合管（CCD）や結合尿細管（CNT），髄質外層集合管（OMCD）に存在する鉱質コルチコイド受容体（mineralocorticoid receptor；MR）に結合する．形成されたアルドステロン-MR 複合体は核内に作用して，上皮型 Na^+ チャネル（epithelial sodium channel；ENaC）と Na^+/K^+-ATPase を活性化し Na の再吸収が増加する．これにより尿細管腔側から血管側への Na^+ 再吸収とその逆方向の K^+ 分泌および H^+ 分泌が亢進する（図2）[4]．アルドステロンの分泌や作用が亢進した状態がアルドステロン症であり，分泌ないし作用が不足した状態が低アルドステロン症である．RAA 系の調節を介さない場合は原発性，介する場合は続発性と呼ばれる．アルドステロン症では一般的に低カリウム血症を呈し，低アルドステロン症では高カリウム血症となるが，体液量や Na 濃度は病態によって異なる．

また，近年メサンギウム細胞の細胞内にアクトミオシン，アクチンを有することが明らかとなり，血管平滑筋に類似した細胞であると考えら

アンジオテンシン▶血管収縮による血圧上昇，直接的に近位・遠位尿細管に働き，Na を再吸収する．副腎皮質でアルドステロンの合成・分泌を促進する．

アルドステロン▶MR（鉱質コルチコイド受容体）と結合し，核内作用する．その結果，Na 再吸収，K^+・H^+ 分泌を亢進させる．分泌作用の亢進した状態がアルドステロン症で一般に低カリウム血症を呈する．逆に不足した状態が低アルドステロン症で高カリウム血症を呈する．

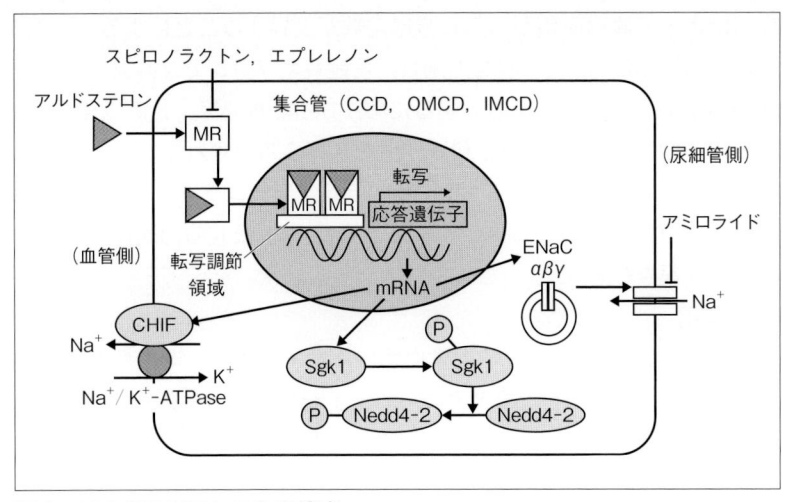

図2 アルドステロンの作用機序
MR：鉱質コルチコイド受容体, ENaC：上皮型Na$^+$チャネル, Sgk1：serum-and glucocorticoid-regulated kinase 1, CHIF：corticosteroid hormone-induced factor

れるようになった．メサンギウム細胞にはMRの存在が報告されているが[5]，糸球体血行動態への関与については不明である．

一方，AⅡはAT2受容体を介して，一酸化窒素（NO）遊離を促進し，血管を拡張させ血圧を下降させるといわれている．アンジオテンシンⅡ受容体拮抗薬（ARB）はAT1受容体を選択的にブロックし，このため増加した血中のAⅡはAT2受容体に結合するようになることもARBの降圧や臓器保護作用に関与しているといった報告もみられるが，その薬理学的作用機序に関する意義は明らかとなっていない．

病態との関係
心不全ではRAA系の活性化が生じ，上述のように体液量保持に働く．腎血管性高血圧などAⅡが増加する病態では低カリウム血症がみられる．

臨床的応用
ACE阻害薬や，ARBは高血圧ばかりでなく心不全や腎機能障害例に広く用いられる．しかし高度腎機能低下例には高カリウム血症を招く可能性があり，スピロノラクトンのようなK保持性利尿薬との併用には注意が必要である．

Na利尿ペプチド

Na利尿ペプチドは，心臓（ANP, BNP）および血管内皮（CNP）より産生される強力な降圧利尿ホルモンである．Na利尿ペプチド系は，この3種類のペプチドファミリーと3種類の受容体からなる[6]．

腎作用
ANPおよびBNPは，糸球体濾過率（GFR）を上昇させる．糸球体輸入細動脈の拡張作用を介した糸球体内圧上昇および，メサンギウム弛緩

■ Na利尿ペプチド

ANP：atrial natriuretic peptide
BNP：brain natriuretic peptide
CNP：C-type natriuretic peptide

作用によって濾過面積が拡大し濾過定数が上昇することによる．また，近位尿細管での Na 再吸収を抑制し，傍髄質ネフロンでは直血管の拡張作用の結果，髄質血流が増大するため，Henle ループ上行脚での NaCl 再吸収が抑制され，水・Na 利尿作用を発揮するとされている．また集合管，特に髄質内層集合管（IMCD）では，アミロライド感受性 Na チャネルの cGMP による抑制によって，Na・水再吸収の抑制作用をきたすという報告もある．

腎外作用

ANP は末梢組織における毛細血管内圧を上昇させ，透過性の亢進による血漿成分の漏出を促すと考えられ，上記利尿作用もあるため体液量調節作用は大きい．また，ANP は多くのホルモン分泌に対して抑制的に作用するが，アルドステロンは特に鋭敏に抑制される．ANP は降圧作用をもつ割に反射性の頻脈を認めにくく，交感神経抑制作用も有していると考えられる．

臨床的応用

ANP の主な分泌刺激は心筋細胞の伸展であり，心不全と腎不全ではその血中濃度が上昇する．BNP は心不全の重症度に従って数百倍以上に上昇する．これらは無症候性心不全の診断，心不全の治療効果判定や予後の指標として広く用いられている[7]．薬剤としては ANP（海外では BNP）および中性エンドペプチダーゼ（NEP）阻害薬が開発されている．後者は ANP，BNP，CNP の代謝を阻害することで，これらの血中濃度を増加させる．

エンドセリン（ET）

ET は 1988 年，わが国の柳沢，真崎らによって発見された血管内皮由来収縮因子である．ET は 21 個のアミノ酸から構成されるペプチド蛋白であり，分子内に 2 か所の S-S 結合を有する．現在知られている血管収縮因子のなかで最も強力であり，作用は長時間持続する．ET は内皮以外にも肺，心，脳，副腎などで産生される．

腎作用

腎臓においては ETA 受容体が主に血管系に存在し血管収縮および細胞増殖に関与する．酢酸デオキシコルチコステロン（DOCA）-食塩感受性高血圧モデルラットを用いた実験では，高血圧の進展に ET-1/ETA 受容体が主要な役割を果たしていることが示されている[8]．また，ET はメサンギウム細胞も収縮させて濾過定数を減少させるが，輸出細動脈の収縮により糸球体内圧が上昇するため糸球体濾過値の減少は少ない．このため，ET は腎血管収縮作用は強いが尿中 Na 排泄を減少させない．

一方，ETB 受容体は血管系で収縮，弛緩の双方に働くほか，尿細管細胞膜上にも豊富に存在し，ET はメサンギウム細胞，糸球体上皮細胞，集合管においても産生が確認されている．ETB 遺伝子コンディショナ

エンドセリン（ET）▶アミノ酸 21 個からなる最も強力な血管収縮因子．血管内皮細胞のほか，肺や心，脳，副腎などで産生される．

ルノックアウトラットを用いた実験では，食塩負荷により高血圧の発症および進展がきわめて顕著にみられた．この作用が ENaC 阻害薬であるアミロライドの投与により抑制されたことから，ETB 受容体が腎尿細管における ENaC の活性を制御していること，ET の ETB 受容体を介した Na 利尿作用，水利尿作用が示唆された[9]．

病態との関連

内因性 ET-1 は高血圧，肺性高血圧，動脈硬化，心筋梗塞，くも膜下出血，急性腎不全，慢性腎不全など，さまざまな循環器疾患に関与していることが示されている．

薬剤

ET-1 は強力な血管収縮作用を有することから，高血圧や循環器疾患の病因あるいは増悪因子として注目されている．国内では非選択的 ETA/ETB 受容体拮抗薬であるボセンタンが肺高血圧に対する治療薬として臨床で用いられている．

抗利尿ホルモン

ADH の分泌調節と作用

ADH は視床下部で産生され，下垂体後葉から分泌されるホルモンであり，血漿浸透圧および水平衡調節に働く．通常血漿浸透圧は 273〜293 mOsm/kgH$_2$O の間に保たれており，浸透圧上昇により視床下部浸透圧受容器（osmoreceptor）が刺激され，ADH 分泌が増加する．一方，血液量は左心房，肺静脈および大動脈弓，頸動脈洞に存在する圧受容器によって感知され，通常は ADH 分泌に対して抑制をかけているが，体液量減少によって分泌は刺激される[10]．ADH の受容体は3種知られていて，V$_{1a}$ が血管および肝臓に，V$_{1b}$ が下垂体前葉に存在し，V$_2$ は腎の集合尿細管に存在する．ADH は V$_1$ 受容体を介して血管平滑筋収縮と心収縮力亢進に働くが，AⅡなどに比しその生理的意義は小さい．

腎作用

ADH は腎集合管上皮の V$_2$ 受容体に作用し，水チャネル（aquaporin-2；AQP2）を活性化して水の透過性を高め水再吸収を促進する．このため，体液量が増加し血漿浸透圧が低下する．血漿浸透圧はほとんど Na と水によって決まり，血清 Na 濃度と浸透圧はほぼ並行して動く．尿浸透圧は ADH が作用すると最大 1,200 mOsm/kgH$_2$O まで濃縮され，ADH がないときは 50〜60 mOsm/kgH$_2$O まで希釈可能である．

病態

尿崩症（diabetes insipidus；DI）

血漿浸透圧の上昇に対し，尿濃縮力障害により常に低張尿が排泄され続ける病態である．渇中枢の刺激で飲水行動が起こるため，渇中枢障害や意識障害による水分摂取低下を伴わない限り，持続的な高ナトリウム血症はまれである．ほとんどは ADH 分泌欠乏（中枢性尿崩症；central

▶ 抗利尿ホルモン（ADH）
下垂体後葉から分泌されるホルモン．血漿浸透圧・水平衡調節に関与する．体液量減少により分泌され，水再吸収を促進する．

▶ POINT
血漿浸透圧は Na 濃度と水（体液量）によって決まり，血清 Na 濃度と浸透圧はほぼ並行して動く．

DI）であり，症候性（脳腫瘍，外傷，手術など）や自己免疫性のものもある．

腎性尿崩症は V_2 受容体や *AQP2* 遺伝子異常が原因の X 連鎖遺伝疾患である．脱水による高ナトリウム血症，高熱などを示し，知能の発育遅延もしばしばみられる．後天的な AQP2 発現量の異常として，リチウム中毒やシスプラチン腎障害では発現量が低下し，心不全や肝硬変ではその発現量が増加する[11]．

ADH 不適合分泌症候群（syndrome of inappropriate secretion of ADH；SIADH）

血漿浸透圧，Na 減少や細胞外液増大にもかかわらず，ADH 分泌が不適切に持続的に起こり，腎臓からの自由水排泄が障害され，そのため高度の低ナトリウム血症と低浸透圧血症を呈する症候群である．必ずしも ADH は高値ではない．悪性腫瘍，特に肺癌によるものが最も多く，大半が小細胞癌である．最近は選択的セロトニン再取り込み阻害薬（SSRI）など薬剤が原因となるものも注目されている．循環血液量が増大するため BUN や尿酸値は低下する．血漿 ANP，BNP は上昇し，循環 RAA 系は抑制されることが多い．低ナトリウム血症にもかかわらず持続性の尿中 Na 排泄（≧20mEq/L）を認めることが特徴である．

臨床的応用

尿崩症に対しては，V_2 受容体刺激薬のデスモプレシン（DDAVP；1-deamino-8-D-arginine vasopressin）が経鼻粘膜投与される．SIADH については，水制限のほか，近年経口可能な V_2 受容体拮抗薬が開発され，その有効性が確かめられた．心不全や肝硬変などの難治性の浮腫性疾患においても，水利尿薬として本薬の効果が期待されている．本薬の利点は，水分以外の Na や K の排泄増加をほとんど伴わないことである．

アドレノメデュリン（AM）

作用

> アドレノメデュリン▶降圧ペプチド．全身の臓器に分布し，特に血管内皮細胞から分泌．血管拡張作用のほか，多様な生理活性をもつ．

AM は，北村，寒川らによって 1993 年にヒト褐色細胞腫から発見された降圧ペプチドである[12]．副腎髄質に高濃度存在することよりアドレノメデュリンと命名されたが，正常副腎のほか，全身の臓器に広範に分布し，特に血管内皮細胞より分泌される．当初，血管拡張作用を有する血管作動性ペプチドとして注目されたが，水・Na 利尿作用，強心作用，細胞増殖作用など多様な生理活性をもつことがわかってきた[13]．AM は cAMP 以外に NO を遊離させ，その結果 cGMP も増加させる．これが Na 利尿に一部寄与している可能性がある．

病態との関連

AM の血中濃度はエンドトキシンショックで最も高く（正常の 100 倍以上），心不全，腎不全，高血圧などで血中濃度が上昇するため，これら各病態への関与も示唆されている．

一酸化窒素（NO）

　NOはL-アルギニンよりNO合成酵素（NOS）により合成され，細胞内cGMPを増加させる．NOSには大別して内皮型，神経型，誘導型の3種が知られている[14]．NOは近年の研究により腎間質内で多量に産生されており，Na排泄および腎血管トーヌス調節に大きな影響を及ぼしている．さらにAⅡは腎間質NO産生を濃度依存性に上昇させ，NOがAⅡの血管収縮および尿細管におけるNa再吸収に対して拮抗的に働くことが示唆される．

腎作用

　腎臓では内皮型NOSは糸球体毛細血管などの血管内皮細胞に分布し，糸球体細動脈では輸入より輸出細動脈に多い．NOは輸入・輸出細動脈を拡張させる．また，直血管を拡張させることにより髄質血流量を増加させ，これが水・Na利尿作用へつながる．このほか，尿細管での電解質調節，白血球接着抑制，血小板凝集抑制，活性酸素除去，細胞増殖抑制作用などの働きを有する．神経型NOSは腎臓ではマクラデンサなどに分布し，尿細管糸球体フィードバック（tubuloglomerular feedback；TGF）機構に関与するとされるが，一定の結論が得られていない．誘導型NOSは生理的状況ではほとんど機能していないが，病態ではメサンギウム細胞，上皮細胞，浸潤白血球などに強く発現して作用する．産生された高濃度のNOは細胞傷害性に作用する一方，炎症の局在化に働く．

病態

　NOはエンドトキシンショック，肝硬変，心不全，尿毒症，各種炎症などで増加し（誘導型NOS），高血圧をはじめとする各種動脈硬化で減少する（内皮型NOS）．また，NOSの内因性阻害物質である非対称性ジメチルアルギニン（asymmetric dimethylarginine；ADMA）が慢性腎臓病（CKD）で上昇していることがわかってきており[15]，内皮障害や動脈硬化，生命予後にも影響を与えていることが報告されてきている．

　多数の血管作動物質のうち，体液量・電解質維持に働く代表的なものについて腎作用を中心に述べた．種々の水・電解質異常の病態において，これらの物質の関与の機序を解明することが多くの心・腎・高血圧性疾患の診断・治療の進歩に寄与してきたと考えられる．

（森田龍頼，西山　成）

一酸化窒素（NO）▶L-アルギニンより合成．腎間質で多量に産生．Na排泄および腎血管トーヌス調節に関与．

◎文献
1）平田恭信．血管作動性物質と水・電解質代謝．日内会誌 1997；86；99-105．
2）安藤明利ほか．水代謝調節障害．日内会誌 2003；92；714-9．
3）向山政志ほか．膜輸送体蛋白と尿細管機能異常の進歩．血管作動性物質と水電解質代謝．日内会誌 2006；95；899-907．
4）西山　成ほか．腎障害とアルドステロン．日薬理誌 2004；124；101-9．

5) 西山 成ほか. アルドステロンによって生じる臓器障害と酸化ストレス. 薬学雑誌 2007；127；1331-7.
6) Nakao K, et al. The natriuretic peptide family. Curr Opin Nephrol Hypertens 1996；5：4-11.
7) Kitakaze M, et al. Human atrial natriuretic peptide and nicorandil as adjuncts to reperfusion treatment for acute myocardial infarction（J-WIND）: two randomised trials. Lancet 2007；370：1483-93.
8) 大喜多守ほか. エンドセリンの産生調節と病態への関与. 薬学雑誌 2007；127；1319-29.
9) Gariepy CF, et al. Salt-sensitive hypertension in endothelin-B receptor-deficient rats. J Clin Invest 2000；105：925-33.
10) Robinson AG, et al. Posterior pituitary gland. Larsen PR, et al. eds. Williams Textbook of Endocrinology, 10th Ed. W B Saunders；2003. p.281-329.
11) 石橋賢一ほか. 水チャネルと病気―アクアポリン病の病態生理. 体液・代謝管理 2005；21：21-8.
12) Kitamura K, et al. Adrenomedullin : a novel hypotensive peptide isolated from human pheochromocytoma. Biochem Biophys Res Commun 1993；192：553-60.
13) Eto T, et al. A review of the biological properties and clinical implications of adrenomedullin and proadrenomedullin N-terminal 20 peptide（PAMP）, hypotensive and vasodilating peptides. Peptides 2001；22：1693-711.
14) 平田恭信. NO の病態生理的役割と臨床応用. NO- 化学と生物. 季刊化学総説 1996；30：161-9.
15) Zoccali C, et al. Plasma concentration of asymmetric dimethylarginine and mortality in patients with end-stage renal disease : a prospective study. Lancet 2001；358：2113-7.

小児の電解質異常

 小児は成人と比べ容易に脱水に陥りやすい．その理由は，①体重あたりの必要エネルギー量・必要水分量が多いこと，②胃腸炎などの急速に体液が失われる疾患に罹患しやすいこと，③自分自身で水分摂取の要求ができないことなどがあげられる．よって小児医療現場では，脱水の診療にあたりその程度を判断し的確な輸液計画を立てることが求められる．

 本項では小児の脱水症の評価や分類についてまとめ，脱水症に対する輸液療法について解説する．

脱水の診断と評価

 体内水分量が減少している状態を脱水という．体内水分量は体重に反映されるため，「現在の体重が，病前の体重から何kg減少しているか」が最も客観的な脱水の指標となる．しかし救急の現場においては，病前の体重がわからない状況や体重が測定できない状況も多い．そのような場合は，病歴や理学所見から脱水の重症度を判定する（**表1**）[1]．

脱水の種類

 体液は細胞内液と細胞外液に分けられるため，どの区分からどれくらい喪失しているかによって脱水は3つに分類される．すべての脱水は等張性の体液（細胞外液）の減少が認められ，これに自由水（細胞内液）の増減によって区別される．嘔吐や下痢のような低張性の体液が失われた場合は，自由水の喪失が相対的に過剰となり高張性脱水となる（p.107，図3参照）．一方，等張性の体液喪失に対し，ミルク（母乳・人工乳）や

▶ POINT
脱水の種類には3つある．
①等張性脱水
②低張性脱水
③高張性脱水

表1 病歴および理学所見から予想される脱水の重症度

重症度	軽度	中等度	重度
推定体重減少率			
乳児	＜5％	10％	＞15％
思春期	＜3％	6％	＞9％
病歴			
尿量	減少	乏尿	無尿
理学所見			
脈拍	正常	速い	速く弱い
血圧	正常	正常～わずかに低い	低血圧
眼の所見	正常な流涙	流涙減少±落ちくぼみ	流涙なし＋落ちくぼみ
粘膜	粘着性	乾燥	完全に乾燥
皮膚のツルゴール	軽度低下	低下	戻らない
毛細血管再充満時間	正常	遅延（＞3秒）	高度に遅延（＞5秒）

低張輸液製剤などの低張液がより多く補充された場合は，自由水が相対的に過剰となり低張性脱水となる．

脱水に対する輸液療法

脱水に対する輸液療法は，「初期輸液」と「初期輸液後の輸液」に大別される．さらに初期輸液後の輸液は「維持輸液」と「補充輸液」に分けられる．

初期輸液

脱水に対する輸液療法は有効循環血漿量の回復をはかる初期輸液から始まる．一般的には等張輸液製剤 10～20 mL/kg を 1 時間かけて投与するが，ショック状態の患者では，より早急な治療が必要となる．日本蘇生協議会のガイドライン[2]では，心原性ショックを除いたショック状態の小児では 20 mL/kg の等張輸液製剤を急速投与し，改善が得られなければ繰り返すことを推奨している．また，同ガイドラインにおいて敗血症性ショックの場合は，1 時間に最大 60 mL/kg の急速投与を行ってもよいとされている．

初期輸液後の輸液

組織灌流が改善された後，次の 24 時間における輸液計画を立てる．欠乏量を水分と電解質とに分けて計算し，それに維持量を加えたものが必要投与量となる．ただし，初期輸液ですでに投与されている分は差し引く．また，輸液開始後に嘔吐や下痢などの体液喪失があればその補充も行う．

維持輸液

維持輸液は，健常児が 1 日に喪失する水分および電解質を補充し，体内水分量，体内電解質総量，細胞外液中の電解質濃度を一定に保つ輸液療法である．維持水分量および維持電解質量の予測には 1957 年に Holliday らが提唱した式が広く用いられている[3]（表 2）．

欠乏量の補充を行う補充輸液

欠乏量の求め方は脱水の種類により異なる．以下に具体例をあげて説明する．

■脱水の輸液療法

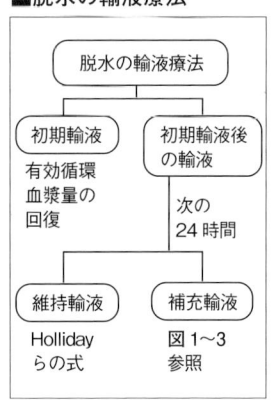

脱水の輸液療法
├ 初期輸液
│ 有効循環血漿量の回復
└ 初期輸液後の輸液
   次の 24 時間
   ├ 維持輸液 Holliday らの式
   └ 補充輸液 図 1～3 参照

初期輸液後の輸液（必要投与量）
▶必要投与量＝欠乏量*＋維持量－初期輸液での投与量
*欠乏量は水分欠乏量，電解質欠乏量をそれぞれ計算．

表 2 Holliday の式

体重	必要水分量	
	1 日あたり	1 時間あたり
10 kg 以下	100 mL/kg	4 mL/kg
10～20 kg	1,000 mL＋50 mL/kg（10 kg を超える体重 1 kg につき）	40 mL＋2 mL/kg（10 kg を超える体重 1 kg につき）
20 kg 以上	1,500 mL＋20 mL/kg（20 kg を超える体重 1 kg につき）	60 mL＋1 mL/kg（20 kg を超える体重 1 kg につき）

Na 必要量＝3 mEq/100 mL
K 必要量＝2 mEq/100 mL
必要水分量は 100 mL/100 kcal から算出している．

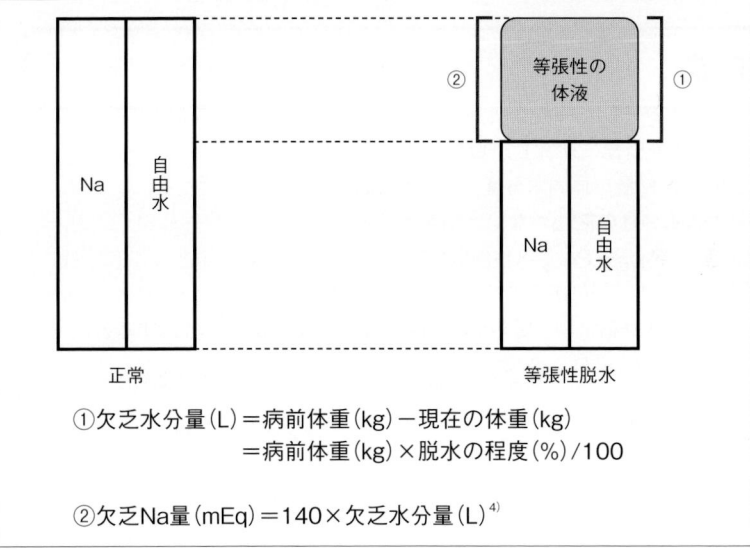

```
┌─────────────────────────────────────────────────┐
│                        ┌──┐                     │
│              ┌ ─ ─ ─ ─ ┤②│ 等張性の                │
│              │         │  │ 体液    ①            │
│   ┌──┬──┐    │         └──┘                     │
│   │  │自│    │         ┌──┬──┐                  │
│   │Na│由│    │         │Na│自│                  │
│   │  │水│    │         │  │由│                  │
│   │  │  │    │         │  │水│                  │
│   └──┴──┘              └──┴──┘                  │
│      正常                等張性脱水               │
│                                                 │
│  ①欠乏水分量(L)＝病前体重(kg)－現在の体重(kg)      │
│              ＝病前体重(kg)×脱水の程度(%)/100    │
│                                                 │
│  ②欠乏Na量(mEq)＝140×欠乏水分量(L)[4]           │
└─────────────────────────────────────────────────┘
```

図1 等張性脱水

①等張性脱水（図1）

等張性脱水は等張性の体液（細胞外液）が欠乏した状態である．

15 kg の児における 10 %の等張性脱水に対する 24 時間の輸液計画を考えてみる．

■欠乏量
- 欠乏水分量（L）＝ 15 × 10/100 ＝ 1.5 ……式①より
- 欠乏 Na 量（mEq）＝ 140 × 1.5 ＝ 210 ……式②より

■維持量（表2より）
- 維持水分量（mL）＝ 1,000 ＋ 50 ×（15 − 10）＝ 1,250
- 維持 Na 量（mEq）＝ 3 × 1,250/100 ＝ 37.5

以上より，

■投与量
- 投与水分量（L）＝ 1.5 ＋ 1.25 ＝ 2.75
- 投与 Na 量（mEq）＝ 210 ＋ 37.5 ＝ 247.5

となり，これは Na 90 mEq/L の輸液製剤，いわゆる「1号液」に相当する．

②低張性脱水（図2）

低張性脱水とは等張性の体液（細胞外液）の喪失した状況下で自由水（細胞内液）が貯留し，相対的に Na が減少した状態である．自由水が貯留する原因としては，ADH 分泌による自由水の再吸収亢進や，ミルクや低張輸液製剤の投与による自由水負荷があげられる．よって総欠乏 Na 量（式④）は，等張性の体液中の欠乏 Na 量（式②）に加えて，Edelman の提唱した式（**Column** 参照）から求められる自由水貯留による相対的な欠乏 Na 量（式③）を加える．

▶ POINT
1号液（Na 90 mEq/L の輸液製剤）を 2.75 L 投与すると 247.5 mEq の Na が体内から入る計算となる．

症例に基づいた具体的な輸液計画は，臨床問題 29（p.224）に提示した．

Column: Edelmanの式

1958年にEdelmanは98人の患者を対象に研究し，以下の式を立証した[5]．
- 血清Na濃度＝P_{Na}＝(総Na量＋総K量)/体内水分量……Edelmanの式

低張性脱水において，総K量と体内水分量の変化がないと仮定すると
- 欠乏Na量＝総Na$_{前}$量－総Na$_{後}$量＝($P_{Na前}$－$P_{Na後}$)×体内水分量

となり，式③が導き出せる．

また，高張性脱水では体内水分量のみが変化し，総Na量＋総K量が一定であると仮定すると
- (総Na量＋総K量)＝$P_{Na前}$×体内水分量$_{前}$＝$P_{Na後}$×体内水分量$_{後}$

となる．よって，
- 欠乏水分（自由水）量＝体内水分量$_{前}$－体内水分量$_{後}$＝($P_{Na後}$/$P_{Na前}$－1)×体内水分量$_{後}$

となり，式⑤が導き出せる．

① 欠乏水分量(L)＝病前体重(kg)－現在の体重(kg)
　　　　　　　＝病前体重(kg)×脱水の程度(%)/100

② 等張性の体液中の欠乏Na量(mEq)＝140×欠乏水分量(L)

③ 欠乏Na量(mEq)
　＝〔目標血清Na濃度(mEq/L)－現在の血清Na濃度(mEq/L)〕
　　×体内水分量(L)[5]

④ 総欠乏Na量(mEq)＝②＋③

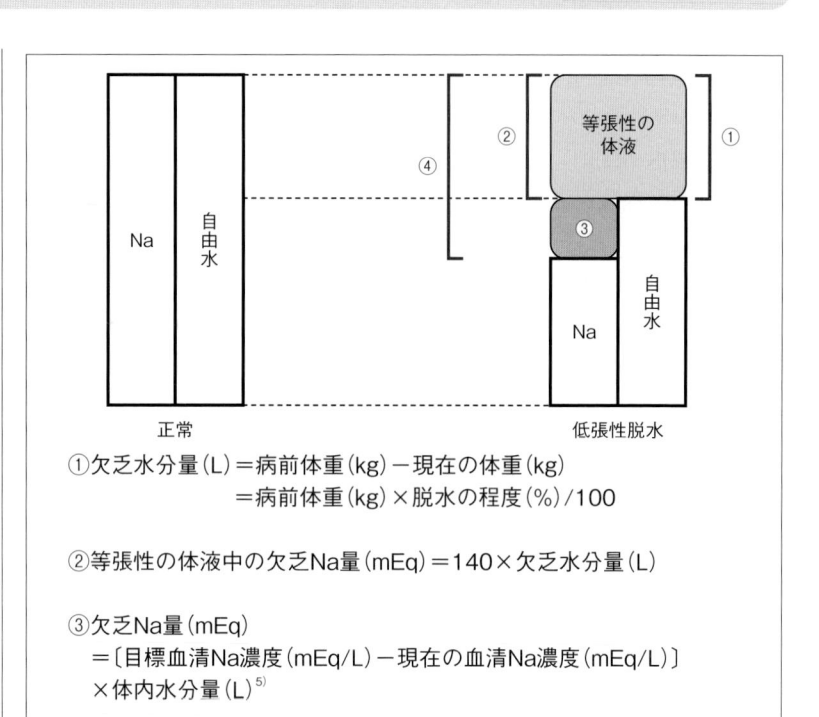

図2 低張性脱水

(3) 高張性脱水（図3）

高張性脱水は等張性の体液（細胞外液）の減少に加え自由水（細胞内液）が欠乏している状態である．高ナトリウム血症ではあるが，有効循環血漿量が減少していれば等張輸液製剤による初期輸液を行う．

欠乏水分量は他の脱水と同様に体重減少率から求められるが（式①），等張性の体液の喪失量は欠乏水分量から自由水の喪失量（式⑤

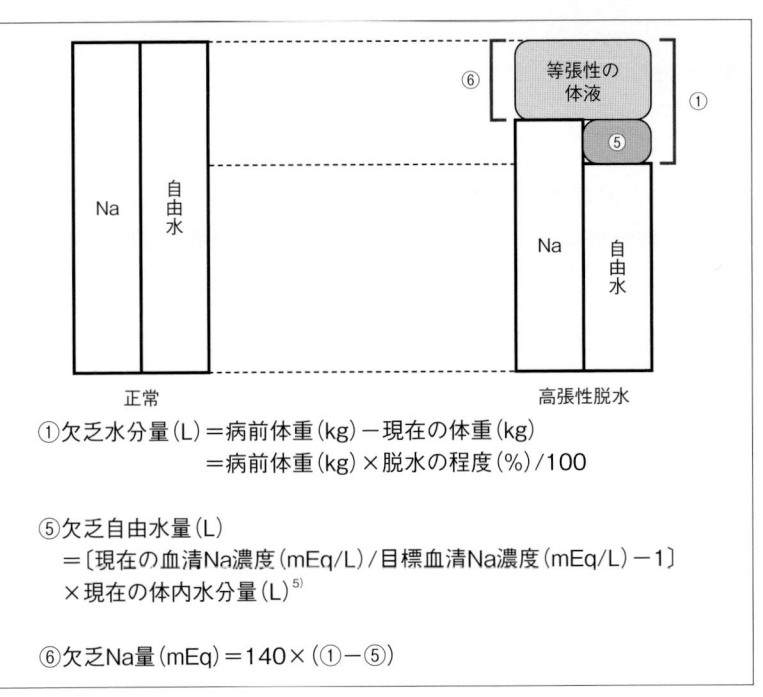

図3 高張性脱水

①欠乏水分量(L)＝病前体重(kg)－現在の体重(kg)
　　　　　　　＝病前体重(kg)×脱水の程度(%)/100

⑤欠乏自由水量(L)
　＝〔現在の血清Na濃度(mEq/L)/目標血清Na濃度(mEq/L)－1〕
　　×現在の体内水分量(L)[5]

⑥欠乏Na量(mEq)＝140×(①－⑤)

を差し引いたものとなる．よって欠乏Na量は，この等張性の体液の喪失量から求めなければならない（式⑥）．

具体的な例で考えてみる．体重5 kgで15％脱水，血清Na濃度160 mEq/Lの児が救急外来に受診し，低血圧性ショックに対し150 mLの生理食塩水が初期輸液として投与されたとする．初期輸液で循環動態が改善した後の輸液計画を考えてみる．なお，高ナトリウム血症は低ナトリウム血症と同様に，過度の補正は中枢神経合併症の危険があるため，補正速度は1日12 mEq/L以内にする．よって下記の計算では血清Na濃度を2日間かけて145 mEq/Lに補正することとし，維持量も2日分で計算している．

■初期輸液
・投与水分量（L）＝ 0.15
・投与Na量（mEq）＝ 154* × 0.15 ＝ 23.1

■欠乏量
・欠乏水分量（L）＝ 5 × 15/100 ＝ 0.75……式①より
・欠乏自由水量（L）＝ (160/145 － 1) × 〔(5 － 0.75) × 0.6〕** ＝ 0.26
　　　　　　　　　　　　　　　　　　　　　……式⑤より
・欠乏Na量（mEq）＝ 140 × (0.75 － 0.26) ＝ 68.6……式⑥より

■維持量（表2より）
・維持水分量（mL）＝ 100 × 5 × 2 ＝ 1,000
・維持Na量（mEq）＝ 3 × 5 × 2 ＝ 30

*生理食塩水は0.9％ NaClで，1L中に9 gのNaClを含むことになる．mEqに換算するとNaClの分子量は58.44なので，9÷58.44×1,000 ＝ 154（mEq）となる．

**小児の体内水分量は体重の60％で求められる．

以上より，

■投与量
- 投与水分量（L）= 0.75 + 1 − 0.15 = 1.60
- 投与 Na 量（mEq）= 68.6 + 30 − 23.1 = 75.5

よって，Na 47 mEq/L の輸液製剤を用いることとなる．実際の現場でも高張性脱水に対しては Na 40 ～ 80 mEq/L の輸液製剤を用いることが多い．

脱水のない患者に対する維持輸液療法

体重 10 kg の脱水のない小児に対する 24 時間の維持輸液を考える．前述の Holliday の式（表2）を用いると，

- 維持水分量（mL）= 100 × 10 = 1,000
- 維持 Na 量（mEq）= 3 × 10 = 30
- 維持 K 量（mEq）= 2 × 10 = 20

となる．これは「3号液」と称される低張輸液製剤に近い組成となるため，多くの施設で「3号液」が維持輸液製剤として使用されている．

しかし近年，入院患者への低張輸液製剤の使用による医原性低ナトリウム血症が指摘されている[6,7]．入院患者の多くは種々の理由により，非浸透圧性の ADH 分泌刺激が亢進し，集合管での自由水（細胞内液）の排泄が抑制されている（表3）[8]．よって，自由水を多く含む低張輸液製剤が投与された結果，低ナトリウム血症が進行する．実は，前述の Holliday らも ADH の分泌が亢進しているような患者では維持水分量を半量にすることを 2003 年に提唱している[9]．

低ナトリウム血症を防ぐための維持輸液製剤に，生理食塩水などの等張輸液製剤を用いるのが最も良いとする意見もあり[10]，いくつかのランダム化比較試験（RCT）において実証されている[11,12]．ただし，RCT の多くは 4 ～ 8 時間後の血清 Na 値を評価しており，長期使用の有効性は不明である．Holliday らは等張輸液製剤の長期使用による高ナトリウム血症の危険について指摘しており[13]，特に心機能や腎機能の悪い患者，ネフローゼ症候群や肝硬変の患者においては，生理食塩水を大量に投与することで溢水や高血圧を招く危険があり注意する[14]．

すべての患者にあてはまる万能な輸液製剤や輸液療法は存在しない．慎重な経過観察（体重，血圧，尿量，尿中や血中の電解質測定など）を行い，自分の立案した輸液計画が適切かどうかを再評価し，必要に応じて修正することが重要である．特に小児のように自分の意思を訴えられない患者は，輸液療法によって医原性の電解質異常に陥る危険があることを念頭におき治療を行う．

（藤丸拓也，伊藤秀一）

表3 ADH 分泌が亢進する因子

浸透圧性刺激
血液量減少
ネフローゼ症候群
肝硬変
心不全
低アルドステロン症
低血圧
低アルブミン血症
非浸透圧性刺激
中枢神経系疾患（髄膜炎，脳炎，脳腫瘍，頭部外傷）
呼吸器疾患（肺炎，喘息，気管支炎）
腫瘍性疾患
薬剤（シクロホスファミド，ビンクリスチン，モルヒネ）
悪心，嘔吐，疼痛，ストレス，周術期

◎文献

1）Somers MJG. Fluid and Electrolyte Therapy in Children. In : Avner ED, ed. Pediatric Nephrology. 6th ed. Springer ; 2009. pp.325-53.
2）日本救急医療財団心肺蘇生法委員会監. 小児の二次救命処置. 救急蘇生法の指針 2010. 医療従事者用. 改訂4版. へるす出版 ; 2012. pp.123-46.
3）Holliday MA, Segar WE. The maintenance need for water in parenteral fluid therapy. Pediatrics 1957 ; 19 : 823-32.
4）吉村仁志. 脱水. 小児科診療 2006 ; 5 : 719-24.
5）Edelman IS, et al. Interrelations between serum sodium concentration, serum osmolarity and total exchangeable sodium, total exchangeable potassium and total body water. J Clin Invest 1958 ; 37 : 1236-56.
6）Hoorn EJ, et al. Acute hyponatremia related to IV fluid administration in hospitalized children : an observational study. Pediatrics 2004 ; 113 : 1279-84.
7）Armon K, et al. Hyponatraemia and hypokalaemia during intravenous fluid administration. Arch dis Child 2008 ; 93 : 285-7.
8）Gerigk M, et al. Arginine vasopressin and renin in acutuley ill children : implication for fluid therapy. Acta Paediatr 1996 ; 85 : 550-3.
9）Holliday MA, et al. Reducing errors in fluid therapy management. Pediatrics 2003 ; 111 : 424-5.
10）Moritz ML, Ayus JC. Prevention of hospital-acquired hyponatremia : a case for using isotonic saline. Pediatrics 2003 ; 111 : 227-30.
11）Neville KA, et al. Prevention of hyponatremia during maintenance intravenous fluid administration : a prospective randomized study of fluid type versus fluid rate. J Pediatr 2010 ; 156 : 313-9.
12）Neville KA, et al. Isotonic is better than hypotonic saline for intravenous rehydration of children with gastroenteritis : a prospective randomized study. Arch Dis Child 2006 ; 91 : 226-32.
13）Holliday MA, et al. Fluid therapy for children : facts, fashions and questions. Arch Dis Child 2007 ; 92 : 546-50.
14）Holliday MA, et al. Acute hospital-induced hyponatremia in children : a physiologic approach. J Pediatr 2004 ; 145 : 584-7.

高齢者の電解質異常

　生体における水と電解質の総量，あるいは体液中の濃度は多様に折り重なった因子が相互に代償することで調節されているが，高齢者では若年者に比較してその機構に破綻を生じやすく，体液異常，電解質異常の発生を招きやすい．

　本項では，生理的体液調節機構に対する加齢の影響について述べ，さらに，加齢による電解質代謝の異常のうち頻度が最も高いNa異常，特に低ナトリウム血症を中心に述べる．

体液調節と加齢性変化

体液と浸透圧

　生体の総体液量（total body water；TBW）は体重の60％で，40％は細胞内液（intracellular fluid；ICF）として，20％は細胞外液（extracellular fluid；ECF）として存在する．後者のうち，15％は細胞間質と細胞移行液として，5％は血漿として存在する．加齢とともに，生体のTBWは減少する．すなわち，20歳代の60％体重から80歳代の40〜55％体重に減少するが（図1），これは主として，筋肉量の減少と体脂肪の増加が関係したICFの減少による．血漿浸透圧または血清Na濃度は電解質や水分の経口摂取量や腎を介してのNa^+，K^+，水分の代謝調節と水分のICFとECFの分布によって決まるため，加齢の影響を受けやすい．

高齢者でみられる生理的機能変化，特有の環境的要因（表1）

　加齢とともに糸球体濾過率（glomerular filtration rate；GFR）は低下し，80歳代では30歳の50〜60％である．したがって，老化とともに水やNaの排泄は低下する．また，腎の最大尿濃縮力や希釈力も加齢とともに低下するため，水代謝に影響し血清Na異常が生じやすい[1,2]．

　水代謝に関与する抗利尿ホルモン（antidiuretic hormone；ADH）の分泌調節は血漿浸透圧の変化を感じる浸透圧受容器，血圧の上昇や低下，体液量の増減を感じるそれぞれ圧受容器と容量受容体により調節されている．加齢とともに浸透圧受容器を介するADHの分泌は亢進するが，容量受容体を介するADHの分泌感度は低下する．また，水代謝に関係する口渇中枢を介する飲水行動も加齢とともに低下している[3]．他方，レニン-アンジオテンシン-アルドステロン系（RAA系）の分泌も加齢とともに減弱する[3]．したがって，腎を介するNa^+再吸収やK^+，H^+の排泄は低下している．

　表1にあげたような高齢者特有の環境的背景も，体液，電解質調節

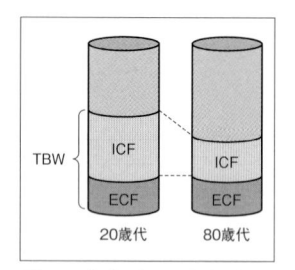

図1　若年者と高齢者の体液分布の違い
TBW：総体液量，ICF：細胞内液，ECF：細胞外液

表1 高齢者でみられる生理的機能変化，特有の環境的要因

生理的機能変化
1. TBW 減少
2. GFR 低下
3. 尿濃縮力低下
4. ADH 分泌増加
5. hANP 分泌増加
6. RAA 系分泌低下
7. 自由水クリアランス低下
8. 口渇中枢の機能低下

環境的要因
1. 慢性合併疾患の存在（高血圧症，糖尿病，骨粗鬆症など）
2. 多剤内服
3. 塩分摂取量低下
4. 感染症に罹患しやすい
5. 身体活動低下

TBW：総体液量，GFR：糸球体濾過率，ADH：抗利尿ホルモン，hANP：ヒト心房性ナトリウム利尿ペプチド，RAA：レニン-アンジオテンシン-アルドステロン

表2 低ナトリウム血症，高ナトリウム血症をきたす主な薬剤

低ナトリウム血症	機序
サイアザイド系利尿薬	Na 喪失，ADH 分泌
SSRI	ADH 分泌，腎での ADH 作用増強
NSAIDs	自由水排泄障害
ハロペリドール，クロルプロマジン	ADH 分泌
三環系抗うつ薬	ADH 分泌
カルバマゼピン	ADH 分泌
シクロホスファミド	腎での ADH 作用増強
デスモプレシン	ADH アゴニスト

高ナトリウム血症	機序
リチウム	AQP-2 減少
トルバプタン	cAMP 減少
ループ利尿薬	希釈能低下
マンニトール	浸透圧利尿

ADH：抗利尿ホルモン，SSRI：選択的セロトニン再取り込み阻害薬，NSAIDs：非ステロイド性抗炎症薬，AQP：アクアポリン，cAMP：サイクリックアデノシンーリン酸

に大きく影響している．

高齢者のNa異常

低ナトリウム血症

加齢は低ナトリウム血症の独立した危険因子であり[4]，低ナトリウム血症を指摘される患者の大部分は65歳以上の高齢者である．生理的機能変化，環境的背景が複雑に絡みあって病態が形成されていることが多い．種々の薬剤がNa異常を引き起こすことが知られているが（**表2**），特に，サイアザイド系利尿薬[5]，SSRI（selective serotonin reuptake inhibitor）[6]が高齢者の低ナトリウム血症の誘因として重要である．血清Na値が速やかに低下すると低ナトリウム血症の症状から発見されることがあるが，大部分は緩徐に進行し無症状であるためルーチン検査で発見される．高齢者の低ナトリウム血症をみた場合，循環血漿量を支点とした病態解析を足がかりに，背景に潜む原因疾患を鑑別することが非常に重要である．高齢者が各種疾患で入院時に低ナトリウム血症を認める場合の死亡率は2倍に上昇することが報告されており[7]，臨床医として認識しておくべきである．

低ナトリウム血症の主な病態
うっ血性心不全

高齢者低ナトリウム血症の原因として，心不全，肝硬変といった加齢に伴う浮腫性疾患に属するものが最も多い．うっ血性心不全では，心拍出量の低下を起点に，水やNa調節ホルモンの分泌が促進されて水やNaの貯留が引き起こされるが，水貯留がNa貯留を上回るため希釈性

■高齢者で低ナトリウム血症の原因となる主な疾患
- うっ血性心不全
- ADH 不適合分泌症候群
- MRHE
- 下垂体前葉機能低下症

低ナトリウム血症となる．全循環血漿量は増加しているものの，いわゆる有効循環血漿量は低下しており，この点に関しては肝硬変と病態が類似している．圧受容器はこれに反応して ADH の分泌，RAA 系や交感神経系を賦活し[8]，腎集合尿細管における水の再吸収が持続的に亢進する．また心不全患者では，低ナトリウム血症自体が心不全の予後判定に重要であることも報告されている[9]．

ADH 不適合分泌症候群（SIADH）

詳細は他項に譲るが，病因は異所性 ADH 産生腫瘍，下垂体後葉由来の ADH 分泌亢進に分けられる．後者は胸腔内疾患，中枢神経疾患や薬剤などで引き起こされる．悪性腫瘍，胸腔内の肺感染症，脳梗塞，脳出血，頭部外傷などの原因疾患が加齢に伴って増加することも，高齢者 SIADH の発症増加にかかわる一因である．

MRHE（mineralcorticoid responsive hyponatremia of the elderly）

MRHE は石川らによって近年提唱された疾患概念で，加齢による RAA 系の反応性低下により Na 保持機構の作用不全が起こり，代償的に ADH 分泌が亢進している状況である．SIADH との鑑別は非常に困難であるが，理論上，体液量は若干低下している．よって，SIADH と同様に水制限を行うと，脱水が顕在化して，血圧が低下する危険性をはらんでいる．石川らは高齢者の低ナトリウム血症（130mEq/L 以下）の約 1/4 を MRHE が占め，SIADH は従来考えられていたほど多くないと報告している[10]．

MRHE では水制限は禁忌であり，治療として，高血圧や高度の冠動脈疾患などの禁忌がなければフロリネフを投与することを考慮する．実際には，低ナトリウム血症の回復には時間がかかることが多いため，高塩分食などの補助療法を行い，常に体液量評価のフォローアップを行うことが重要である．

下垂体前葉機能低下症

高齢者で感染症による発熱を契機にみられる低ナトリウム血症では，本症の存在を常に念頭におく必要がある．入院で発見された 65 歳以上の低ナトリウム血症（130 mEq/L 以下）では，約 40％が未発見の下垂体前葉機能低下症によるとも報告されており[10]，これは高齢者ではストレスによって下垂体前葉機能低下症が顕在化しやすいことを示している．これらの変化は下垂体・副腎系の障害，主にコルチゾールの分泌不全に依存するため，低ナトリウム血症とともに血清 K 値は基準値上限かこれを超え，好酸球も増加傾向を示す．

Na 摂取不足と低ナトリウム血症

加齢に伴って脳血管障害や消耗性疾患などのため，リハビリテーションや長期臥床の患者が増加している．元来，腎の Na 保持能が徐々に低下することに加えて，食事からの Na 摂取の減退は高齢者の体内 Na 不足を招きやすいことも忘れてはならない．

高ナトリウム血症

　加齢は高ナトリウム血症の独立した危険因子でもある[4]．入院時に高ナトリウム血症を呈していたものは，80歳以上の高齢者が多かったこと[11]，高齢者で基礎疾患は感染症がほとんどであったこと[12]などが報告されている．つまり，外来でみる高ナトリウム血症は高齢者のように口渇に異常があったり，飲水が自由にできない人が，感染症などで不感蒸泄，発汗による水分ロスを起こして発症するケースが多い．高齢者が各種疾患で入院時に高ナトリウム血症を認める場合の死亡率は，7倍にまで上昇することが報告されている[11]．

高齢者でみられるその他の電解質異常

　Na以外の電解質異常としては，K，Ca異常に関して，簡潔に説明する．
　高カリウム血症に関しては，前述のとおりRAA系が生理的に低下し，腎からのK排泄が低下することが一因である．この傾向は糖尿病合併患者で強いことが知られている．また，実際は多くの場合で，RAA系の単独機能低下のみならず，腎機能低下，RAA系阻害薬（ACE阻害薬，ARB，直接的レニン阻害薬），アルドステロン拮抗薬（スピロノラクトン，エプレレノン），NSAIDsといった要因が関与している．そのような場合，果実や穀物などKを豊富に含む食品の摂取制限や，利尿薬投与によるK排泄促進にて対応することが多い．
　低カリウム血症に関しては，グリチルリチンを含む薬剤（グリチルリチン製剤，甘草を含む漢方薬）によりもたらされる偽性アルドステロン症，利尿薬投与によるKの排泄促進が原因としてあげられる．
　高齢者で高カルシウム血症にかかわる因子として，まず医原性のもの，具体的には，高血圧症に対するサイアザイド系利尿薬の内服，骨粗鬆症に対するビタミンDの内服，Caサプリメント薬の過剰内服などがあげられる．それ以外では，悪性腫瘍に起因する副甲状腺ホルモン関連ペプチド（PTHrP）の過剰産生，多発性骨髄腫や乳癌，前立腺癌による骨融解，結核やサルコイドーシスといった慢性肉芽腫でのビタミンD産生過剰などがあげられ，これらの因子が複合的に関与している場合も多い．

　高齢者診療にあたり，体液，電解質異常はしばしば遭遇する病態である．多因子で病態が形成されることが多いが，機序をしっかりと考察し治療につなげる姿勢が重要である．

（広浜大五郎，下澤達雄）

◎文献
1）Luckey AE, Parsa CJ. Fluid and electrolytes in the aged. Arch Surg 2003；138：1055-60.

2) Lye M. Electrolyte disorders in the elderly. Clin Endocrinol Metab 1984；13：377-98.
3) Miller M. Fluid and electrolyte homeostasis in the elderly：physiological changes of ageing and clinical consequences. Baillieres Clin Endocrinol Metab 1997；11：367-87.
4) Hawkins RC. Age and gender as risk factors for hyponatremia and hypernatremia. Clin Chim Acta 2003；377：169-72.
5) Clark BA, et al. Increased susceptibility to thiazide-induced hyponatremia in the elderly. J Am Soc Nephrol 1994；5：1106-11.
6) Jacob S, Spinler SA. Hyponatremia associated with selective serotonin-reuptake inhibitors in older adults. Ann Pharmacother 2006；40：1618-22.
7) Terzian C, et al. Admission hyponatremia in the elderly：factors influencing prognosis. J Gen Intern Med 1994；9：89-91.
8) Schrier RW, Abraham WT. Hormones and hemodynamics in heart failure. N Engl J Med 1999；341：577-85.
9) Gheorghiade M, et al. Relationship between admission serum sodium concentration and clinical outcomes in patients hospitalized for heart failure：an analysis from the OPTIMIZE-HF registry. Eur Heart J 2007；28：980-8.
10) Ishikawa Se, et al. Close association of urinary excretion of aquaporin-2 with appropriate and inappropriate arginine vasopressin-dependent antidiuresis in hyponatremia in elderly subjects. J Clin Endocrinol Metab 2001；86：1665-71.
11) Snyder NA, et al. Hypernatremia in elderly patients. A heterogeneous, morbid, and iatrogenic entity. Ann Intern Med 1987；107：309-19.
12) Palevsky PM, et al. Hypernatremia in hospitalized patients. Ann Intern Med 1996：124：197-203.

各論

【検査値の単位一覧】

各論では症例の検査値の一部の単位を省略した．省略した単位は以下のとおり

血圧	mmHg		尿 NAG	U/L
呼吸	/分		尿 β_2MG	μg/L
脈	/分			
			WBC	/μL
Na	mEq/L		RBC	/μL
K	mEq/L		Hb	g/dL
Cl	mEq/L		Ht	%
BUN	mg/dL		Plt	/μL
Cr	mg/dL		APTT	秒
UA	mg/dL			
BS（FBS）	mg/dL		ACTH	pg/mL
HbA1c	%		コルチゾール	μg/dL
Ca	mg/dL		FT_3	pg/mL
IP	mg/dL		FT_4	ng/dL
Mg	mg/dL		TSH	μIU/mL
TP	g/dL		ADH	pg/mL
Alb	g/dL		PTH	pg/mL
AST	U/L		PTHrP	pmol/L
ALT	U/L		PAC	pg/mL
ALP	U/L		PRA	ng/mL/時
LDH	U/L		ANP	pg/mL
γ-GT	U/L		BNP	pg/mL
T.Bil	mg/dL		浸透圧	mOsm/kgH$_2$O
NH$_3$	μg/dL		1,25(OH)$_2$D	pg/mL
TC	mg/dL			
TG	mg/dL		PaO$_2$	mmHg
CK	U/L		PaCO$_2$	mmHg
Mb	ng/mL		SaO$_2$，SpO$_2$	%
CRP	mg/dL		HCO$_3^-$	mEq/L
IgG・A・M	mg/dL		BE	mmol/L
			Lac	mmol/L

※各症例で示された検査の基準値は，当該施設のものを用いている．

Case 1 喘鳴を伴う呼吸不全とけいれん重積を主訴に救急搬送された生後2か月の男児

Keyword ナトリウム　呼吸器疾患　けいれん重積　ナトリウム補正

症例

2か月，男児

主訴　けいれん重積

既往歴・家族歴　周産期歴，発達に異常なし．けいれん疾患なし．

現病歴　3日前から咳嗽，鼻汁を認めていた．徐々に症状が増悪したが，普段と変わりなくミルクを摂取できていた．本朝から頻呼吸，活気不良を認めたため近医受診したところ，待合室にてけいれん重積状態となり転院搬送となった．

身体所見　大泉門平坦．膨隆認めず．呼吸58回．呼吸音は両肺野にて粗．呼気性喘鳴を聴取．左右差なし．呼吸様式は肋間，鎖骨上窩にて陥没あり，鼻翼呼吸も認めた．SpO_2 95（酸素マスク5 L/分）．心拍数165．血圧120/65．意識レベル：JCS 200，GCS E1V1M3．両下肢の硬直を認める．体温36.4 ℃．浮腫を認めず．

検査結果　尿浸透圧305，尿Na 61
Na **112**，K 4.4，Cl 80，Cr 0.2，BS 174，CRP 0，血中ADH 10.9，コルチゾール12，血清浸透圧**242**，WBC 8,870
動脈血液ガス分析（酸素マスク5L/分）pH 7.36，PaO_2 78.6，$PaCO_2$ 50.8，HCO_3^- 25.3，BE 0.6，Lac 0.8
鼻汁RSウイルス抗原陽性．
胸部X線　肺の過膨張および両肺野に間質性陰影増強を認めた．
頭部CT　出血，腫瘍，脳浮腫などの器質的異常を認めず．
心臓超音波　心収縮良好．LVEdD φ 22mm（正常範囲内）

入院後の経過

抗けいれん薬投与後速やかにNa補充を開始し，止痙．安定気道確保および呼吸管理目的に，気管挿管のうえ人工呼吸管理とした．順次Na投与，水分制限，利尿薬投与を開始した．

【入院3病日】Na 131となったためNa補正中止．

【入院4病日】Na 139．呼吸状態，意識レベル改善を確認し，呼吸器離脱・抜管とした．

【入院5病日】経口摂取可能となる．血清Na 140，血清/尿浸透圧287/281と改善がみられた（血中ADH 1.2）．

【入院9病日】点滴抜去．

【入院11病日】MR-CT（brain），ABR，EEG施行するが異常は認めず．

【入院13病日】退院．

■乳児のけいれん重積の鑑別には，遺伝・周産期異常，代謝異常，呼吸・循環障害，頭蓋内損傷（特に，虐待），電解質異常を考える．

■本症例では，臨床症状や身体所見および検査結果から，SIADHに伴う低ナトリウム血症によるけいれん発作を強く疑った．

■ジアゼパム静注にて止痙したが，脳波モニターにて異常波が断続的に観察された．そのため，ミダゾラム持続静注を行いつつ，血清Na値を120 mEq/Lまで急速に補正したところ，異常波は消失した．

■以後は浸透圧脱髄症候群（osmotic demyelination syndrome）を防止するため，血清Na値を緩徐に補正した．

尾迫貴章，小谷穣治（兵庫医科大学救急・災害医学講座）

ステップアップのカギ

低ナトリウム血症の診断は体内水分量が，①減少（嘔吐・下痢，浸透圧利尿），②正常〜過剰（副腎皮質機能低下，SIADH），③過剰（心不全，肝硬変など）の各タイプに分けると鑑別しやすい．

SIADHの診断基準は表1, 2[1]の通りで，脱水所見のないことが必須条件である．原因は悪性腫瘍，中枢神経疾患，呼吸器疾患に大きく分けられる．呼吸器疾患では，胸腔内圧が上昇すると静脈還流が減少することを受け，水分貯留に傾き低ナトリウム血症となる．

治療は水分の摂取制限と排泄促進が中心になるが，低ナトリウム血症が著しくけいれんなどの緊急対応を要する患者では，症状が改善するまで3% NaClを2 mL/kg投与[2]，もしくは血清Na値が120〜125 mmol/Lになるまで，もしくは血清Naが18 mEq/L上昇するまで急速投与するとされている[3]．ただし，浸透圧脱髄症候群を防止するための補正速度に関する明確なエビデンスはなく，さまざまに報告されている．

表1 SIADHの原因

1. 中枢神経系疾患：髄膜炎，外傷，くも膜下出血，脳腫瘍，脳梗塞・脳出血，Guillain-Barré症候群，脳炎
2. 肺疾患：肺炎，肺腫瘍，肺結核，肺アスペルギルス症，気管支喘息
3. 異所性バソプレシン産生腫瘍：肺小細胞癌，膵癌
4. 薬剤：ビンクリスチン，クロフィブレート，カルバマゼピン，アミトリプチリン，イミプラミン

表2 ADH不適合分泌症候群（SIADH）の診断の手引き

I. 主症候	1. 脱水の所見を認めない 2. 倦怠感，食欲低下，意識障害などの低ナトリウム血症の症状を呈することがある
II. 検査所見	1. 低ナトリウム血症：血清ナトリウム濃度は135 mEq/Lを下回る 2. 血漿バソプレシン値：血清ナトリウム濃度が135 mEq/L未満で，血漿バソプレシン濃度が測定感度以上である 3. 低浸透圧血症：血漿浸透圧は280 mOsm/kgを下回る 4. 高張尿：尿浸透圧は300 mOsm/kgを上回る 5. ナトリウム利尿の持続：尿中ナトリウム濃度は20 mEq/L以上である 6. 腎機能正常：血清クレアチニンは1.2 mg/dL以下である 7. 副腎皮質機能正常：早朝空腹時の血清コルチゾールは6 μg/dL以上である
III. 参考所見	・原疾患（表1）の診断が確定していることが診断上の参考となる ・血漿レニン活性は5 ng/mL/時以下であることが多い ・血清尿酸値は5 mg/dL以下であることが多い ・水分摂取を制限すると脱水が進行することなく低ナトリウム血症が改善する
診断基準	確実例：Iの1およびIIの1〜7を満たすもの
鑑別診断	低ナトリウム血症をきたす次のものを除外する 1. 細胞外液量の過剰な低ナトリウム血症：心不全，肝硬変の腹水貯留時，ネフローゼ症候群 2. ナトリウム漏出が著明な低ナトリウム血症：腎性ナトリウム喪失，下痢，嘔吐

（厚生労働科学研究費補助金 難治性疾患克服研究事業 間脳下垂体機能障害に関する調査研究班．2011[1]より）

主治医からのコメント

SIADHはまれな疾患ではなく，気管支喘息発作症例や人工呼吸管理症例などでも経験する．初診時での診断確定は困難であるが，尿量が維持されているが血管内水分が正常〜過剰の状態にあることと，尿中Na排泄（20 mEq/L以上）を証明できれば臨床的には診断可能である．

ここがPOINT

血漿だけでなく尿浸透圧も測定すること．

◎文献
1) http://square.umin.ac.jp/kasuitai/doctor/guidance/SIADH.pdf
2) Overgaard-Steensen C. Acta Anaesthesiol Scand 2011；55：139-48.
3) Chubb SA. Clin Biochem Rev 2009；30：35-8.

Case 2 高度低ナトリウム（97mEq/L）を呈した症例

Keyword SIADH　薬剤性　抗精神病薬　意識障害　肺水腫

症例

77歳，女性

主訴　意識障害
既往歴　8年前からうつ病と診断される．
投薬歴　クロルプロマジン 25 mg，プロメタジン 12.5 mg，フェノバルビタール 40 mg の合剤（ベゲタミン-A®）1錠，スルピリド 100 mg（ドグマチール®）を投薬され，8年間規則正しく内服していた．
家族歴　特記事項なし．
現病歴　自宅の台所で嘔吐・失禁，意識消失し倒れているところを家族により発見され，当院救命センターへ搬送．家族からの聴取では，食生活は正常で日常的に大量に飲水していない．
身体所見　意識レベル：JCS 200．血圧 188/68，脈 48，体温 33.9℃．呼吸は努力様で，呼吸音は両側上肺野に水泡音を聴取した．皮膚に乾燥および浮腫は認めなかった．
検査結果　Na **97**，K 4.9，Cl **67**，Ca 6.9と高度の低ナトリウム血症，低クロール血症を呈しアニオンギャップは 10.8 mEq/L であった．血漿浸透圧 **209**，尿浸透圧 **441**，BUN 10，Cr 0.3，BS 209，TP 5.7，BNP 110，CRP 0.1，甲状腺機能正常．
WBC 14,500，RBC 379万，Hb 11.6，Ht 33.8，Plt 23.1万

動脈血液ガス分析（O_2 10L/分）　pH 7.31，PaO_2 72.6，$PaCO_2$ 39.0，HCO_3^- 19.2，BE −6.0，Lac 31
止血・凝固検査正常．生化学検査で肝機能は正常．
画像所見　胸部単純X線にて肺門側優位の浸潤影と両側肺野の透過性が低下し肺水腫と考えられた．頭部CTは脳溝の消失および脳室の狭小化があり，両側大脳白質を中心とした広範な浮腫が認められた．

入院後の経過

入院直後から投与されていたすべての抗精神病薬の内服を中止し，1日の血清 Na 濃度の上昇が 10 以下となるように，0.9％生理食塩水と細胞外液により約 1,500 mL/日の補液を行ったところ，血清 Na 濃度は徐々に上昇した．入院5病日に初めて血清 ADH を測定したが，同時期の血漿浸透圧が 221 と低値にもかかわらず，血清 ADH は 2.3 と正常高値であった．以上の所見より本症例は SIADH（ADH不適合分泌症候群）と診断した．入院時の肺水腫および脳浮腫は血清 Na 濃度が上昇するのに伴って改善した．
【入院7病日】Na 127，意識は清明となった．
【入院12病日】血清 ADH 0.8 と正常値となった．
【入院17病日】頭部 MRI で脳幹の脱髄などの異常所見は認めなかった．
【入院22病日】神経学的に正常な状態で退院．

■日常的に大量の水を飲水し，水中毒となることは統合失調症ではまれならず経験されるが，本症例は異常行動もなく，大量飲水の事実はないため急性水中毒は否定的であった．
■本症例で初診時にみられた肺水腫と脳浮腫はともに血漿浸透圧低下に伴う水分の間質への移動によって生じたものであると診断した．低ナトリウム血症は薬剤の中止と適切な補液によって改善したため，薬剤性の低ナトリウム血症であると考えた．
■高度の低ナトリウム血症で低浸透圧血症を呈したにもかかわらず，尿浸透圧は血漿浸透圧の2倍以上であり尿は濃縮されていた．さらに尿中への Na 排泄が持続しており，

奥地一夫，岩村あさみ（奈良県立医科大学救急医学）

SIADHの診断基準を満たしていた．ADHの放出に対する浸透圧の閾値は280付近にあり，この値より浸透圧が低いとADHは感度以下となることが知られている．

■視床下部にドパミン D_2 受容体が多く分布しており，浸透圧受容体および浸透圧変化に応じて視索上核，室傍核からADHが分泌される．仮説の域は脱しないが，これらの細胞の D_2 受容体に対するクロルプロマジンによる抑制が浸透圧調節のフィードバックコントロールを障害してADHの持続的分泌がもたらされたのではないかと考えている．

■SIADHによる低ナトリウム血症の治療の原則は総水分量の制限である．本症例では約1,500 mL/日の補液とNaの投与も行ったところ徐々に血清Naの改善をみた．ガイドラインでは水分を15～20 mL/kg/日とするとの記述があり，1,500 mL/日の補液は水分制限としては緩徐である．血清Na濃度の上昇速度は10 mEq/L/日以下でないと橋中心髄鞘崩壊を生じる可能性があるため，慎重な補正が必要である．

● ステップアップのカギ

本症例のように高度の低ナトリウム血症はきわめてまれであり，意識障害や肺水腫を伴った場合，死亡する可能性が高く，ほとんどの場合集中治療の対象となる．Jamieson[1]の報告によれば，入院症例のうち28.5％が低ナトリウム血症を呈し，補液を行った症例には普通に出現する病態である．しかし，これらのうちNa濃度110以下の例は0.04％であったと報告している[1]．さらに本症例のように100以下のものはきわめてまれと考えられる．

SIADHでは非生理的に過剰なADHの持続的分泌により初期には水の貯留が起こり，容量負荷の状態となり腎からのNaと水の排泄が促進される．しかし，腎で水よりもNaの排泄が相対的に多いため，細胞外液量の増加のない低ナトリウム血症の状態を生じると考えられている．この状態が1～2週間持続すれば定常状態となり水，Naの摂取と排泄は一定となり，血清Na値は低値に固定し変動は少なくなる．さらに低Naの方向へ進むためにはADHの持続的分泌の増加と患者の水の摂取の増加が重要と考えられる．

本症例の場合，高度の低ナトリウム血症は短期間に97mEq/Lに至ったとは考えられない．年余にわたるADHの持続的分泌とこれに加えて，本人はもとより家族も気づかないような水の経口摂取の緩徐な増加が続き，徐々にNaが低下していき，代償しきれなくなって脳浮腫による頭蓋内圧亢進および昏睡状態で発症したと考えられる．

主治医からのコメント

本症例では入院後投薬を中止することにより低ナトリウム血症の改善およびADHの低下がみられたことから，8年にわたるクロルプロマジンなどの抗精神病薬投与がSIADHの原因であると考えられる．今日に至るまでフェノチアジン系抗精神病薬によってSIADHが生じたとする報告が散見されるが[2,3]，その生じる機序に関して確定的な根拠は示されていない．

本症例では抗精神病薬としてクロルプロマジンおよびスルピリドが使用されている．両薬剤ともに脳内のドパミンの D_2 受容体の抑制作用をもつが，スルピリドは脳内移行が悪く，一方クロルプロマジンは中枢神経への作用が強いためクロルプロマジンが重要な役割を果たしたと思われる．

ここがPOINT 低ナトリウム血症は医原性のことも多く，詳細な病歴聴取が必要である．

◎文献
1) Jamieson MJ. Br Med J 1985；290：1723-8.
2) Matsumura M, et al. Intern Med 2001；40：459.
3) 岩村あさみほか．日神救急会誌 2009；21：65-8.

Case 3 頭部外傷の入院中に生じた低ナトリウム血症

Keyword ナトリウム　SIADH　頭部外傷

症例

■ 29歳，男性

■ **主訴**　意識障害，頭部外傷

■ **現病歴**　映画館で3D映画を鑑賞後，トイレでめまいを覚えて後方に転倒し救急搬送された．来院時の意識レベルはJCS 2，髄液耳漏が認められた．直後に撮影された頭部CTにより右側頭骨，右頸動脈管から蝶形骨洞右壁に至る骨折，左前頭葉上部の外傷性脳出血およびくも膜下出血と診断され入院した．意識障害は数時間で軽快したが，入院2病日に頭痛・悪心が出現．脳浮腫と頭蓋内圧亢進が原因と判断しグリセオール®の投与を開始．その後，入院4病日の生化学検査で低ナトリウム血症を認めた．

■ **身体所見（入院4病日）**　173.2cm，55.8kg，血圧130/70，脈76整．右耳介後部に径約7cmの皮下血腫を認める．甲状腺腫大なし．心雑音を聴取せず．肺野清明．腹部血管雑音なし．腹部は平坦・軟．下肢に軽度の浮腫を認める．神経学的検査：明らかな異常所見なし．

■ **検査結果**　Na 119，K 3.8，Cl 93，BUN 5.1，Cr 0.5，UA 1.8，Ca 9.0，IP 2.6，TP 5.9，Alb 3.3，AST 27，ALT 37，ALP 130，LDH 170，γ-GT 37，T.Bil 0.5，CRP 0.18
WBC 6,600，RBC 426万，Hb 13.1，Ht 33.3，Plt 18.5万

追加検査　ACTH 20.5，コルチゾール 14.9，FT_3 2.2，FT_4 1.25，TSH 0.92，ADH 4.4，血漿浸透圧 261，尿浸透圧 669，尿中Na排泄 286 mEq/L（12.0 g/日）

■ **入院後の経過**

以上の検査結果から，ADH不適合分泌症候群（SIADH）による低ナトリウム血症と診断し，水分制限とともに3% NaCl補液を開始した．

【入院5病日】SIADHを疑い治療を開始．

【入院8病日】Na 130に上昇し倦怠感が改善．

【入院14病日】Na 139に上昇したためNaの負荷を中止．その後もNa 130程度が継続したため水分制限と塩分負荷食を指示して退院とした．

■ 低ナトリウム血症は130～135 mEq/L程度の軽症ならば症状は現れないことが多いが，130 mEq/L以下になると虚脱感や疲労感などが現れ，さらに低下するにつれて錯乱，悪心，食欲不振，頭痛，けいれん，昏睡などが出現するようになる．

■ 本症例の場合，当初は頭部外傷後の頭痛と悪心を外傷による症状と考えていたが，受傷後数日経過してから増強したことや，生化学検査所見から低ナトリウム血症が主因と判断し精査，治療を開始した．

■ 集中治療室でも低ナトリウム血症に遭遇する場面は少なくないが，その多くは不適切な輸液計画による医原性とされている．本症例は頭部打撲後の脳浮腫予防のためにグリセオール®800 mL/日を投与していることから，水の細胞内から細胞外への移動による偽性（高浸透圧性）低ナトリウム血症を最初に疑ったが，血漿浸透圧が近似式 {2(Na＋K)＋BS/18＋BUN/2.8} で 252 mOsm/kg，実測値で 261 mOsm/kg に低下していることが判明したために，偽性（高浸透圧性）低ナトリウム血症は否定的と考えた．

■ 身体所見上，軽度の浮腫や体重増加など水分過剰の徴候がみられること，入院後のAlb，

河野　了（筑波大学附属病院救急・集中治療部）

Hb，BUN，Cr の推移から血液の希釈が疑われること，低浸透圧血漿にもかかわらず尿浸透圧が高く，Na 排泄が増加していることから，水分の貯留と Na の無秩序な排泄が疑われた．その原因として腎臓，副腎，甲状腺などの機能を評価したがいずれも正常であり，加えて ADH 濃度の上昇を認め，SIADH の診断に至った．

● ステップアップのカギ ●●●●●●●

近年，低ナトリウム血症は心不全をはじめとするさまざまな疾患の予後を左右する因子として注目されている．特に救急・脳外科領域においては低ナトリウム血症が重症の頭蓋内病変の約 30 ％に合併し，脳血管の透過性を亢進させることにより二次的に脳組織障害が加わり死亡率が 14 ％に上昇すると報告されている[1]．

抗利尿ホルモン（ADH）は，視床下部の視索上核と室傍核で産生され神経軸索を通り下垂体後葉に貯蔵される．ADH は血漿浸透圧の上昇が刺激となり血中に放出されるが，頭部外傷やくも膜下出血，脳腫瘍などの頭蓋内病変では視床下部の機械的ダメージにより浸透圧に対する分泌閾値が低下するほか，視床下部から直接血中に漏出するなどの機序により血中の ADH が増加し SIADH が発症すると推測されている．つまり，SIADH の本態は自由水の過剰による希釈性の低ナトリウム血症であるので，治療の原則は臓器への還流が保たれている範囲での水分制限である．

頭蓋内病変に合併する低ナトリウム血症としてほかに考慮すべき病態としては，中枢性塩類喪失症候群（CSWS）があげられる．近年では，脳外科領域の低ナトリウム血症は SIADH よりもむしろ CSWS のほうが多いと報告され，ますます重要になってきている．CSWS の機序はいまだ明確ではないが，腎への交感神経刺激の減少，ANP，BNP，ウアバイン様物質，内因性ジギタリス様物質の遊離などによる腎での水，Na の再吸収の抑制から水と塩分が喪失することが関与していると推測されている．したがって CSWS の治療としては，水，Na の補充をまず始めに行うことが多い．これに十分に反応しない場合には水，Na の保持を目的として鉱質コルチコイド（フルドロコルチゾン，ヒドロコルチゾン）の投与を行うこともある．

主治医からのコメント

血管内脱水をきたしている CSWS を SIADH と誤って水制限すると，循環血漿量の減少により脳血管攣縮が発生する確率が高くなるため，この両者の鑑別は非常に重要である（p.131，表参照）．本症例では体重増加や皮膚の浮腫など水分貯留の徴候が明らかであったため，SIADH と CSWS の鑑別が比較的容易であったが，特に高齢者では身体所見から水分量を推定しにくいこともあり確定的に診断するのが難しい症例も少なくない．

CSWS では疾患の本態として ANP，BNP が増加するが，SIADH でも心臓への容量負荷により ANP，BNP が増加するため，診断の指標にはしにくい．尿酸クリアランスが鑑別に有効とする報告もあるが，一方では否定的な意見もある．CSWS と SIADH が同一の症例で時期を別にして発症したとする報告もあり，結局，SIADH が疑われたとしても，脳循環の減少を危惧して水制限よりも塩分の補充を優先してしまっているのが実情である．

ここが POINT
ADH の検査結果がわかるまでにタイムラグがあるため，脱水の評価と浸透圧の測定が重要である．

◎文献
1）Zhang W, et al. J Emerg Med 2010；39：151-7.

Case 4　嘔気, 嘔吐で発症したSIADH由来の低ナトリウム血症

Keyword　低ナトリウム血症　SIADH　Rathke嚢胞

症例

66歳, 男性

- **主訴**　嘔吐, 下痢, 頭重感
- **現病歴**　52歳時（14年前）から間欠的に頭痛を自覚していた. 入院1か月前から頭重感が増悪し, 7日前から下痢, 嘔気, 嘔吐が出現するようになった. 他院受診し入院となったが著しい低ナトリウム血症（107 mEq/L）のため当科へ転院となった.
- **既往歴**　35歳時（30年前）に交通外傷受傷後, 閉所での恐怖感を自覚するようになった. 56歳時（10年前）から自律神経失調との診断にて近医よりジアゼパム2 mg/日を投与されていた.
- **身体所見**　169 cm, 55 kg, 血圧138/78（左上腕, 臥位）, 脈拍60, 意識清明. 頭頸部に異常なく, 甲状腺の腫大なし. 胸腹部に異常所見なし. 下腿に浮腫なし, 神経系に明らかな異常なし.
- **検査結果**　尿pH 7.5, 尿蛋白（−）, 尿糖（−）, 尿赤血球＜1/HPF, 尿Na 51, 尿K 26.2, FE_{Na} **0.98％**, FE_{UA} **21.3％**, 尿浸透圧 **358**, TcH_2O **806mL/日**
Na 109, K 4.1, Cl 76, BUN 6, Cr 0.6, UA **1.1**, Ca 8.5, IP 2.9, TP 7.3, Alb 3.4, AST 56, ALT 15, TC 179, TG 49, CRP 0.3
WBC 4,000, RBC 341万, Hb 10.2, Ht 29.6, Plt 16.7万
ACTH 21, コルチゾール 4.4, FT_4 0.88, TSH 2.2, 血漿浸透圧 **221**, PRA **0.3**, PAC **127**, hANP 24

- **入院後の経過**
【入院時〜5病日】低ナトリウム血症については, ①体液量減少は否定的, ②Na排泄率は増加していない, ③低ナトリウム血症（低浸透圧血症）にもかかわらず濃縮尿を呈し, 自由水クリアランスが負であること, などから自由水排泄障害に起因する希釈性低ナトリウム血症と考えられた. 後日血漿AVP濃度が2.0 pg/mLと血漿浸透圧221 mOsm/kgに比して高値であることが判明し, ADH不適合分泌症候群（SIADH）の診断が確定した. なお, 前医での頭部CT, 入院時胸部X線では有意所見は認められなかった. 本症例では軽度の意識障害（傾眠傾向）もみられたため内科的緊急症と判断し, 400 mL/日の飲水制限に加え高張食塩水による塩分負荷（350 mEq/日）を開始した. 5病日には血清Na濃度は125に上昇し傾眠傾向も消失した.

【入院6〜10病日】Na濃度は漸増したがNa投与過剰が懸念されたため8病日からNa投与量を150 mEq/日へ減量し, 10病日にはいったん中止した.

【入院11〜20病日】再び傾眠傾向が出現し12病日にはNa 110まで低下したため, Na投与を再開した（150 mEq/日）. 15病日にはNa濃度は再び120台前半まで増加し傾眠傾向も消失した.

【入院21〜34病日】水分制限の厳格化によってもNa濃度の上昇がみられなかったため, 25病日からデメチルクロルテトラサイクリン（レダマイシン®）600 mg/日の投与を開始した. 翌日からNa濃度の上昇がみられ, 30病日には130を上回り, 以後135〜140程度で推移したため退院となった. 外来にてデメチルクロルテトラサイクリンは漸減中止としたがNa濃度は135前後を維持した.

長谷川　元, 田山陽資（埼玉医科大学総合医療センター腎高血圧内科）

各論
臨床の現場における病態のとらえ方とトラブルシューティング

■低ナトリウム血症の鑑別診断：低ナトリウム血症は希釈性とNa喪失性に大別されるが，本症例では希釈性低ナトリウム血症の診断は比較的容易であった．また，心因性多飲症も病歴と濃縮尿の存在から否定的であった．高齢者の低ナトリウム血症では中枢性塩類喪失症候群（CSWS）や鉱質コルチコイド反応性低ナトリウム血症（MRHE）なども鑑別すべき病態となる．前者は脳出血や脳梗塞などに続発しANPやBNP分泌過剰によるNa排泄過剰が原因とされ，後者は加齢によるRAA系の低下に伴うNa再吸収の低下が主因とされている．いずれもSIADHとの鑑別が必ずしも容易でない場合もあるが，本症例では病歴やNa排泄率，自由水排泄障害や血清尿酸値などから否定しえた．

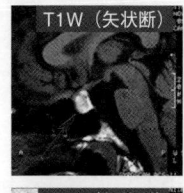

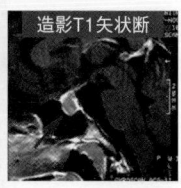

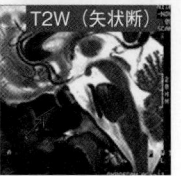

T1：高信号
T2：低信号
Gd：非強調像

図　下垂体MRI画像

■SIADHには薬剤性や中枢神経疾患，肺疾患に伴う場合および異所性ADH産生腫瘍に起因するものなどが知られている．本症例ではいずれも否定的と思われたが，15病日に行ったGd造影下垂体MRIにて鞍上部に進展し脳実質とiso-intensityを示す径2 cmの腫瘤を認め（図），石灰化の欠如やGdによる増強欠除などからRathke囊胞と診断し，SIADHの発症要因と考えられた．また，本症例では血漿浸透圧の変化に伴うAVP濃度の変化がみられず，AVP漏出型（leak type）SIADHに一致すると考えられた．高張食塩水負荷試験では血漿浸透圧の上昇が不十分であったが（248〜253 mOsm/kg），AVP濃度は逆にやや低下し（1.0〜0.85 pg/mL），病型に矛盾しない結果を得た．

ステップアップのカギ

Rathke囊胞はトルコ鞍内の胎生期遺残組織で，通常は無症状で経過する．圧迫などの症状がみられる場合には囊胞液吸引が行われることもある．

SIADH治療の基本は水制限であるが（総水分摂取量15〜20 mL/kg/日），低ナトリウム血症遷延例には食塩投与（200 mEq/日以上）やフロセミド投与下での食塩水投与が行われる．治療抵抗例に対してはデメチルクロルテトラサイクリン（レダマイシン®）600〜1,200 mg/日が試みられ，さらにNa排泄減少を目的にフルドロコルチゾン（フロリネフ®）0.05〜0.1 mg/日の使用も考慮される．本症例は退院半年後に再度低ナトリウム血症が増悪し，本剤0.05 mg/日投与にてNa濃度の安定を得た．

近年，選択的バソプレシンV_2受容体拮抗薬が使用可能となったが，モザバプタン（フィズリン®）は異所性AVP産生腫瘍に伴うSIADHに対して，トルバプタン（サムスカ®）は利尿薬で効果不十分な心不全に対してそれぞれ保険適用が認められており，本症一般に対して使用することはできない．

主治医からのコメント

低ナトリウム血症の鑑別診断には体液量の評価が重要である．また，腎からのNa排泄の評価に際しては尿Na濃度だけでなくNa排泄率（FE_{Na}）が有用である．食塩投与を行っている場合には投与食塩量と尿からの排泄量のバランスをモニターしていくことも適正な治療実施のうえで重要である．

ここがPOINT

遷延する低ナトリウム血症では異所性ADH産生腫瘍ならびに下垂体疾患の精査が必要である．

Case 5 後頭部打撲後に出現した嘔気, 食欲不振

Keyword ナトリウム　浸透圧　排泄過剰　薬剤性　慢性　下垂体　ADH

症例

78歳, 男性

主訴　嘔気, 食欲不振

現病歴　11月25日に自転車にて転倒し, 後頭部を打撲したため近医脳神経外科を受診. 頭部CTでは異常は認められなかった. 11月26日に嘔気, 食欲低下が出現したために, 11月27日近医脳神経外科再診. MRIを施行したが異常は認められなかった. 以後も嘔気などの症状が改善しないため, 当院消化器内科を受診. 腹部所見に異常を認めず腹部超音波を予定しいったん帰宅した. しかし, 食欲が低下したまま12月7日になっても症状が改善しないため, 当院脳神経外科を受診した.

処方　アムロジピン5 mg, オルメサルタン20 mg, インダパミド2 mg

身体所見　意識清明. 頭部異常なし. 中枢神経系異常なし. 胸部異常なし. 腹部異常なし. 下腿浮腫認めず.

検査結果　Na 104, K 3.3, Cl 66, BS 109, TP 5.5, AST 52, ALT 50, LDH 267, γ-GT 74, T.Bil 2.0, ChE 121U/L, TC 124, CK 308, WBC 13,100, Hb 12.4, Ht 34.5, Plt 21.8万
頭部CT, 頭部MRI　明らかな異常は認められない.
そのときに初めて電解質を測定し, Na 104と低ナトリウム血症が認められたため, そのまま当科紹介, 緊急入院した.

入院後検査　尿浸透圧 382, 尿Na 50.7, ACTH 49.3, コルチゾール 231, FT₄ 1.93, TSH 0.73, PAC 111, PRA 2.5

入院後の経過
低ナトリウム血症の原因が当初は不明であり, ADH不適合分泌症候群（SIADH）を含めた原因を念頭に輸液による補正を行った. 食欲低下については頭部CT, MRIでは原因疾患は認められず, Naが改善するにつれて軽快した. その後入院時の血漿浸透圧212に対してADH 1.3 pg/mLとADH高値であり, その他副腎機能不全など低ナトリウム血症の原因疾患を認めずSIADHと確定診断した. 1日2Lと比較的飲水量が多かったが, Naが改善した後は具体的な摂取量の制限をせず水分をあまり飲み過ぎないようにという注意喚起のみでNa 130台に安定し退院した.

■食欲不振は消化管の疾患と考えられがちであるが, ストレスや睡眠不足, 運動不足といった生理的要因や循環器疾患（心不全など）, 呼吸器疾患（COPDなど）, 脳疾患（脳炎, 脳腫瘍, 脳血管障害など）, 感染症, 膠原病, 内分泌代謝疾患などの全身疾患や精神疾患, さらには薬物の副作用が関与していることがあり, 可能性のある疾患のすべてを除外する必要がある.

■本症例では, 画像上腹部所見をまったく認めず消化管疾患以外の疾患の可能性を考える必要があることと, 頭部打撲後から食欲不振が出現したために脳疾患（特に慢性硬膜下血腫）を疑われたが頭部CTやMRIでは異常を認めず, 頭部打撲後初めて行ったスクリーニングで行った採血で低ナトリウム血症を指摘され, このときに初めて食欲低下の症状の原因がわかった.

次田　誠, 岡崎瑞穂, 香川　亨, 寺田典生（高知大学医学部内分泌代謝・腎臓内科）

■血清 Na 濃度は体内総 Na 総量と体内水分量との割合で決まる．低ナトリウム血症は相対的水過剰と考えられ，以下の疾患のなかで鑑別を行う必要がある．
①細胞外液量増加：うっ血性心不全，肝硬変，末期腎不全など
②細胞外液量減少：Na の喪失と考える．消化管からの喪失（下痢，嘔吐，腸閉塞など），熱傷，利尿薬の過剰投与，腎疾患，副腎不全など
③細胞外液量正常：内分泌疾患（副腎不全，SIADH，甲状腺機能低下症など），薬物，水中毒（心因性多飲）など
④偽性低ナトリウム血症：高浸透圧性では高血糖，マンニトール投与など．正常浸透圧性では脂質異常症（高脂血症），高蛋白血症など

ステップアップのカギ

本症例では著明な低ナトリウム血症のわりに症状は食欲不振のみで，通常出現する意識障害など，ほかの症状を認めていない．電解質異常による精神症状に限っては Na，Ca では基本的に慢性的な異常ではなかなか症状が出現しにくいこともある．このため，特に高齢患者の食欲不振，意識障害患者では電解質を含めたスクリーニング検査を行う必要がある．後日当院消化器内科初診時に行った採血の残存血清で Na を測定し直したところ 103 mEq/L とすでに低ナトリウム血症であった．

「SIADH の診断の手引き」（p.117，表 2 参照）のなかでも確実例（Ⅰの 1 およびⅡの 1 〜 7 を満たすもの）が SIADH と診断される．なお，原疾患を p.117，表 1 に示す．低ナトリウム血症で SIADH を疑うときには原疾患の鑑別が必要になり，本症例では後頭部打撲後の SIADH が考えられた．

主治医からのコメント

本症例では症状が食欲不振のみであったため，採血で電解質の分析をされずに原因疾患の発見が遅れた．精神神経症状に限ると，Na や Ca の変化が緩徐な場合には出現しにくいことも多く，典型的な症状が出現しない場合でも電解質異常を否定できない．

低ナトリウム血症の補正は緩徐に行う必要がある．「SIADH の治療の手引き」では 1 日の血清 Na 濃度上昇は 10 mEq/L 以下とするとされているが，それ未満の上昇でも橋中心髄鞘崩壊症を発症し精神異常をきたす可能性もあるので 1 日あたり血清 Na 上昇を 8 mEq/L 未満にとどめることが望ましい．

ここが POINT

プライマリケアにおける電解質測定は重要である．

Case 6 鑑別に苦慮した高齢者低ナトリウム血症

Keyword 低ナトリウム血症　高齢者　MRHE　SIADH

症例

- **69歳，女性**
- **主訴**　全身倦怠感
- **現病歴**　1年前から不眠，耳鳴，全身倦怠感が出現し，近医でうつ病と診断され内服開始．2か月前から倦怠感が増強し当院内科紹介受診．検査では腎機能や副腎不全なく Na 124，尿浸透圧 429，血漿浸透圧 256，AVP 1.0 より ADH 不適合分泌症候群（SIADH）と診断し，外来で 800 mL/日の水制限開始．その翌週に精査入院．
- **処方**　ロラゼパム 1 mg，フェノバルビタール 30 mg，エペリゾン 150 mg，コハク酸ソリフェナシン 5mg，ファモチジン 20 mg
- **身体所見**　150 cm，36.1 kg，BMI 16.0，血圧 91/56，脈 76 整，意識清明．皮膚・口腔内軽度乾燥．甲状腺触知せず．心肺に異常認めず．下腿浮腫なし．認知機能を含め神経学的異常なし．
- **検査結果**　尿蛋白（−），尿浸透圧 382，尿 Na 91，尿 K 17，尿 Cl 80，尿 NAG 7.0，Ccr 66.5mL/分
Na **127**，K 4.4，Cl 94，BUN 11，Cr 0.57，UA 2.4，BS 93，Ca 9.0，IP 3.1，TP 7.0，Alb 4.7，AST 17，ALT 11，LDH 194，TC 191，TG 79，CRP 0.0
WBC 2,800，Hb 12.2，Ht 36.0，Plt 20.6万
ACTH 45.9，コルチゾール 24.2，FT$_3$ 2.24，FT$_4$ 1.32，TSH 1.59，AVP **3.4**，PAC 101，PRA **0.4**，血漿浸透圧 **253**
胸腹部X線・心電図　異常なし
- **入院後検査**　脳MRI・胸部CT・全身PET　異常なし．
- **入院後の経過**　低ナトリウム血症継続．依然 SIADH 診断基準を満たし水制限継続．SIADH 原因疾患は画像上認めず．
  - 【入院5病日】過去に報告はないが薬剤性を疑いロラゼパム以外徐々に休薬．
  - 【入院13病日】Na 129，尿 Na 114．浮腫性疾患なく，塩分摂取（15 g/日）開始．
  - 【入院28病日】Na 129，尿 Na 212．水制限の効果なく，口腔内粘膜や皮膚の乾燥といった体液量減少所見あり．MRHE（mineralcorticoid responsive hyponatremia of the elderly）と診断しフルドロコルチゾン 0.1 mg 内服開始．
  - 【入院34病日】Na 135，尿 Na 154，Ht 33.8，UA 1.7．全身倦怠感も改善し退院．

■ 血漿浸透圧が低く細胞外液量に増減を認めない低ナトリウム血症の鑑別として，副腎や甲状腺の機能低下，心因性多飲，SIADH，MRHE を考える．

■ 本症例では心因性多飲がなく，腎機能や甲状腺機能，副腎機能は正常で SIADH 診断基準を満たし，外来にて水制限が開始された．

■ 近年提唱された MRHE[1] の検査値は SIADH と酷似しており，鑑別は容易ではない（表）．両者の鑑別として，20 mL/kg の水分制限で改善しなければ MRHE と診断し，治療する方法が提案されている[2]．

■ 本症例では水制限で Na 値が改善せず，口腔内粘膜や皮膚の乾燥といった軽度の体液量減少所見を認めたため，MRHE と診断した．鉱質コルチコイドの内服治療を開始したところ，症状・Na 値ともに改善を認めた．

大西俊一郎，竹本　稔，横手幸太郎（千葉大学附属病院糖尿病・代謝・内分泌内科）

表　SIADHとMRHEの類似点と相違点

	SIADH	MRHE
類似点	低ナトリウム血症，低浸透圧血症，高張尿，腎機能正常，副腎機能正常，血漿AVP上昇，浮腫なし，低尿酸血症	
相違点	脱水なし	軽度体液量減少所見あり
	血漿レニン活性低下	血漿レニン活性抑制
		低血圧傾向，血清K正常上限
		循環血液量低下
		フルドロコルチゾン反応性

ステップアップのカギ

　Na^+の90〜95％は細胞外液に存在し，血漿浸透圧を規定する．細胞外液量は体内総Na量に並行して増減が調節され，これによりNa濃度は一定に保たれている．この調節に障害が生じることで低ナトリウム血症が生じるため，低ナトリウム血症の鑑別は血漿浸透圧と細胞外液量に着目して行う．また，診断や治療時の腎性のNa排泄は随時尿で簡便に評価できる．低ナトリウム血症の症状は，軽度（Na 110〜125で食欲低下や傾眠，頭痛，病的反射），中等度（Na 105〜110で悪心や嘔吐，人格変化，昏迷），重度（Na 105未満でけいれんや死亡）に分類され，Na 110以下で中枢神経症状を伴う場合には食塩水による緩徐な補正が必要である．急速なNaの補正は橋中心髄鞘崩壊を招き，非可逆的な神経障害をきたすため注意する．
　MRHEは高齢者にみられる低ナトリウム血症である．発症に性差の報告はなく，高齢者低ナトリウム血症（Na 130以下）の1/4はMRHEであると報告されている[3]．わずかな低ナトリウム血症であっても，高齢者ではADLが低下し，感染などを契機に顕在化して重篤な状態に陥りうることに注意する．加えて高齢者は心機能や腎機能の低下，脳梗塞後遺症，吸収不良，摂取不足，多剤内服など低ナトリウム血症をきたすさまざまな要素を併せ持っていることが多く，その病態把握は容易ではない．MRHEの病態は高齢者のNa摂取不足に加え，加齢に伴いレニン・アルドステロン系の賦活が不十分となるために腎臓でのNa保持能が低下することと考えられている．MRHEの治療は鉱質コルチコイド（フロリネフ®）0.05〜0.3 mg/日の投与で，効果の発現には1〜2週間を要し，維持量は0.025〜0.05 mg/日ほどである．副作用として高血圧や低カリウム血症に注意する．

主治医からのコメント

　MRHEはその疫学や機序に不明な点もあるが，多くの高齢者に存在する可能性があり，高齢者低ナトリウム血症の鑑別すべき疾患として必ず念頭におきたい．
　また，MRHEとSIADHの血液検査結果は酷似しており，その鑑別は容易ではない．両者のうち非専門医の間ではSIADHの疾患概念の認識が高いと思われ，同様の検査結果のもとでは水制限が開始されることが多いと予想される．
　高齢者に発症するMRHEではもともと軽度脱水状態にあるために，SIADHの治療として水制限を行うと全身状態が容易に悪化しうることに注意を払う必要がある．

ここがPOINT　高齢者の低ナトリウム血症にはMRHEも多く，SIADHとは治療法も異なるので注意が必要である．

◎文献
1) Ishikawa S, et al. J Clin Endocrinol Metab 2001；86：1665-71.
2) 湯澤美保ほか．ホルモンと臨床 2008；56巻増刊号：29-32.
3) 石川三衛ほか．medicina 2003；40：1918-9.

Case 7 抑うつ状態が徐々に進行し意識障害に至った症例

Keyword 低ナトリウム血症　意識障害　ACTH単独欠損症　吃逆

症例

61歳，男性

主訴　意欲の低下，意識障害，吃逆，嘔吐

現病歴　6年前から意欲の低下や興味の喪失が出現．精査を行ったがはっきりした原因がわからなかった．2か月前から食欲低下が進行し，吃逆を認めるようになった．体重は2か月で4～5 kg減少した．意識不明となり，救急病院に搬送され，数日入院のうえ，補液にて軽快し退院．退院後も吃逆と嘔吐が続き，近医受診しNa 113と著明な低ナトリウム血症を認めたため，入院のうえ，点滴にて補正を開始した．入院翌日，Na 109と低ナトリウム血症の進行を認め，当院に緊急搬送された．

処方　ベニジピン 4 mg

身体所見　意識レベル：JCS 10～20．163 cm，41.0 kg，血圧 142/89，体温 38.2℃，脈 82整．頻回の吃逆を認める．瞳孔は両側径4 mmで正円同大，対光反射に異常なし．四肢の痙縮を認める．眼瞼結膜に貧血はなく，眼球結膜に黄染なし．頸静脈怒張なし．リンパ節は触知せず，甲状腺腫大なし．心音・呼吸音に異常なし．腹部は平坦・軟で明らかな圧痛は認めず，腸音は亢進している．四肢の浮腫は認めない．

検査結果　Na **111**，K 4.2，Cl 86，BUN 16，Cr 0.7，BS 103，HbA1c（NGSP）5.2，Ca 8.1，IP 2.4，TP 5.6，Alb 3.4，AST 25，ALT 16，ALP 205，γ-GT 16，FT_4 1.11，TSH 1.97，Fe 19 μg/dL，UIBC 158 μg/dL，フェリチン 821 ng/dL，血漿浸透圧 **222**，CRP 0.74，WBC 3,580，Hb 10.4，Plt 20.2万

心電図　正常洞調律でわずかな右軸偏位を認める．V_1～V_3にて陰性T波を認める．

胸部X線　特記すべき異常なし．

頭部単純CT　意識障害の原因となる異常なし．低ナトリウム血症による意識障害が疑われ，内分泌糖尿病内科へ入院となった．

入院後検査　尿Na 106．脳脊髄液検査：外観 無色透明，圧 70 mmH$_2$O，細胞数 1/mm^{3}未満，蛋白 24.1 mg/dL，糖 49 mg/dL，Na 114，K 2.5，Cl 98．
頭部MRI　慢性虚血性変化を認めるが，意識障害の原因となる明らかな異常は認めない．

入院後の経過　高張液の輸液にて補正を開始し，緩徐に血清Na濃度の上昇を図った．意識障害の原因として，髄膜炎や頭蓋内器質病変は否定的．

【入院4病日】Na 121まで改善を認め，意識清明となった．入院時の採血でACTH ≦ 0.5，コルチゾール 2.8であり，ACTH分泌不全による副腎不全および低ナトリウム血症であることが疑われた．

【入院6病日】ヒドロコルチゾン（コートリル®）10 mg/日の内服開始．活気や食欲の回復および抑うつ感の改善を認めた．

【入院9病日】ヒドロコルチゾン休薬のうえACTH，コルチゾール日内変動を測定した．ACTHはすべて感度以下でACTHおよびコルチゾールの日内変動は消失していた．

【負荷試験結果】入院10病日：迅速ACTH試験でコルチゾールは低反応．13病日：連続ACTH試験でコルチゾールの反応あり．17病日：下垂体四者（CRH, GRH, LH-RH, TRH）負荷でACTHは無反応，その他下垂体ホルモンは正常反応．

【入院30病日】以上より，ACTH単独欠損症と診断．ヒドロコルチゾン調節，およびストレス時のステロイドカバーについて説明のうえ退院．

■本症例の場合，著明な低ナトリウム血症があり，意識障害の原因は比較的容易に推測できるが，頭蓋内疾患の除外は必要である．

■低ナトリウム血症の補正を行いながら診断を進める．特にNa 115以下の高度な場合は，橋中心髄鞘崩壊症の発症を防ぐために，10 mEq/L/日以下の速さで緩徐に補正する．

光冨公彦，後藤孔郎，加隈哲也（大分大学医学部内分泌代謝・膠原病・腎臓内科学講座）

■尿中 Na 濃度の上昇を伴っており，Na の腎性喪失であることが予想される．低ナトリウム血症を起こしうる各種ホルモンの精査が必要であり，具体的にはレニンとアルドステロン，ACTH とコルチゾール，TSH と FT_4 および ADH と浸透圧といったように，その上流のホルモンやフィードバック機構を意識して測定することでより病態を把握しやすい．
■本症例では ACTH およびコルチゾールの低下を認め，続発性副腎不全による低ナトリウム血症が疑われ，ヒドロコルチゾンによる補充療法を開始した．また，低血圧や低血糖などの他の副腎不全の所見を認めていなかったが，副腎クリーゼなど患者の病態が重篤な場合は，検査結果を待たずに副腎不全を疑った時点でステロイドの補充療法を開始する．
■最終的な診断は，負荷試験を用いる．具体的にはコルチゾールの基礎値が 17 未満であれば副腎皮質機能低下の可能性があり，副腎皮質機能の評価および障害部位を特定する．特に続発性副腎不全の診断には，CRH 負荷試験で ACTH の反応がないことが重要である[1]．

ステップアップのカギ

副腎不全と水分・電解質異常の関係は，原発性副腎不全ではコルチゾールとアルドステロン両者の欠乏による塩分喪失と脱水によって ADH 分泌亢進が生じて，低ナトリウム血症，高カリウム血症，BUN 上昇が高頻度に生じる．一方，ACTH 単独欠損症のような続発性副腎不全ではアルドステロン分泌は保たれるため，高カリウム血症は生じにくく ADH 分泌亢進による希釈性低ナトリウム血症を認める．また，続発性副腎不全ではコルチゾール不足による POMC 関連ホルモンの分泌亢進を起こさないために色素沈着を起こさず，むしろ平時からの POMC 関連ホルモンの分泌低下により，生理的色素沈着部位の色素脱失を起こすことが，原発性副腎不全と比較する際に有用な所見である[2]．

ACTH 単独欠損症の多くは中高年発症例であり，病因を特定できない特発性のものがほとんどを占める．これまでに，リンパ球性下垂体炎の後や，外傷後に生じたもの，Sheehan 症候群に合併したもの，脳腫瘍に対する放射線療法後に生じたものなどが報告されている[3]．しばしば，慢性甲状腺炎や 1 型糖尿病，多腺性自己免疫症候群などの自己免疫疾患が合併する例や抗下垂体抗体が検出される例などがあり，自己免疫学的な機序の関与が考えられているが，詳細は明らかではない．

ACTH 単独欠損症の症状としては，体重減少，食欲不振，はっきりしない全身倦怠感や易疲労感などの不定愁訴が主体であるが，時に下肢の屈曲性拘縮，高度の筋萎縮，心嚢液貯留，反復性の失神，胆汁うっ滞性黄疸，たこつぼ型心筋症などがあり，これらはコルチゾール補充療法で消失する[2]．

主治医からのコメント

6 年前から抑うつ状態が少しずつ進行し，この頃から ACTH 単独欠損症を発症していた可能性が高いと考えられた症例である．上述の通り不定愁訴が多いため，積極的に疑い，ACTH およびコルチゾールの測定を行わないと診断は困難である．救急病院に運ばれた際にも熱中症による低ナトリウム血症として治療されており，低ナトリウム血症の際の鑑別疾患として本疾患も考慮しておきたい．今後，糖質コルチコイドの補充療法が継続的に必要であるが，疾患罹患時や手術時などの急性ストレス下では通常の補充療法を行っていても相対的な副腎皮質機能低下状態となるため，補充量の増量が必要であることを前もって患者に教育しておく必要がある．

ここが POINT 低ナトリウム血症では，ADH のみならず，副腎および甲状腺の機能を確認するべきである．

◎文献
1) 斎藤 淳，西川哲男．ホルモンと臨床 2009；57：839-43．
2) 高野順子，高野幸路．ホルモンと臨床 2009；57：877-83．
3) Andrioli M, et al. Pituitary 2006；9：289-95．

Case 8 軽微な頭部外傷後に低ナトリウム血症を合併し高度な意識障害を呈した8歳女児

Keyword 頭部外傷　低ナトリウム血症　意識障害　CSWS

症例

8歳，女児

主訴　頭部挫傷

現病歴　自転車走行中に，自動車と接触し，約2m飛ばされて受傷した．高エネルギー外傷であり，後頭部に皮下血腫も認められ，当院に救急搬送された．

既往歴・アレルギー歴　特記すべき事項なし．

身体所見（JATEC）
Primary survey　A：発語可．
B：呼吸33回，呼吸音左右差なし，胸郭変形なし．SpO₂ 99（O₂　3L/分）
C：両側橈骨動脈触知可．血圧124/78，心拍数112．FAST（−）
D：意識レベル：GCS E3V5M6．胸部・骨盤X線に明らかな異常所見を認めず．
E：体温 37.6℃
Secondary survey　135cm，26kg．後頭部に3cm大の皮下血腫あり．背部・右上腕・右下肢に打撲痕・擦過傷あり．明らかな四肢の感覚・運動障害なし．

検査結果　Na 145，K 3.2，Cl 108，BUN 16，Cr 0.42，AST 137，ALT 73，LDH 593，CK 168　WBC 23,700，Hb 14.0，Plt 38.2万，FDP 291.4μg/mL
頭部単純CT　大脳鎌に面した頭頂部に急性硬膜下血腫と左前頭葉に脳挫傷あり．
胸腹部造影CT　明らかな異常なし．
頸椎・右膝単純X線　明らかな骨折なし．
脳挫傷の保存加療目的に入院となった．初期輸液は1号液65mL/時の投与を行った．

入院後の経過
入院後から嘔気を認め，やや傾眠傾向ではあるが，明らかな意識レベルの低下を認めなかった．頭部単純CT（受傷6時間後）著変なし．

【入院1病日】Na 136．頭部単純CT（24時間後）著変なし．

【入院2病日】夜間に2分間の全身性強直性けいれんが出現．ジアゼパム坐剤10 mgを挿肛し，けいれんは消失．頭部単純CT画像上に明らかな変化を認めず，その7時間後に再度，右上下肢の強直性けいれんが出現．ジアゼパム2 mg静注の頓用にて一時的にけいれんは鎮静されるが，すぐに重積状態となるため，気管挿管を行い，チオペンタール75 mg/時の持続静注を開始した．採血にてNa 118と低値で，尿中Na 220（随時尿）と尿中排泄が過多であった．補液はNaCl 266 mEq/Lの高張輸液40 mL/時に変更し，血清Na濃度をモニタリングしながら随時補正を行った．同日の頭部単純CT画像にてびまん性に脳浮腫の像と脳幹周囲の脳室の狭小化を認めたため，即日穿頭脳室ドレナージ（EVD）挿入術を施行し，頭蓋内圧（ICP）モニタリングを開始した．

【入院3病日】血清Na 132．頭部単純CTは脳室の狭小化改善．

【入院9病日】血清Na 138．抜管施行．

【入院11病日】血清Na 140．一般床転室．

【入院13病日】EVD抜去．

【入院28病日】独歩退院．

■本症例では，入院直後から嘔気，傾眠傾向を認め，その後けいれんをきたした．原因には脳出血の拡大，脳浮腫の進行，症候性てんかんなどの頭蓋内病変，ほかに低ナトリウム血症などの電解質異常が考えられる．鑑別のため，血液生化学検査および画像検査が必要である．

杉中宏司，井上貴昭，田中　裕（順天堂大学浦安病院救急診療科）

■頭部単純CT画像で脳幹周囲の圧迫を認めた際に，ICPセンサー，EVDを挿入した．以降継続的なICPモニタリングと，髄液の排液によるICPのコントロールが可能となった．
■頭部外傷後の低ナトリウム血症には，ADH不適合分泌症候群（SIADH），中枢性塩類喪失症候群（CSWS）が考えられ，電解質，尿量・尿中Na排泄のチェックが必要である．随時尿ではあるが，尿中Na 220 mEq/Lと高値で，多尿（入院3病日の尿量2,957 mL/日）であったためCSWSと診断し，高張NaCl溶液（246 mEq/L）の点滴で補正を図った．

ステップアップのカギ

CSWSは，中枢神経系を基礎にして，尿中に大量のNaと水分が喪失されることにより，体液量の減少と低ナトリウム血症をきたす症候群である．病因は明らかではないが，液性因子と自律神経の関与が想定されている．液性因子としては，脳性Na利尿ペプチド（brain natriuretic peptide；BNP），心房性Na利尿ペプチド（atrial natriuretic peptide；ANP）の過剰分泌により腎集合管でのNa再吸収が低下し，自律神経としては，交感神経系の緊張が低下して，レニン分泌の抑制や尿細管でのNa再吸収の低下が起こると考えられている．

表[1]にSIADHとCSWSの鑑別のポイントを示す．SIADHでは過剰なADHの作用によって尿量が減少し，軽度の水分貯留があるのに対して，CSWSでは多尿による体液量減少（体重減少）が生じている．SIADH，CSWSのいずれの病態でも尿中Na濃度は20 mEq/L以上になるが，CSWSでは尿中Na濃度はさらに高値となる傾向がある．輸液量あるいは総水分摂取量を超える多尿を呈することがCSWSの特徴である．

CSWS治療の原則は水分とNaの補充である．補充には生理食塩水または3％食塩水を用いる．水分補充量の目安は，尿量と不感蒸泄量（400 mL/体表面積m^2）を合わせた量とし，Na補充量（mEq）は，（135 mEq/L －現在の血清Na値）×体重（kg）× 0.6 ＋前日の尿中Na排泄量（mEq）を24時間かけて投与する．血清Na値と水分バランスを定期的に測定する必要がある．また，フルドロコルチゾンが有効であったという報告もある[2]．

表　SIADHとCSWSの鑑別ポイント

項目	SIADH	CSWS
循環血液量	→〜↑	↓
血清Na濃度	↓	↓
尿中Na濃度	↑	↑↑
バソプレシン	↑	↓
尿量	→〜↓	↑
血清尿酸値	↓	↓
初期尿酸排泄率	↑	↑
低ナトリウム血症治療後の尿酸排泄率	→	↑
尿浸透圧	↑	↑
血清浸透圧	↓	↑
尿素窒素/クレアチニン比	↓〜→	↑
血清K濃度	→	→〜↑
中心静脈圧	→〜↑	↓
肺毛細管楔入圧	→〜↑	↓
BNP	↓	↑
治療	水制限	水摂取，鉱質コルチコイド投与

（Zaki SH, et al. Ann Indian Acad Neurol 2012[1]より）

主治医からのコメント

SIADHもCSWSも中枢性病変に合併する低ナトリウム血症であるが，その診断は慎重に行うべきである．なぜならSIADHでは治療法は飲水制限であり，CSWSでは水分とNaの補充となり，両極端である．CSWSに飲水制限をすると低ナトリウム血症が増悪し，脳梗塞などの合併症を引き起こす危険性が増すため注意が必要である．

本症例を振り返ると，小児の頭部外傷時の点滴には1号液ではなく，細胞外液（もしくは生理食塩水）を初期輸液製剤として選択するべきであった．血清Na値と尿中Na値の推移に十分な注意を払い，細やかに随時点滴の内容を考慮するべきである．

ここがPOINT

尿の電解質を測定することにより，低ナトリウム血症の原因の特定ならびに治療方針の決定に用いることができる．

◎文献
1）Zaki SH, et al. Ann Indian Acad Neurol 2012；15：148-50.
2）Taplin CE, et al. Pediatrics 2006；118：e1904-8.

Case 9 頭部外傷に続発した低ナトリウム血症（中枢性塩類喪失症候群）

Keyword 低ナトリウム血症　中枢性塩類喪失症候群（CSWS）　SIADH

症例

54歳，女性

- **主訴**　意識障害，左顔面打撲
- **現病歴**　オートバイ乗車中，乗用車と衝突し受傷し救急車にて搬送．来院時，意識レベルはJCS 3，GCS E3V4M5，血圧140/60，脈81，呼吸21回，酸素飽和度100（10 L/分，リザーバーマスク下）．血清Na 143．頭部CTにて脳挫傷，外傷性くも膜下出血，急性硬膜下血腫，左頬骨骨折にて当院救命救急センターに入院．フォローアップCT検査にて頭蓋内出血の増大なく，入院2病日には意識レベルはJCS 1まで回復した．しかし入院3病日に突然意識レベルがJCS 20まで低下した．
- **身体所見（入院3病日）**　左顔面腫脹，頸部異常なし，甲状腺腫大なし．胸部心雑音なし．肺野清明．腹部血管雑音なし．下肢浮腫なし．皮膚ツルゴール低下．神経学的検査：異常なし，麻痺なし．
- **検査結果（入院3病日）**　尿比重 1.012，尿Na 70（＜20），尿K 25，尿Cl 54，尿浸透圧 474．Na 114，K 4.1，Cl 81，BUN 6，Cr 0.4，BS 147，コルチゾール 43.1（基準値 4～18.3），TSH 0.8（0.3～4.0），FT3 1.55（2.5～4.5），FT4 0.7（0.75～1.75），ADH 1.2（0.3～3.5），ANP 17（＜40），BNP 82.7（＜18.4）．
- **入院（発症）後の経過**　尿中Na排泄の増加および高張性利尿，さらに軽度の脱水を認めたため，CSWSと考え，水分および塩分補正を開始．生理食塩水にて緩徐に血清Naを補正し，12時間後にはNa 122まで回復し，意識レベルはJCS 2まで改善した．尿中Naは60～80と尿中へのNa排泄が持続していたものの，経口からの塩分摂取にて血清Na値は上昇し入院5病日には正常化した．
- **【入院7病日】**血清Naが再度118まで低下したため，フルドロコルチゾン（フロリネフ®）0.1 mg/日の経口投与を開始した．その後血清Naは再上昇し，意識レベルは清明となった．
- **【入院15病日】**フロリネフ®を中止したが血清Naの再低下はなく，翌日独歩退院となった．

- ■低ナトリウム血症をきたす疾患として，高血糖，高蛋白血症，ADH不適合分泌症候群（SIADH），水中毒，CSWSなどがある．
- ■CSWSでは，SIADHと同様に血漿浸透圧の低下，尿中浸透圧の上昇をきたすが，循環血漿量の減少・脱水の所見を呈し，血清ADHは正常範囲内である．
- ■治療は水分および塩分摂取であり，水分摂取制限は行わない．
- ■本症例では塩分負荷後にも血清Na値が再低下したため，フルドロコルチゾン（フロリネフ®）を投与した．その後血清Na値は再上昇し安定した．

井上茂亮，猪口貞樹（東海大学医学部救命救急医学）

ステップアップのカギ

　低ナトリウム血症は日常の臨床現場で比較的よく遭遇する病態の一つであり，軽症では食欲低下，頭痛，傾眠，中等度では悪心，人格変化，重症では昏迷，けいれんなど，その症状は多岐にわたる．

　低ナトリウム血症をきたす疾患として，高血糖，高蛋白血症，脂質異常症，SIADH，水中毒，CSWSなどがある．血漿浸透圧は，高血糖で上昇し，高蛋白血症や脂質異常症では正常範囲内，水中毒・SIADH・CSWSでは低下する．水中毒では尿浸透圧が血漿浸透圧より低下するが，SIADH・CSWSでは尿浸透圧が血漿浸透圧より上昇する．このようにCSWSはSIADHと類似点が多く，SIADHと混同されて見逃されやすい病態である．

　CSWSとSIADHの鑑別のポイントは，循環血漿量である．SIADHでは循環血漿量の増大に伴う希釈性低ナトリウム血症を呈するが，CSWSは低張性脱水となる．循環血漿量を定量的に評価するための中心静脈圧測定などは侵襲的な検査であり，実施困難な場合もある．また理学所見のみでは鑑別が困難なことも少なくないので，体重測定や水分出納計算を適時行い，電解質検査ともあわせて評価していくことが肝要である．

　CSWSは，頭蓋内疾患による腎臓からのNa喪失と定義される．尿中Na排泄が増加することで，細胞外液量の減少と低ナトリウム血症を起こす．尿中Na排泄増加の原因としては，心房性Na利尿ペプチドや脳性Na利尿ペプチドの分泌増加と，交感神経系の緊張に伴う腎動脈の灌流圧増加に伴う圧Na利尿が原因とされているが，はっきりしない点もある．頭部外傷，くも膜下出血，髄膜炎，脳腫瘍などの頭蓋内疾患にしばしば合併し，特に脳動脈瘤破裂によるくも膜下出血では約30%にみられる．古典的にはくも膜下出血後の中枢性低ナトリウム血症はSIADHと説明され水制限が行われてきたが，循環血漿量測定の結果，中枢性低ナトリウム血症の80%はCSWSであったとされている．このため，頭蓋内疾患や頭部外傷後の患者において低ナトリウム血症に遭遇した場合，速やかにCSWSとSIADHを鑑別する必要がある．

　CSWSの治療は輸液と塩分補給であり，水制限が主治療であるSIADHとは大きく異なる．また補正に伴う急激な血中Na値の上昇は橋中心髄鞘崩壊を引き起こしうるので，4～6時間ごとに血清Na値をモニターしながら，慎重なNa補正を心がける．近年，Na補正に対する，フルドロコルチゾン酢酸エステルの有効性も報告されている．鉱質コルチコイドは腎臓の遠位尿細管および集合管においてNaの再吸収を促進することで，Na利尿を抑制し，低ナトリウム血症の改善，脱水の抑制に効果があるといわれている．本症例では塩分負荷後に血清Na値が再低下したため，フロリネフ®を投与し，その後に血清Na値の安定が得られた．

主治医からのコメント

　頭部外傷後の患者において低ナトリウム血症に遭遇した場合，速やかにCSWSとSIADHを鑑別する必要がある．

　両者の決定的な違いは循環血漿量であり，水分出納計算や体重測定により循環血漿量減少の有無を臨床的に判断する．

　治療は水分および塩分摂取であり，SIADHと異なり水分摂取制限は行わない．

　急激な血中Na濃度の上昇は橋中心髄鞘崩壊を引き起こしうるので，血清Na濃度をモニターしながら，ゆっくり補正する必要がある．

ここがPOINT

低ナトリウム血症において脱水の正確な評価は迅速な鑑別診断につながる．

Case 10 意識障害で救急搬送された健常女性

Keyword 意識障害　低ナトリウム血症　脱水

症例

83歳，女性

- **主訴**　意識障害
- **現病歴**　家族が夕食を運んだ際に，患者がベッドの横で体の左側を下にして倒れているところを発見．意識がないため救急車を要請し，当院救急外来に搬送された．前日の夕方までは普段通りに過ごしていたとのこと．
- **既往歴**　胆嚢摘出後，変形性膝関節症．
- **身体所見**　身長未測定，53.1 kg，血圧136/84，脈90整，体温37.4℃，呼吸20回．意識レベル：JCS 200，GCS E1V1M5．左頬部〜左胸腹部に水疱を伴う発赤（＋）．下腿浮腫（＋）．その他の異常身体所見なし．
- **検査結果**　静脈血液ガス分析　Na 115，K 3.0，BS 131，Hb 13.6，Ht 40
  頭部CT・MRI　脳出血，新鮮脳梗塞，脳浮腫は認めず．
  胸部X線　CTR 47.03%，特記すべき所見なし．
  心電図　特記すべき所見なし．
- **血液検査**　Na **117**，K 3.1，Cl **81**，BUN 9，Cr 0.5，BS 120，Ca 8.5，IP 2.5，TP 7.0，Alb 3.9，AST 55，ALT 27，ALP 255，LDH 286，CK 2,855，CRP 4.45
  WBC 12,100，Hb 13.1，Ht 35.5，Plt 25.9万
  低ナトリウム血症，低カリウム血症，脱水の補正および原因検索目的で入院となった．

- **入院後の経過**　低ナトリウム血症，脱水の補正目的に生理食塩水の投与を開始した．1L程度の輸液により尿流出が良好となった．6時間後には血清Naが118，12時間後には125まで上昇し，呼びかけに対し開眼するようになった．下腿浮腫も改善した．入院2病日には，血清Na濃度が132となり経口摂取を開始した．
- **入院後検査**　ACTH 13.8，コルチゾール 9.9，FT$_3$ 1.55，FT$_4$ 1.06，TSH 1.71，ADH 2.6，NT-proBNP 531.2
- **尿検査**　比重 1.012，浸透圧 392，Na 21，K 25，Cl 37，細菌（3＋），WBC（4＋）
- **胸部CT**　前縦隔に22×20 mmのmass（＋）．少量の両側胸水貯留（＋）
  入院後，低ナトリウム血症の原因検索を行ったが，内分泌系や尿電解質に異常は認められなかった．心不全，摂食不良，尿希釈能の低下，脱水などさまざまな因子が関係したと考えられる．本人の希望で入院3病日に退院し，外来フォローアップとなった．
- **退院時検査**　Na 134，K 2.6，Cl 96，BUN 10，Cr 0.5，BS 102，Ca 8.0，TP 4.8，Alb 2.9，AST 73，ALT 40，ALP 176，LDH 282，CK 3,345，CRP 3.94
  WBC 9,300，Hb 9.5，Ht 27.2，Plt 23.7万

- ■意識障害の原因には「AIUEOTIPS」で覚える急性アルコール中毒，低血糖，電解質異常，内分泌異常，低酸素血症，低体温，感染症，脳梗塞，くも膜下出血，けいれん発作などがある．
- ■これらの鑑別には，病歴聴取，身体所見，バイタルサインに加え，血液検査，生化学検査，胸部X線撮影，頭部CT撮影などを必要に応じて行う．
- ■電解質異常や血糖値は，血液ガス分析装置を使えばすぐに結果がわかるため，意識障害

丹保亜希仁，藤田　智（旭川医科大学救急医学講座）

のある患者では直ちに行うべきである．本症例でも低ナトリウム血症，低カリウム血症であることがすぐに判明した．

■意識障害を引き起こす他の病態や，低ナトリウム血症による脳浮腫の検索目的に頭部CT検査も行ったが，脳出血，脳梗塞，脳浮腫は認めなかった．

■本症例では脱水のため無尿でできなかったが，尿が取れる場合には尿中Na濃度の測定も原因検索に必要となる．

■本症例は，低張性低ナトリウム血症であった．細胞外液量に関しては脱水があり，減少しているタイプであるが下腿の浮腫も認めた．

■本症例の低ナトリウム血症の原因は，摂食不良，自由水排泄障害，心不全，感染によるサードスペースロスなどが関連して起こったと考えられる．

■治療は血清Naと脱水の補正のために生理食塩水を投与した．脱水の改善，自由水排泄により血清Naは上昇し意識障害は改善されて退院となった．

ステップアップのカギ

低ナトリウム血症は，相対的な水分の過剰やNa不足により起こり，電解質異常のなかで比較的よく認められる．臨床症状には，悪心，嘔吐，脱力，意識障害，けいれんなどがある．

低ナトリウム血症では，まず血漿浸透圧 $\{=2\times(Na+K)+BS/18+BUN/2.8\}$ から高張性，等張性，低張性の鑑別を行う．低張性の場合は，水中毒の有無，細胞外液量の増減から病態を推測していく．皮膚ツルゴールの低下，粘膜の乾燥，起立性低血圧，脈拍増加などの所見は細胞外液量の減少を意味し，浮腫は細胞外液量増加を意味する．これらの所見がないときは細胞外液量がほぼ正常範囲と判断する．また，尿中Na濃度も鑑別の根拠となる．

血清Naの補正速度は0.5〜1.0 mEq/L/時とし，最初の24時間で10 mEq/L以上の補正を行わないようにするべきとされている．これは，急速な補正により浸透圧性脱髄症候群（osmotic demyelination syndrome；ODS）を引き起こすことがあるからである．そのため，補正初期には，頻繁な血清Na濃度のチェックが必要である．急性に発症した低ナトリウム血症や，重篤な中枢神経症状を伴う場合では，3％NaClによる迅速な補正が必要となる．

主治医からのコメント

意識障害の原因となる電解質や血糖値の異常は，血液ガス分析装置を使えばすぐにわかる．

低ナトリウム血症に対するアプローチは，血漿浸透圧，細胞外液量，尿中Na濃度から病態を検索していく．

本症例は，心不全，摂食不良，尿路感染症，尿希釈能の低下，脱水などさまざまな原因による低ナトリウム血症と考えられた．血清Naの補正には0.5〜1.0 mEq/L/時を目標に生理食塩水投与を開始したところ，尿流出も良好であり12時間で117から125 mEq/Lに上昇し意識障害も改善した．

Naの補正中は，NaClの投与に加え水の排泄も起こるため，思いのほか上昇が早いことがある．血清濃度の頻回のチェックが必要である．

ここがPOINT 浮腫を認めても血管内脱水が存在することがある．

Case 11 精神疾患患者の水中毒より横紋筋融解症をきたした症例

Keyword 水中毒　低ナトリウム血症　横紋筋融解症　悪性症候群　抗精神病薬

症例

55歳，男性

主訴　意識障害，けいれん発作

現病歴　10年以上前から統合失調症にて加療中．10日前から飲水量増加，意識障害（GCS E4V1M4）にて前医へ救急搬送．入院後，約1分間の全身性間代性けいれんを認めた．採血上，低ナトリウム血症を認め水中毒が疑われたが，高クレアチンキナーゼ血症も認め悪性症候群も疑われ当院へ転院．

処方　クロルプロマジン 400 mg，ハロペリドール 12 mg，リスペリドン 6 mg，フルニトラゼパム 4 mg

身体所見　157 cm，59 kg，血圧 133/83，脈 102整，呼吸16回，体温37.6℃．意識清明（GCS E4V5M6）．神経学的異常所見なし．導尿の際茶褐色の尿を認めた．

検査結果　尿Na 36.3，尿K 46.8，尿Cl 46.4，尿浸透圧 531
Na **116**，K 2.6，Cl 87，BUN 10.4，Cr 0.6，BS 115，Ca 7.7，TP 5.2，Alb 3.1，AST 778，ALT 182，LDH 909，CK **40,050**，Mb **8,050**，CRP 4.26
WBC 13,100，RBC 420万，Hb 12.9，Ht 34.9，Plt 20.0万

心電図　洞性頻脈，QT延長．

胸部X線，頭部CT　異常所見なし．

髄液検査　初圧 8 cmH$_2$O，比重 1.006，細胞数 15/μL，蛋白 22 mg/dL，Cl 112，LDH 20

入院後の経過

入院後低ナトリウム血症，高クレアチンキナーゼ血症，高ミオグロビン血症に対し酢酸リンゲル液（細胞外液）の負荷を行った．
経過より，低ナトリウム血症の原因は水中毒を第一に疑い，高クレアチンキナーゼ血症，高ミオグロビン血症の原因は経過，診断基準などから悪性症候群ではなく水中毒による横紋筋融解症と診断しダントロレンの投与は行わなかった．抗精神病薬の内服も中止しなかった

【入院2病日】血中Na，CK，Mb値は軽快傾向．
【入院6病日】状態が安定したため前医へ転院．

■意識障害の鑑別には，いわゆるAIUEOTIPS（A；Alcohol, I；Insulin, U；Uremia, E；Encephalopathy, Endocrinopathy, Electrolytes, O；Opiate, Overdose, O$_2$, T；Trauma, Tumor, Temperature, I；Infection, P；Psychogenic, S；Seizure, Stroke, Shock, Syncope）を考える．

■本症例では経過，血液検査所見，画像所見からEの電解質異常（低ナトリウム血症），Sのけいれんが該当した．けいれんの原因は低ナトリウム血症が原因と考えられた．

■低ナトリウム血症の鑑別のポイントは，まず血漿浸透圧を評価することである．本症例は計算すると< 275 mOsm/kgH$_2$O と低張浸透圧，さらに尿浸透圧> 100 mOsm/kgH$_2$O，臨床症状（皮膚ツルゴール正常）より細胞外液量正常と判断，尿中Na > 20 mEq/L であることから鑑別診断としてコルチゾール欠乏，甲状腺機能低下症，SIADH（ADH不適合分泌症候群），バソプレシン作用を増強させる薬物の影響などがあげられる．尿浸透圧> 100 mOsm/kgH$_2$O ではあるが既往と経過から，水中毒と抗精神病薬長期内服によるバソ

小野雄一（北海道大学病院先進急性期医療センター），横田裕行（日本医科大学付属病院高度救命救急センター）

プレシン作用増強と考えた．

■精神疾患患者が長期間抗精神病薬を内服しており，前医搬送時，意識障害があり，血液検査にて高クレアチンキナーゼ血症，高ミオグロビン血症を認めたことから悪性症候群が疑われ当院へ搬送された．しかし，悪性症候群の診断基準である Levenson, Pope, Caroff のどれも満たさなかった．当院では低ナトリウム血症により引き起こされた横紋筋融解症と診断し，ダントロレンを投与することなく経過をみた．なお，低ナトリウム血症の補正は橋中心髄鞘崩壊に注意し緩徐に行った．

■抗精神病薬を中止することなく輸液管理のみで経過良好，血液検査所見も改善，悪性症候群の症状を呈することなく精神科的加療目的で前医へ転院となった．

ステップアップのカギ

悪性症候群は 1960 年フランスの Delay らにより報告された疾患で，原因不明の発熱，意識障害，筋硬直や振戦などの錐体外路症状および発汗などの自律神経症状を認め，重症例は死亡する可能性もある疾患と定義された．当初は抗精神病薬の副作用と認識されていた．しかし現在は，悪性症候群発症に関与する可能性がある薬剤として抗うつ薬，抗パーキンソン病薬など多数の薬剤があげられる．

診断は先ほど述べた通り，Levenson, Pope, Caroff の 3 種類の診断基準があるが，どれも臨床症状が主体であり除外診断的である．そのため，甲状腺機能亢進症，褐色細胞腫，横紋筋融解症，脱水，熱中症などの多数ある鑑別診断を除外することが重要だと思われる．

治療方法は，原因薬剤の中止，症状に合わせて対症療法，ダントロレンナトリウムの投与などである．

本症例では横紋筋融解症と診断したが，低ナトリウム血症により横紋筋融解症が引き起こされた症例の報告はまれではあるが散見される．原因ははっきりしていないが，Na-Ca 交換系の機能低下により細胞内 Ca 濃度が上昇し細胞障害が引き起こされる，細胞外浸透圧の低下により細胞が膨張し酵素が逸脱する，浸透圧の急激な変化自体が細胞膜を脆弱化させるなどの機序が考えられている．そのため，Na 補正は緩徐に行わなければさらなる細胞障害が引き起こされる可能性があるので注意が必要である．

また，本症例では心因性多飲による水中毒が経過より明らかではあるが，前述した通り抗精神病薬長期服用によるバソプレシン作用増強がさらなる低ナトリウム血症の要因となった可能性があることを忘れてはならない．

主治医からのコメント

本症例のように，抗精神病薬長期内服患者で発熱，高クレアチンキナーゼ血症を認め悪性症候群を疑うという場面に遭遇したことのある医療関係者は少なくないのではないだろうか？

先に述べた通り，悪性症候群の診断基準は除外診断的であるため，他の鑑別疾患をしっかりと除外することが非常に大事である．

確かに悪性症候群であれば集中治療が必要になる可能性が高いため，高度な医療機関に搬送を考慮することも大切ではあるが，あわてずに鑑別診断を除外することを忘れてはならない．その鑑別疾患の一つとして，抗精神病薬内服による低ナトリウム血症が原因の横紋筋融解症をあげてほしい．

ここが POINT

多剤併用患者の意識障害においては電解質の評価を欠かしてはならない．

Case 12 維持透析患者にみられた非ケトン性高浸透圧性昏睡による低ナトリウム血症

Keyword 低ナトリウム血症　非ケトン性高浸透圧性昏睡（NKHC）　血液透析　意識障害

症例

62歳，男性

主訴　意識障害

現病歴　3年前に原疾患不明の腎機能障害で血液透析を開始した．3か月前から透析前採血にて低ナトリウム血症（130 mEq/L）を認めていたが，自覚症状を認めないため経過観察となっていた．5日前から体調不良を訴えるようになった．本日，透析日に来院しないため，病院スタッフが自宅を訪問し，居間で倒れている患者を発見，救急搬送となった．

身体所見　172 cm，78.4 kg，体温39.1 ℃，血圧192/104，脈88整．意識レベル：JCS 300，GCS E1V1M1．頭頸部に異常なし．甲状腺腫大なし．胸部心雑音なし．肺野清明．腹部血管雑音なし．下肢浮腫あり．神経学的検査：筋硬直なし，弛緩性四肢麻痺．

検査結果　Na **116**，K **6.5**，Cl 85，BUN **70.5**，Cr 14.3，BS **947**，HbA1c（NGSP）**18.2**，Ca 6.8，IP 7.5，TP 5.5，Alb 2.8，AST 102，ALT 15，ALP 360，LDH 468，γ-GT 46，T.Bil 0.3，NH₄ 48 μg/dL，TC 187，TG 111，乳酸 12.8，ケトン体**陰性**，実測浸透圧 **330**（計算浸透圧 **323** mOsm/L），CRP 2.40，抗GAD抗体＜0.3 U/mL，抗インスリン抗体＜0.4 %　WBC 12,300，Hb 11.3，Ht 32.4，Plt 20.8万
動脈血液ガス分析（10Lマスク）　pH 7.08，PaO₂ 158，PaCO₂ 63.3，SO₂ 98，HCO₃⁻ 18.2，BE −12.7
胸部X線　CTR 63，肺うっ血所見あり．
心電図　洞調律．
心臓超音波　正常．
頭部CT　正常．

入院後の経過

意識障害，低ナトリウム血症，非ケトン性高浸透圧性昏睡（NKHC）と診断した．インスリン持続静注開始．緩徐に血糖を補正した．血糖補正に伴い低ナトリウム血症が改善，意識レベルも改善した．

【入院3病日】血清Na濃度が130 mEq/Lになったため，右内頸静脈に血液透析用カテーテルを留置し持続的血液濾過透析を開始した．その後，直腸潰瘍，糖尿病性舞踏病を併発するが経過良好で，退院となった．

■頭部CT・神経学的検査にて明らかな異常所見は認めず，意識障害の原因として症候性低ナトリウム血症，NKHCによるものであると考えた．NKHCでは①著しい高血糖，②高ナトリウム血症，③高血漿浸透圧，④ケトン体陰性，⑤軽度の代謝性アシドーシスが特徴とされている．本症例は無尿透析患者であるため尿糖による浸透圧利尿が起こらず，脱水やこれらに伴う高ナトリウム血症は認めなかった．高血糖は細胞内外の浸透圧格差を引き起こし，水が細胞内から細胞外に移動して，この浸透圧効果が低ナトリウム血症を呈したと考えた．また，著明なアシドーシスは混合性アシドーシスによるものであり，血漿浸透圧が軽度高値である理由を次に示す．

■高血糖によって引き起こされる血清Na濃度の低下を検討した．血糖値が400 mg/dL未満の症例では血糖値 100 mg/dL の上昇につき1.6 mEq/L の血清Na濃度の低下を認め，血糖 400 mg/dL 以上では，血糖値 100 mg/dL の上昇につき 4.0 mEq/L の血清Na濃度の

村野順也，鎌田貢壽（北里大学病院腎臓内科）

低下を認める．高血糖全体では，血糖値 100 mg/dL の上昇につき，血清 Na 濃度 2.4 mEq/L の低下が近似する[1]．本症例では，血糖値が 947 mg/dL と 400 mg/dL を超えていたため 2.4 mEq/L の補正係数を使用した．血清 Na 濃度低下量は，（947－100）× 2.4/100 ≒ 20.3 mEq/L と計算され，来院時の血清 Na 116 mEq/L はほぼこれに一致する．浸透圧ギャップを認めないことから，本症例における低ナトリウム血症の主因は高血糖に起因する高浸透圧性低ナトリウム血症であることが示された．

■血糖値の変動と血清 Na 値の変動が連動することが予想されたため，血糖値補正に伴う低ナトリウム血症の改善に期待した．インスリンの静脈内持続投与を開始．この際，本症例における低ナトリウム血症は慢性症候性低ナトリウム血症であることから，血清 Na 濃度の補正速度は 8～10 mEq/L 以下になるように血糖値補正（インスリン投与速度調整）を行った．

■肺うっ血，下腿浮腫，無尿の透析患者であるため，持続血液濾過透析による管理を考慮したが，急激な血糖・血清 Na 補正による影響を考え，血清 Na 濃度が安定した後に血液浄化療法を開始した．

● ステップアップのカギ

透析液に含まれるブドウ糖濃度は 100～150 mg/dL に設定されていて，透析中の低血糖・高血糖の予防がされている．本症例では慢性に高血糖状態と低ナトリウム血症が持続していたが，透析実施ごとに高血糖と低ナトリウム血症が補正されたために臨床症状の増悪が防止されていたと考えてよい．

低ナトリウム血症の鑑別は，高浸透圧性，正常浸透圧性，低浸透圧性に分類し，細胞外液量，尿中 Na 濃度，尿浸透圧により鑑別診断を進めていくのが一般的である．しかし，透析患者では尿量減少と透析による細胞外液量変動のために，細胞外液量は評価に利用できない．検尿検査も評価困難であることから，一般的な鑑別診断が使用できない．血清 Na 濃度の経時的変化やその要因を一つ一つ除外していくことが必要となる．

低ナトリウム血症の治療として，0.9％生理食塩水，高張食塩水，利尿薬などが使用されるが，透析患者では腎での排泄量調節がないために治療後の血清 Na 値の変動が予測しにくい．浸透圧性脱髄症候群を予防するためにも，治療中には頻回のデータ確認が必要である．また，病態によっては溢水を招く場合もあるため，全身状態，病態に即した投与内容，投与量，投与速度を設定すべきである．

高浸透圧性低ナトリウム血症の原因は，マンニトール，グリセオール®，高血糖が多い．マンニトールとグリセオール®による低ナトリウム血症では浸透圧ギャップを生じるが，高血糖が原因の場合には浸透圧ギャップが生じないことが鑑別に利用できる．グリセオール®は透析困難な患者に対し，透析中に使用されることがある．投与されたグリセオール®は肝臓での糖への変換により，高血糖や NKHC をもたらすため注意が必要である．

主治医からのコメント

透析患者では，「尿毒症性物質の蓄積→血漿浸透圧上昇→口渇→飲水過剰」により希釈性低ナトリウム血症を呈していることがある．低ナトリウム血症があっても無症状のまま経過する場合があるので，低ナトリウム血症を診察した場合には，必ずその原因を検討すべきである．

受診に至るまでの血清 Na 値の経時的変化，透析間の体重変化，自尿の有無を参考に病態を考えるべきである．

ここが POINT
血糖の異常高値でも電解質異常が引き起こされることがある．

◎文献
1) Hillier TA, et al. Am J Med 1999；106：399-403.

Case 13 顕著な高張性脱水（高ナトリウム血症）をきたした認知症女性

Keyword 高ナトリウム血症　認知症　高張性脱水　自由水

症例

76歳，女性

主訴　意識障害

現病歴　Alzheimer型認知症，腎機能低下（詳細不明）などで近医にて加療中であった．2週間前から食欲が低下していた．定期的に通所していたデイケア施設で入浴後に座位にて休憩していたところ意識消失をきたしたため当院へ搬送された．

身体所見　意識レベル：GCS E4V2M5．身長・体重は測定不能であるが外観上小柄で体重は40 kg以下と考えられる．血圧106/62，脈73整，体温36.1℃．眼瞼結膜に貧血なし，眼球結膜に黄染なし．心音清．正常肺胞呼吸音．腹部平坦・軟．四肢ツルゴールの低下を認める．

検査結果　Na **161**，K 4.1，Cl **130**，BUN **114**，Cr **4.9**，UA **13.8**，BS 210，Lac 19.6，HbA1c（NGSP）6.2，TP 6.3，Alb 3.4，AST 12，ALT 12，LDH 163，CRP 0.18
WBC 9,240，RBC 380万，Hb 12.3，Ht 36.2，Plt 26.7万
動脈血液ガス分析　pH 7.25，PaO$_2$ 47.8，PaCO$_2$ 40.6，SaO$_2$ 79.9，HCO$_3^-$ 18.0，BE −8.5
心電図　ほぼ正常範囲内．
頭部CT　全般的な脳萎縮を認めるが，以前撮影のCTと比較して明らかな変化はなし．

入院後の経過
搬送時には生化学検査の結果は出ていなかったが，身体所見上，脱水が示唆され，腹部超音波にて下大静脈の虚脱が認められた．生理食塩水を中心に約1,500 mLの輸液を急速に行い，さらに細胞外液組成の輸液を1,000 mL行いながら，上記の心電図，CTなどの検査を行った．血液検査などの結果が出た後も100 mL/時以上の輸液を行った．

【入院3病日】高ナトリウム血症が徐々に改善し，意識レベルも改善傾向にあったため，経口摂取を開始し輸液を漸減した．
【入院6病日】輸液を中止した．
【入院9病日】Na 142，BUN 35，Cr 2.09まで改善した（以降，腎機能はこれ以上改善せず）．その後，肺炎併発などのエピソードがあるが，最終的には軽快退院した．
なお，後日判明したADHは17.2（基準値0.3〜3.5[*]）であり明らかな分泌不全は認められなかった．

[*]この基準値はあくまで健常コントロールを想定した基準値であり，本来はその患者の血漿浸透圧などに応じた値を考慮する必要がある．

■本症例では，認知症により口渇を十分に伝えられない，もしくは口渇中枢の機能が低下していたところに，家族が尿失禁対策として水分をあまり与えなかったことが大きく発症に影響したと考えられる．また，ベースに存在する慢性腎臓病（CKD）による尿濃縮力低下も原因となった可能性がある．実際，本症例の尿浸透圧は高浸透圧血症とADHの分泌亢進の割には高くなかった．

■来院時の血圧，脈拍数は脱水にしては脈圧の減少や脈拍数の増加がない．高張性脱水では低張性脱水に比べて循環血漿量は比較的保たれることが影響していたのかもしれない．

■脱水という単語には問題があり，自由水の喪失が主体のwater depletion（dehydration）とNaの不足が招く細胞外液減少が主体のvolume depletion（hypovolemia）では病態が

長門谷克之（大阪労災病院臨床検査科）

異なることを認識しておく必要がある.

ステップアップのカギ

血清Na濃度が高いと聞くと,大量の塩分を摂取したり,高濃度の塩化ナトリウム投与など,体内総Na量の過剰を想像しやすいが,実際に体内総Na量が増加して高ナトリウム血症になることは,溺水で海水(塩分濃度約3.5%)を多量に摂取するなど特殊な状況を除きまれであり,そのほとんどは体内自由水の欠乏により引き起こされる.すなわち,実際には体内総Na量は不変,もしくは減少しているが,それ以上に体内総自由水が減少している状態である.ただし,ヒトの口渇中枢は非常に精密にできており,血清Na濃度の上昇などにより,少しでも浸透圧が上昇すると,飲水が増えるため,低ナトリウム血症に比べると高ナトリウム血症に遭遇する頻度は低い.

ちなみに体内欠乏水分量は以下の式で推定する.

$$体内欠乏水分量 = 体内総水分量^* \times \left(\frac{血清Na(mEq/L)}{140} - 1\right)$$

*体内総水分量 = 体重(kg) × 0.6

この式は体内水分量が適正であるときのNa濃度を140と定義した際に,高ナトリウム血症患者の体内にどれだけの自由水を加えて薄めればNa濃度が140まで低下するかという単純な数式を解いたものである.

慢性の低ナトリウム血症を急速に是正するときに問題になる橋中心髄鞘崩壊(central pontine myelinolysis)と同様,慢性の高ナトリウム血症を是正する際にも,細胞内外の浸透圧不均衡から中枢神経系に非可逆的な障害を引き起こす可能性があり注意を要する.本症例のように急性か慢性か経過のわからないものを含め,急性ではない高ナトリウム血症の是正はおおむね10mEq/L/日程度以内が無難と考える.緻密な是正が要求されるため,比較的短期間で血清および尿のNa(+K)を測定し,適宜,治療方針を再考していく必要がある.

また,尿Na(+K)濃度が相対的に低い場合には,ADHの作用不全など尿濃縮力異常の存在も念頭におく必要がある.なお,高ナトリウム血症の補正の輸液メニューを考える際の,シミュレーションを行うにはいくつかの方法が提唱されているが,Adroguéらの提唱する式[1]が比較的有用と思われる.この式ではある輸液を1L投与した際の血清Na濃度の変化量を以下の式で推定する.

$$血清Na濃度の変化量 = \frac{投与する輸液のNaとKの濃度の合計(mEq/L) - 血清Na濃度(mEq/L)}{体内総水分量(L) + 1}$$

この式では尿量がゼロであることが前提になっているが,実際,高ナトリウム血症の際には脱水も併存していることがほとんどであり,実用上,大きな問題にはならない.ちなみにこの式は低ナトリウム血症の是正の際にも活用できるので,暗記まではしなくとも,どこかにメモをとっておくと便利である.

主治医からのコメント

今回は院外発症であったが,高ナトリウム血症は往々にして院内で発症する.すなわち,(鎮静薬投与下などの場合を含め)意識障害のある患者に十分な水分投与ができていないケースで高ナトリウム血症が発症する.これらは明らかに医原性であり,決して看過されてはならない.

今回は紙面の都合で割愛したが,尿のNa・K濃度は病態評価や治療方針決定に非常に重要である.まずは随時尿だけでもいいので,尿のNa・K濃度や浸透圧を測定する習慣をもちたいものである.

ここがPOINT

高齢者の高ナトリウム血症では血管内脱水をまず鑑別する.

◎文献
1) Adrogué HJ, Madias NE. N Engl J Med 2000 ; 342 : 1493-9.

Case 14 肝性昏睡の治療中に生じた高ナトリウム血症・けいれん・意識障害

Keyword 意識障害　けいれん　尿中Na　高アンモニア血症

症例

78歳，女性

- **主訴**　意識障害，けいれん発作，発熱
- **現病歴**　アルコール性肝硬変による肝性昏睡にて入退院を繰り返していた患者で，意識障害を主訴に自宅近くの病院へ救急搬送され，血液検査にて高アンモニア血症（血清NH_3 216）を認めた．肝性昏睡と診断され点滴による入院加療となった．血清NH_3値改善とともに意識障害の改善を認めたが，入院2病日から39℃の発熱，入院3病日には意識障害とけいれん発作を認め，精査加療目的にて前医入院4病日に当院搬送となった．
- **既往歴**　アルコール性肝硬変，慢性腎不全，高血圧
- **前医処方**　点滴のみ施行（ソルデム®1A 500 mL×2本，アミノレバン®500 mL）
- **身体所見**　150 cm，57 kg．意識レベル：JCS 200．瞳孔2.5 mm，左右差なし，対光反射あり．血圧174/64，脈84整，呼吸28回，体温37.1℃，項部硬直なし．
- **検査結果**　尿比重1.014，軽度混濁，尿WBC（2＋），尿蛋白（1＋），尿潜血（1＋），尿細菌（1＋），尿真菌（2＋），尿Na 32
Na **165**，K 3.9，Cl 135，BUN **96**，Cr **5.6**，BS 91，Alb 3.6，AST 79，ALT 46，NH_3 **57**，CRP 0.05
WBC 12,200，RBC 360万，Hb 11.5，Ht 36.4，Plt 13.4万
簡易インフルエンザ検査陰性．髄液検査：初圧12 mmH₂O，無色透明，総細胞数7/μL，糖64 mg/dL，蛋白37 mg/dL
頭部CT　明らかな出血像なし．
頭部MRI（紹介元で撮影）　左大脳半球皮質に広範囲にdiffusionにて高信号あり，右前頭側頭葉にも同様の所見．MRAでは異常所見なし．

- **入院後検査**　心臓超音波検査正常，脳波検査は正常なα波も存在するが，全体的に徐波が主体で非特異的な意識障害の脳波．各種培養検査は血液陰性，便陰性，尿大腸菌，*Candida glabrata*（＋），髄液陰性，髄液ヘルペスPCR陰性．

- **入院後の経過**
発熱，意識障害，紹介元の頭部MRI検査より脳炎あるいは髄膜炎を疑って髄液検査を施行した．髄液検査から髄膜炎，脳炎は否定的であり，高ナトリウム血症を認めたことから，高ナトリウム血症による意識障害およびけいれん発作と判断し，輸液による加療を開始した．尿検査にて混濁尿があり，また尿沈渣でも白血球数の上昇を認めたことから，尿路感染による発熱と考え抗菌薬治療を開始した．

【入院2病日】入院後抗菌薬投与開始により解熱を認めた．血清Na値は156まで改善を認め，血清Na値の改善とともに，JCS 20と意識レベルの改善を認めた．当院で再度施行した頭部MRIでは両側側頭葉から後頭葉，前頭葉，頭頂葉正中部，左基底核にT2強調像で高信号，拡散強調像にて高信号域を認め，広範囲の神経細胞傷害の存在が示唆された．

【入院4病日】血液検査で血清Na値143となり，補正輸液療法は終了とした．意識レベルはJCS 3〜10まで改善したが，完全な意識回復にはさらに日数を要した．

【入院23病日】血液検査で異常所見の悪化なく経過し，リハビリ加療にて歩行可能となり翌日転院となった．

■意識障害の原因として，大脳や脳幹を直接障害する頭蓋内疾患のほかに，脳神経機能を二次的に障害させる種々の全身性の異常を考え，鑑別していく必要がある．

中嶋麻里，北澤康秀（関西医科大学附属枚方病院救命救急センター）

■本症例においては，紹介元にて施行された頭部MRIにて異常所見を認めていたことから脳血管障害，脳炎，髄膜炎を念頭におき原因精査を行ったがこれらは否定され，高ナトリウム血症による意識障害が考えられた．
■高ナトリウム血症は，①Na過剰，②Naと体内循環量の両者が減少，③体内循環量減少（水分欠乏状態）などにより生じると考えられている．①の原因としては医原性（高張食塩水や重曹液の過剰投与）や原発性アルドステロン症など内分泌疾患が，②の原因としては下痢や過剰発汗，③の原因としては意識障害時の水分摂取障害，中枢性尿崩症などがその原因として広く知られている．
■本症例において内分泌検査を施行した結果，上記①の内分泌疾患による高ナトリウム血症は否定的であった．
■現病歴と血液検査から，脱水が示唆されたが，超音波検査で下大静脈の虚脱を認めず，尿量も維持できていたことから②も否定的であった．ソルデム®3A 2,000 mL/日というシンプルな維持輸液メニューで高ナトリウム血症の緩徐な改善を待ったところ，Na値の正常化とともに発語や意思疎通が可能になるなど意識レベルの改善を認めた．

ステップアップのカギ

急激に血清Na値を低下させると，細胞外液から浸透圧の高いままの細胞内液への水移動が起こり細胞性浮腫から脳浮腫が誘発されるため，高張性脱水患者に低張液を急速に投与するのは危険であり，血清Na値の補正はゆっくりと行う必要がある[1]．また血清Na値の異常は，脱水という体内水分量異常に伴って生じることが多く，まずは水分量の補正を優先し，その後に質の評価・補正に入るのが安全である[2]．

血清Na異常と脱水の併存例に対しては，血清Na値の高低にかかわらず，まずリンゲル系輸液にて補正を開始し，欠乏水分の補充後にNa異常の補正を開始する（高ナトリウム血症患者の細胞外液からみればリンゲル系輸液のNa濃度はやや低め）．

また，高ナトリウム血症を起こす特殊病態として内分泌疾患があげられる．この病態診断には，最終的には内分泌検査が必要となるが，尿中Na濃度の測定はその鑑別の第一歩であり，血清Na異常値を認めたらすかさず尿中Na濃度もチェックするという姿勢が求められる．

主治医からのコメント

高ナトリウム血症の原因は多岐にわたるが，意識障害患者の水分摂取不足状態に対する不適切な輸液，浸透圧利尿やメイロン®の過剰投与など，医原性によるものが少なくない．本症例は肝性昏睡時に尿路感染を併発し，さらに慢性腎不全を伴っていたことから，それらへの配慮に欠けた輸液管理によって生じたものと考えられる．

本症例は，高ナトリウム血症によるものか，代謝性てんかん後の変化かは不明であるが，頭部MRIにて広範囲の神経細胞傷害を示唆する所見が認められた．高ナトリウム血症による中枢神経の早期ダメージの評価に頭部MRIが有用であるとの報告[3]もあり，電解質異常患者の治療中の頭部MRI実施は病態の把握に有用と感じた．

ここがPOINT
多臓器不全の患者では電解質異常が生じやすいので注意が必要である．

◎文献
1) Ayus JC, et al. J Physiol 1996; 492 (Pt 1): 243-55.
2) 北澤康秀. 救急医学 2008; 32: 109-13.
3) Musapasaoglu H, et al. Br J Radiol 2008; 81: e57-60.

Case 15 重症熱傷症例における高ナトリウム血症

Keyword 重症熱傷　高ナトリウム血症　循環血液量

症例

85歳，男性

主訴　胸腹部痛
たき火をしていたところ火がズボンに燃え移り，何とか火を消して帰宅．著明な熱傷を認め，家族の要請で救急車にて当院へ搬送．

現病歴　高血圧，痛風

身体所見　152 cm，72 kg，血圧 182/91，脈拍 101，呼吸 23 回，意識清明．呼吸音清，鼻毛にすすなどなし．胸部・腹部・背部および両上下肢に合計でⅢ度熱傷（deep burn；DB）25 %，Ⅱ度熱傷（deep dermal burn；DDB）30 %を認めた．BI（Burn Index）40，PBI（Prognostic Burn Index）125 と致命的熱傷であった．

検査結果　Na 137, K 4.6, Cl 101, BUN 25.2, Cr 1.4, BS 167, Ca 8.8, TP 7.7, Alb 3.8, AST 65, ALT 14, T.Bil 1.8, CRP 0.06 WBC 14,400, RBC 485万, Hb 14.9, Plt 40.6万

広範囲熱傷の集中治療目的で入院となる．

入院後の経過
受傷後 5 日目に前胸部および両上肢・右下肢，9 日目に背部に対しての植皮術を施行した．

入院後検査
【受傷後 7 日目】Na 143, BUN 53.3, Cr 1.7, TP 5.1, Alb 1.5, CRP 24.77
WBC 12,500, RBC 354万, Hb 10.8, Plt 14.4万
7 日目から 8 日目にかけて，CVP10 から 6 cmH$_2$O，CI 2.7 から 2.9，SVV19 から 23 と変動している．
【受傷後 8 日目】Na 150 と上昇し以後全身管理によって Na 値は正常値となったが，受傷後 12 日目に再度 Na 153 まで上昇している．
【受傷後 27 日目】集中治療室から退室．

■広範囲熱傷であり水分管理が容易ではないと判断したため通常の尿量，下大静脈（IVC）径，中心静脈圧（CVP），体重などの指標に加え，肺の血管外水分量などのモニタリングが可能な PiCCO モニターも装着し全身管理を行った．

■受傷後 7 日目までの管理としては，受傷早期には Baxter の公式を基準として輸液計画を立てた．実際の輸液量は公式の算出値より多くなっている．また，血管内体液量を保ち尿量確保に努めるために輸液量の調整を行うとともに Alb 値を 2.0 g/dL 以上に保つように適宜アルブミン製剤を投与している．

■実際に受傷 7 日目にも Alb の低下を認めたため，アルブミン製剤を投与するとともに尿量の低下に対して輸液量を増加している．この時期の呼吸循環系のモニタリング結果は心係数（CI）などの結果のように心機能の増悪は認めなかったが，CVP の低下とともに 1 回拍出量変動（SVV）の上昇を認め，血管内水分量が減少していることが確認できた．以後，輸液量の増加などで対処したが 8 日目には Na 150 mEq/L と高ナトリウム血症をきたした．輸液量の対処などを早期に行えており受傷 9 日目には Na 144 mEq/L と改善している．

阪本雄一郎（佐賀大学救急医学）

■受傷後12日目の高ナトリウム血症時にはCVPは4から6 cmH$_2$Oと上昇していたが，PiCCOモニターはカテーテル感染の可能性も否定できなかったため，すでに抜去しておりモニタリングはなされていなかった．結果的に輸液管理などで13日目にはNaも正常値となったが，一時的にNa 153 mEq/Lまで上昇したことを考えると，重症患者のモニタリングにおいては多くの指標から判断したほうがより正確であると考えられる．

● ステップアップのカギ ●●●●●●●

　高ナトリウム血症とは溶質に対して溶媒である水分が不足した状態であるが，体液量が減少，正常，増加とさまざまな病態がある．このため，体液量の状況に応じた治療法が必要となり正確な病態把握が重要である．

　熱傷による高ナトリウム血症は循環血液量減少に伴う高ナトリウム血症となる．

　主要症状は口渇であり，神経症状として錯乱，昏睡，けいれんなどがあるが，重症患者で気管挿管を行っており十分な鎮静が得られていればこのような症状からの診断は困難な場合がある．

　高ナトリウム血症の死亡率は成人においてNa 150 mEq/Lで約50％，160 mEq/L以上になると60％を超えるといわれている．熱傷患者においても高ナトリウム血症が転帰に影響するという報告は認められており，高ナトリウム血症をきたさなかった症例と比べ死亡率が数倍高いといわれている．このように重症熱傷患者の管理における水分管理はきわめて重要である．

　II度およびIII度の熱傷面積が広範囲となる重症例においてはショックを避けるためにも必要量の輸液を行う．必要輸液量の計算式としてはBaxter法（Parkland法）が一般的に用いられる．Baxter法による乳酸加リンゲル液の輸液量は次の式で求められ，受傷後最初の8時間で半分を，次の16時間で半分を輸液する．

　輸液量（mL/日）＝熱傷面積（％）×体重（kg）×4

　また，輸液量の計算式はほかにもいくつか知られている．Brooke法による輸液量は「0.5×体重（kg）×熱傷面積（％）のコロイド溶液（mL）＋1.5×体重（kg）×熱傷面積（％）の電解質液（mL）＋2,000 mLの水（5％ブドウ糖）」で求められ，主に小児に用いられるShriners Burns Institute法（Galveston法）による輸液量は「コロイド溶液5,000 mL×熱傷面積（m^2）＋乳酸加リンゲル液2,000 mL×体表面積（m^2）」で求められる．それぞれの輸液量の受傷後24時間の投与法はBaxter法に準じる．

　重症患者の水分管理を行ううえでモニタリングを適切に利用することが重要であるが，循環血液量が少ない状態における変動をとらえるのはCVPよりもSVVのほうが望ましいといわれている．また，IVCの有用性を指摘する報告も認められている．

　近年，水分管理において肺血管外水分量や肺血管透過性係数の把握が可能なPiCCOモニターの有用性が報告されている．単に体重の増減だけでは血管内水分量の把握は困難なため，このようなモニターによって水分の分布状況を把握することも重要である．

主治医からのコメント

　重症熱傷患者の管理に関してはBaxter法，Brooke法，小児用のShriners Burns Institute法などの初期輸液の目安が定められているが，実際には個々の状態に合わせた厳密な輸液管理を要する．また，本症例のように皮膚の大量欠損によって敗血症を併発し，受傷約1週間経過しても血管内に水分を保つのが困難な状況もある．

　重症熱傷症例のような重症患者の水分管理は，さまざまなモニタリングの特徴を理解したうえで種々の値や臨床所見を参考にして行うことが重要である．

ここがPOINT
急性増悪を認める電解質異常においては血行動態のモニタリングも必要である．

Case 16 アルコール多飲によると思われる低カリウム血症から心室細動をきたした一例

Keyword カリウム　アルコール　心室細動　マグネシウム　心肺停止

症例

■ 46歳，女性

■ **主訴**　心肺停止（CPA）
■ **現病歴**　22時頃コンビニエンスストアの前で女性が倒れていると救急要請あり．救急隊到着時，意識なくわずかに死戦期呼吸を認めたが，バイスタンダーCPR（心肺蘇生法）は実施されていなかった．直ちにCPRを開始し，半自動型体外式除細動器（AED）を装着したところ心室細動（VF）であったため電気ショックを1回施行．心拍再開せず，CPRを継続したまま当院へ搬送された．
■ **既往症**　気管支喘息，アルコール依存症
■ **身体所見**　160cm，45kg（いずれも推定）．CPR実施中，モニター上VF継続．両側瞳孔径2.5mm，対光反射は両側迅速，鼓膜温は35.8℃．
■ **入院後の経過**　持続するVFに対し二相性除細動器を用いて150Jで除細動施行したところ2分後洞調律へ復帰．橈骨動脈は触知可能となり，心拍が再開した．
■ **検査結果**　Na 136，**K 2.4**，Cl 94，BUN 5，Cr 0.6，FBS **237**，Ca 8.8，Mg 2.1，TP 5.8，Alb 3.3，AST **59**，ALT 10，LDH **363**，T.Bil 1.0，CK 97，CK-MB 16 U/L，CRP 0.08，WBC 9,820，RBC 329万，Hb 12.0，Ht 35.6，Plt 23.5万
PT活性 89％，APTT 32.7，Fib 228mg/dL
血液ガス分析（静脈血） pH 7.37，PaO_2 42.6，$PaCO_2$ 40.4，ABE **−4.2**，Lac **3.5**
心電図　洞調律，心拍数 86bpm，ST-T変化（−），U波（−）
心臓超音波　心嚢液（−），壁運動異常（−）

■ **入院後の経過**
自己心拍再開後，心肺停止の原因検索のため全身CT検査および冠動脈造影検査を施行したが，異常所見は認めなかった．この時点で，VFの原因としては低カリウム血症以外には考えられなかった．尿検査では尿中K濃度11 mEq/L，Cl濃度8 mEq/Lであり，血液ガス検査でも代謝性異常は認められないため，K摂取不足による腎外性の低カリウム血症が第一に考えられた．その後，集中治療室に入室し，低体温療法を含めた蘇生後管理を開始した．
■ **【入院3病日】**意識レベルの改善がみられ抜管した．血清K値はKの投与により徐々に改善し，入院4病日には積極的な補充を必要としなくなった．意識レベルは清明であり，後日植え込み型除細動器の植え込み術を実施した．

■ 心肺停止例に備え，日頃から心肺蘇生の準備を怠らないことは医療者の責務である．加えて，速やかにCPAの原因検索（表）を行うことが患者救命の鍵である．
■ 本症例では原因検索を目的として行った一連の検査結果から，VFの原因として低カリウム血症が最も疑われた．やせ型の体型であること，同居者からの病歴聴取でアルコール多飲と偏食が認められ，こうした身体所見および既往歴も検査所見を支持した．一方，入院時の血清Mg値は正常範囲内であり，Mg反応性の低カリウム血症は否定的であった．
■ 低カリウム血症の原因検索のためには尿中K濃度を測定し，腎外性（尿中K排泄＜20 mEq/L）か腎性（尿中K排泄＞20 mEq/L）かを鑑別する必要がある．本症例では尿中K濃度は低値であり，Kの摂取不足（腎外性）が強く疑われた．

宇根一暢，谷川攻一（広島大学救急医学）

表 心肺停止（CPA）の原因検索

5H	循環血液量減少 hypovolemia, 低酸素血症 hypoxia, アシドーシス hydrogen ion, 低/高カリウム血症 hypo/hyperkalemia, 低体温 hypothermia
5T	緊張性気胸 tension pneumothorax, 心タンポナーデ tamponade, 中毒 toxins, 心筋梗塞 thrombosis coronary, 肺血栓症 thrombosis pulmonary

ステップアップのカギ

　低カリウム血症とは，血清K濃度が3.5 mEq/L以下と定義されている．症状は2.5 mEq/L以下で筋肉の脱力や麻痺が起こり，2.0 mEq/L以下になると多型性心室頻拍であるtorsades de pointesが発生し，場合によってはVFへ移行し心停止となる．また，重篤な横紋筋融解症を合併することもある[1]．一方，心筋梗塞，くも膜下出血などの重症疾患では，入院時血清K値が低いほど不整脈死が多いことが報告されている．また，心筋梗塞に合併する不整脈には低カリウム血症が誘因となっている場合があり，血清K値の補正が予後の改善に重要であるといわれている．

　低カリウム血症ではU波の増高が心電図上の特徴とされるが，血清K値と心電図変化との相関は必ずしも高くないことが知られている．むしろ，筋力低下や不整脈などの臨床症状に留意することが肝要である．

　低カリウム血症では，まず尿中のK濃度を測定し，腎外性か腎性かを鑑別する．腎外性低カリウム血症では，アシドーシスを伴う下痢，不適切な摂取，そして大量の発汗などが原因となる．腎性低カリウム血症の診断には血液ガス所見が重要となる．代謝性アシドーシスを示す場合は，尿細管性アシドーシス（尿pHでさらに鑑別が必要）を鑑別に加える．代謝性アルカローシスを示す場合は，さらに尿中Cl濃度の低下（尿中Cl濃度＜10 mEq/L）を伴うクロール欠乏性症候群を鑑別する．そして血圧が正常であれば利尿薬によるものやBartter症候群などを考える．一方，血圧が高値であればアルドステロン症，Cushing症候群などの二次性高血圧に伴う低カリウム血症を疑い，最終診断のためには内分泌検査，付加試験が必要となる．

　低カリウム血症の症状や不整脈を伴う場合には直ちに補正を開始する．補正量としては，血清K濃度1 mEq/Lの低下につき4 mEq/kgの補正が必要とされている．補正する経路としては経口ルートが原則であるが，緊急性の高い場合や血清K濃度2.0 mEq/L以下，経口摂取困難の場合には経静脈的に投与する．ただし，末梢ルートからKを投与する場合は，輸液中のK濃度は40 mEq/L以下，速度は20 mEq/時以下とし，それ以上の濃度で補正する場合には中心静脈ルートから投与する．

　治療に抵抗したり，診断に難渋する低カリウム血症のなかには，Mgを投与しなければ改善が見込めないマグネシウム反応性低カリウム血症がある．このため，低カリウム血症患者においては血清Mg値も同時に測定しておく．

主治医からのコメント

　心停止につながる電解質異常としては血清K値の異常が最も多く，高カリウム血症だけでなく低カリウム血症にも注意が必要である．

　低カリウム血症を認めた患者では，Mgなど他の電解質異常を合併する可能性も考慮する．

　低カリウム血症はさまざまな疾患が原因となりうるため，不整脈や筋力低下を契機に原疾患の診断に至るという場合も少なくない．

　本症例のような比較的若年の患者においては，ダイエット目的の偏食，健康食品，薬剤摂取なども低カリウム血症を引き起こす原因の一つとなりうることを銘記しておく．

ここがPOINT

低カリウム血症の原因検索には，尿中カリウム排泄量を測定することが重要である．

◎文献
1) 田部井 薫. ICUとCCU 2009；33：31-9.

Case 17 薬剤性低カリウム血症に伴う横紋筋融解症

Keyword カリウム　薬剤性　横紋筋融解症

症例

38歳，女性

主訴　全身脱力感，歩行困難

現病歴　2週間前から食欲不振，全身倦怠感があり，7日前から両上肢筋肉痛，6日前には両下肢脱力感が出現し増悪したため，近医受診しロキソプロフェン，ビタミンB_{12}を処方された．しかし症状は改善を認めず歩行困難となったため，当院救急部受診となった．

常用薬　コーラック® 10錠，スルーラック® 10錠（交互に週2〜3回内服）．その他市販のサプリメントを多数内服．

身体所見　158 cm，38 kg，血圧103/66，脈88回整，呼吸数18回，体温37℃．頭頸部に異常なし．甲状腺腫大なし．胸部心雑音・呼吸音異常なし．腹部軟，圧痛なし．下腿浮腫あり，上肢下肢近位筋に把握痛あり，四肢筋トーヌス低下あり，膝立不可，徒手筋力テスト（MMT）は左右ともに3/5〜4/5，腱反射低下あり．

検査結果　尿Na＜10，尿K 7.3，尿Cl 20，Na 135，K **1.4**，Cl 99，BUN 24，Cr **2.2**，Ca 8.4，IP 2.1，AST **955**，ALT **275**，LDH **1,299**，CK **55,035**，Mb **13,000**，CRP 1.77，血漿浸透圧 280，TTKG 4.297
WBC 15,900，Hb 13.8，Plt 25.3万
動脈血液ガス分析　pH 7.43，PaO_2 76，$PaCO_2$ 32，HCO_3^- 20.9，BE －2.2
心電図　洞調律．軽度のST低下およびQT延長あり．
精査目的で入院となった．

入院後検査　ACTH 13.6，コルチゾール 24.3，PRA 7.0，PAC 149，FT_3 1.98，FT_4 1.16，TSH 4.79

入院後の経過

入院後の検査では甲状腺，副腎ホルモンともに正常範囲であった．詳細な問診により，美容志向が強く極度の偏食であり，ダイエットのために下剤や甘草成分を含有するサプリメントを過剰摂取する習慣があったことが明らかになった．低カリウム血症の原因は，下剤多量摂取による消化管からの喪失によるものと考えられた．原因薬剤を中止するとともに，安静，細胞外液による補液およびリン酸カリウムによる電解質補正によってK 3.7，CK 214まで改善し，栄養指導を行ったうえ，入院15病日退院となった．

■非外傷性の横紋筋融解症の原因として，①薬剤性，②感染，③血糖・血漿浸透圧異常，④中枢疾患・筋疾患，⑤電解質異常，⑥運動・脱水，⑦中毒などがあげられる．

■重度の低カリウム血症は，①血管収縮による筋組織の虚血（特に血清K＜2.5 mEq/Lにおいて），②筋肉内の糖新生，糖貯蔵の障害などのメカニズムにより，四肢麻痺，横紋筋融解などを引き起こす．横紋筋融解により細胞内Kが血中に流出するため，血中K濃度の低下を認めないこともあり，注意が必要である．

■本症例においても，K 1.4 mEq/Lと著明な低下を認め，それに伴い四肢の脱力，横紋筋融解が認められた．低カリウム血症の原因に関しては，下剤常用による消化管からのK喪失が主因と考えられた．血中レニン-アルドステロンは低値ではなかったものの，甘草成分による偽性アルドステロン症が関与する可能性もある．

金　紀鍾（横須賀市立うわまち病院小児科），德中芳美，小川武希（東京慈恵会医科大学救急医学講座）

ステップアップのカギ

　低カリウム血症をきたす薬剤は，①細胞内へのKの移動によるもの，②Kの体外喪失によるものの2つに大きく分類される（表）．

　①の細胞内へのKの移動によるものとしては，インスリン，β刺激薬，重炭酸塩などのアルカローシスをきたす薬剤，甲状腺ホルモン薬，クロロキン中毒などがあげられる．

　②のうち消化管からの喪失を伴うものとして，各種下剤によるものがあげられる．下部小腸からのKの喪失は腸液1Lあたり20〜50 mEqにのぼるため，習慣性便秘患者への長期間の下剤投与は容易に低カリウム血症を引き起こす．

　一方，尿中への喪失をきたす薬剤は多岐にわたり，利尿薬，鉱質コルチコイド作用を有する薬剤，尿細管障害をきたす薬剤などがあげられる．特に甘草の主成分であるグリチルリチンは，腎臓で11β-ヒドロキシステロイド脱水素酵素タイプ2（11β-HSD2）を阻害し，コルチゾールの鉱質コルチコイド受容体への結合を促進し，高血圧，浮腫，低Kなどの偽性アルドステロン症を引き起こす．多数の漢方製剤に甘草成分が含有されていることは有名であるが，本症例のように市販のサプリメントでも含有することがあるため注意が必要である．

表　低カリウム血症をきたす薬剤

①細胞内へのKの移動によるもの
　インスリン，アルカローシスをきたす薬剤（炭酸水素ナトリウムなど），β刺激薬，クロロキン中毒
②Kの体外喪失によるもの
　a）消化管からの喪失
　　各種下剤
　b）尿中への喪失
　　・利尿薬（ループ利尿薬，サイアザイド系利尿薬，アセタゾラミドなど）
　　・鉱質コルチコイド作用をもつ薬剤
　　　　　　（各種糖質コルチコイド，甘草，グリチルリチン製剤）
　　・尿細管障害をきたす薬剤
　　　　　　（アムホテリシンB，アミノグリコシド系抗菌薬，シスプラチン，ポリミキシンB）

主治医からのコメント

　高度の低カリウム血症では横紋筋融解症を惹起することもあるため，急性腎障害を念頭においた迅速な対応が必要である．
　低カリウム血症の原因は多岐にわたるが，常に薬剤性の可能性を考え鑑別を行う必要がある．
　また下剤乱用患者は，本症例のように若い女性に多く，やせ願望，食行動異常，薬物依存などの問題が背景になることが多い．身体面だけでなく，精神面でのサポートが求められる．

ここがPOINT

低カリウム血症においては，医原性のことも多く，詳細な病歴聴取が必要である．

◎文献
1) Bosch X, et al. N Engl J Med 2009；361：62-72.
2) 厚生労働省．重篤副作用疾患別対応マニュアル．
3) 野口義彦，山田研一．Medical Practice 1996；13：1575-9.

Case 18 四肢麻痺で発症し著明な低カリウム血症を呈したSjögren症候群の一例

Keyword 尿細管性アシドーシス　低カリウム血症　四肢麻痺　Sjögren症候群

症例

61歳, 女性

- **主訴**　四肢筋力の低下
- **現病歴**　生来健康であったが突然, 手足に力が入りづらくなり徐々に症状が進行し歩行困難となったため救急外来を受診. 著明な低カリウム血症（1.5 mEq/L）を認めたため精査加療目的で入院.
- **身体所見**　体温 36.9℃, 血圧 108/60, 脈 80. 眼球結膜に貧血なし, 黄疸なし. 頸部リンパ節触知せず. 胸部心音正常, 正常肺胞呼吸音. 腹部平坦・軟. 四肢に浮腫を認めず. 神経学的所見：四肢筋力低下を認めた.
- **入院時検査結果**　尿 pH 7.0, 尿比重 1.007, 尿蛋白（−）, 尿糖（−）, 尿ケトン（−）, 尿ウロビリノゲン（±）, 尿潜血（−）, 尿 Na 41, 尿 K 10.9, 尿 Cl 37, 尿浸透圧 212
Na **145**, K **1.5**, Cl **119**, BUN 15.1, Cr 0.9, UA 1.2, Ca 8.8, TP 8.4, Alb 4.2, AST 33, ALT 44, T.Bil 0.6, NH_3 136, CRP 0.33, 血清浸透圧 326
WBC 7,360, RBC 411万, Hb 12.8, Ht 35.8, MCV 87.1fL, MCH 31.1pg, MCHC 35.8%, Plt 23.6万
動脈血液ガス所見（室内気）pH **7.28**, PaO_2 98.5, $PaCO_2$ 32.6, SpO_2 96.8, HCO_3^- **14.6**, BE −10.9
12誘導心電図　V_1・V_2 に陰性 T 波を認めた. U 波を認めた.
- **入院後検査**
抗核抗体（＋）, 抗 SS-A 抗体（＋）, 抗 SS-B 抗体（＋）, PR3-ANCA（＋）
NAG 活性 4.8U/L, 尿中 $β_2$ MG 10,230μg/L
腹部 CT　両側腎に石灰化沈着.
Schirmer テスト　陽性
- **入院後の経過**
入院時検査所見より遠位尿細管性アシドーシスと診断. 輸液による K 補正と炭酸水素ナトリウムの経口投与によるアシドーシスの補正を行うことにより血清 K 値が上昇し自覚症状も軽減した. その後, 抗 SS-A, B 抗体価と Schirmer テストの結果から Sjögren 症候群と診断. 同時期に施行した Ga シンチにて顎下腺に強い集積像を認めた.
- 【入院11病日】腎臓の間質性病変の評価のため腎生検を施行. 間質における炎症性の細胞浸潤が軽度であったため入院中のステロイドの投与は見送る.
- 【入院29病日】軽快退院.

■本症例の検査所見上の特徴は以下である.

①アニオンギャップ（AG）正常の代謝性アシドーシス
　$AG = Na^+ − (HCO_3^− + Cl^−) = 145 − (14.6 + 119) = 11.4$
　AGの基準値：12 ± 2 mEq/L
②著明な低カリウム血症（入院時血清 K 1.5 mEq/L）
③尿アニオンギャップ（UAG）が正値.
　$UAG = [Na^+]_U + [K^+]_U − [Cl^−]_U = 41 + 10.9 − 37 = 14.9$
④ TTKG（transtubular K gradient）が高値.
　$TTKG = (Uk/Sk) ÷ (Uosm/Sosm) = (10.9/1.5) ÷ (212/326) = 11.2$

山田剛久（日本医科大学千葉北総病院腎臓内科）

Uk：尿K濃度，Sk：血清K濃度，Uosm：尿浸透圧，Sosm：血清浸透圧

以上から遠位尿細管性アシドーシスと診断した．

■診断に至るアプローチは以下の2つが重要である．まず一つは本症例がAG正常の代謝性アシドーシスを呈していること，もう一つは低カリウム血症を呈していることである．

■AG正常の代謝性アシドーシスをきたす病態としては尿細管性アシドーシスが代表的であるが，それ以外には慢性下痢症における腸管からのHCO_3^-の喪失も見逃すことができない．そうした病態との鑑別の過程でキーポイントとなるのが低カリウム血症の存在である．

■3.0 mEq/L未満の低カリウム血症においてはK補正の適応となる．血清Kが正常範囲から3.0 mEq/Lに低下した場合，おおよそ体内K欠乏量は数100 mM（100～400 mM）である．K補液量を決める際に重要なことは，不足分のKをすべて補充するのではなく，心臓への負担を回避する目的でK補充速度を20mEq/時以下，120mEq/日以下（輸液剤の濃度40mEq/L以下）にすることである．

ステップアップのカギ

AG正常の代謝性アシドーシスで，かつ低カリウム血症をきたすものとなると鑑別診断は以下の2つの病態に限られてくる．それらの鑑別にUAGやTTKGが用いられる．すなわち，

①消化管からのHCO_3^-の喪失

この場合には$[Na^+]_U + [K^+]_U < [Cl^-]_U$であり，UAG $= [Na^+]_U + [K^+]_U - [Cl^-]_U$は負値となる．

②遠位尿細管性アシドーシス

この場合には$[Na^+]_U + [K^+]_U > [Cl^-]_U$であり，UAG $= [Na^+]_U + [K^+]_U - [Cl^-]_U$は正値となる．

本症例では，UAG $= [Na^+]_U + [K^+]_U - [Cl^-]_U =$ 41 + 10.9 - 37 = 14.9 と正値であり遠位尿細管性アシドーシスと診断できる．K喪失のルートが腎由来か否かの鑑別にはTTKGが用いられる．低カリウム血症の状況下においてTTKGが4.0以上のとき，K喪失のルートは腎由来であるとされている．本症例において入院時の検査成績を当てはめるとTTKG $= (10.9/1.5) \div (212/326) = 11.2$であり，K喪失ルートが腎由来であることを示している．腎生検の所見でも間質性腎炎の組織像を呈しており，上記の診断と矛盾していない．

UAG $= [Na^+]_U + [K^+]_U - [Cl^-]_U$は尿中に十分に酸が排泄されているかどうかの判定に用いられる．尿中の未測定の陽イオンの大半はNH_4^+であり，それに見合うCl^-が尿中に排泄されてバランスが保たれている．UAGが負値であるということはアシドーシスの際に酸が十分に尿中に排泄されていることを意味し，尿細管機能障害によるアシドーシスの際には逆にUAGが正値となる．

主治医からのコメント

Sjögren症候群に合併した尿細管性アシドーシスの確定診断に至る過程で水電解質と酸塩基平衡に関する種々の指標（AG，UAG，TTKG）を駆使した．腎生検における組織所見（間質性腎炎）はそれらの診断の妥当性を証明するのに役立った．

Sjögren症候群に間質性腎炎を発症し電解質異常をきたした臨床報告例には，治療の際，ステロイドが有効であったとするものが多い．本症例ではβ_2MG値の上昇に比して尿NAG活性がそれほど上昇しておらず，蛋白尿も軽微であったことからステロイドの使用は見送った．今後，外来経過中にこれらの尿細管障害のマーカーがさらに上昇してくる場合にステロイドの投与を検討する予定である．

ここがPOINT

カリウム異常をみた場合には代謝性アシドーシスに注意する．

Case 19 胃亜全摘後に顕在化した低カリウム血症により発見された遠位尿細管性アシドーシス

Keyword カリウム　代謝性アシドーシス　尿路結石　胃亜全摘後

症例

58歳，女性

現病歴　6年前から軽度の腎機能低下，尿蛋白，尿潜血を指摘され，精査目的で当院受診．右腎結石，無機能腎と診断し，慢性腎臓病（CKD）に対し治療を行った．経過中，左結石性腎盂腎炎を発症したが保存的治療で改善した．その後早期胃癌に対し腹腔鏡下幽門切除術を施行．術後から低カリウム血症を呈し，代謝性アシドーシスを認めたため精査を行った．

身体所見　155 cm，36.8 kg，BMI 15.2，血圧102/60，心拍数82．診察上異常所見なし．

検査結果　尿 pH 7.0，尿蛋白（＋），尿潜血（－），尿 Na 7，尿 K 12.5，尿 Cl 43，PAC 432，PRA 5.4，ADH 14.0，TTKG 2.07，尿中 Ca 排泄 193 mg/日
Na 139，K **2.7**，Cl 113，BUN 37，Cr 1.4，UA 5.5，Ca 8.4，IP 3.5
静脈血液ガス分析　pH **7.15**，HCO_3^- **16.3**，AG 9.7

入院後の経過

重曹負荷試験を行い（図），遠位尿細管性アシドーシスと診断した．二次性の遠位尿細管性アシドーシスは認めず，クエン酸カリウム，炭酸水素ナトリウムの内服を開始し退院した．

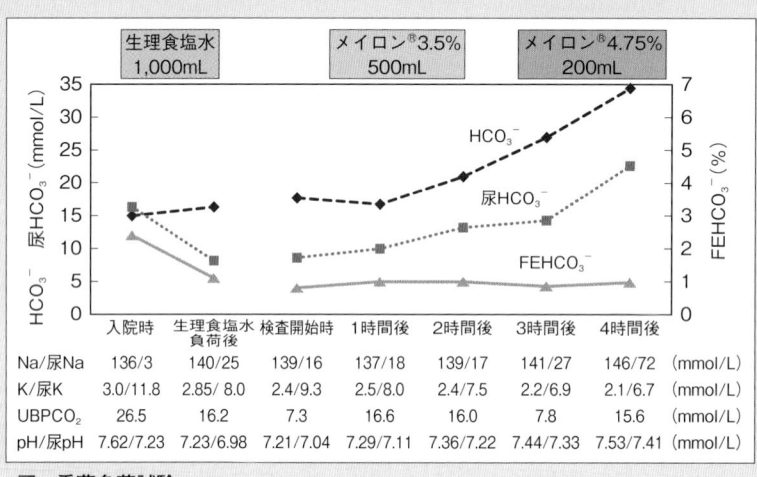

	入院時	生理食塩水負荷後	検査開始時	1時間後	2時間後	3時間後	4時間後	
Na/尿Na	136/3	140/25	139/16	137/18	139/17	141/27	146/72	(mmol/L)
K/尿K	3.0/11.8	2.85/8.0	2.4/9.3	2.5/8.0	2.4/7.5	2.2/6.9	2.1/6.7	(mmol/L)
UBPCO₂	26.5	16.2	7.3	16.6	16.0	7.8	15.6	(mmol/L)
pH/尿pH	7.62/7.23	7.23/6.98	7.21/7.04	7.29/7.11	7.36/7.22	7.44/7.33	7.53/7.41	(mmol/L)

図　重曹負荷試験

■低カリウム血症を伴うアニオンギャップ（AG）正常の代謝性アシドーシスの精査を行った一例である．胃亜全摘出後より経口摂取量が低下していたが，下痢は認めておらず，酸の負荷も行われていなかったことから尿細管性アシドーシスを疑った．
■本症例では代謝性アシドーシスを呈した状態で尿 pH ＞ 7.0 と明らかな尿の酸性化障害を認めたため，酸負荷試験である NH_4Cl 負荷試験はあえて施行しなかった．血圧低値，尿中 Na 排泄低下から脱水が示唆されたため，生理食塩水 1,000 mL を補液した後に重曹負荷試験を行った．血液中の重炭酸濃度が上昇し，重炭酸の濾過量が増加しても HCO_3^- 排泄率（$FE_{HCO_3^-}$）の上昇は認めず，アルカローシスの進行を認めたため，約 320 mEq の

加藤さや香，岡田隆之，酒井　謙（東邦大学腎臓学講座）

NaHCO$_3$ を投与した時点で試験を終了した．十分な尿中 HCO$_3^-$ の上昇は得られなかったが，尿血液二酸化炭素分圧勾配（UBPCO$_2$）<20 mmHg 以下と低値を示した．上記の結果から遠位尿細管性アシドーシスと診断した．

■遠位尿細管性アシドーシスでは遠位尿細管での H$^+$ の排泄障害および NH$_4^+$ の生成障害が起こり，遠位尿細管での Na の再吸収が低下する．その結果，体液量減少による二次性アルドステロン症となり，低カリウム血症をきたす．本症例では消化管の手術により経口摂取量が低下し，脱水が増悪したためレニン-アルドステロン系の亢進がさらに助長され，低カリウム血症が顕在化したのではないかと考える．

■遠位尿細管性アシドーシスでは，イオン化 Ca の増加による Ca の糸球体濾過量増加や骨からの Ca$_3$（PO$_4$）$_2$ 漏出により高カルシウム尿症を呈する．その結果遠位尿細管におけるクエン酸排泄低下も相まって，腎結石・腎石灰化を引き起こす．本症例でも遠位尿細管性アシドーシスが再発性尿路結石に寄与した可能性が考えられる．

ステップアップのカギ

遠位尿細管性アシドーシスは，H$^+$ ポンプの障害や遠位ネフロンへの NH$_3$ 供給低下による H$^+$ の分泌障害が病態の原因である．尿細管性アシドーシスの診断では NH$_4$Cl 負荷試験，NaHCO$_3$ 負荷試験が施行される．NH$_4$Cl 負荷試験は酸負荷試験であり，正常者や近位尿細管性アシドーシスでは尿 pH は 5.5 以下になるが，遠位尿細管性アシドーシスでは尿の酸性化障害を反映して尿 pH を 5.5 以下にできない．

重曹負荷試験は，近位尿細管性アシドーシスにおける重炭酸吸収障害による重炭酸排泄閾値の低下をみる試験である．正常腎では血漿 HCO$_3^-$ 24 mEq/L 程度で尿中に HCO$_3^-$ が排泄されるが，近位尿細管性アシドーシスでは血漿 HCO$_3^-$ 20 mEq/L 以下で尿中に HCO$_3^-$ が出現し，FE$_{HCO_3^-}$ は 20 ％を超える．また，重曹負荷試験で測定される尿と血液の PCO$_2$ の差，すなわち UBPCO$_2$ は尿酸性化能を反映し鑑別に有用である．

糸球体濾過液中の HCO$_3^-$ は尿細管上皮から分泌された H$^+$ と反応し H$_2$CO$_3$ となる．近位尿細管では H$_2$CO$_3$ はすぐに CO$_2$ と水に分解し，CO$_2$ は尿細管上皮を容易に拡散して血中と平衡に達する．しかし，遠位尿細管腔は炭酸脱水素酵素を欠くため，H$_2$CO$_3$ から CO$_2$ への分解は遅延し，主たる反応の場は CO$_2$ を拡散させにくい下部集合管以遠となる．その結果，尿中に CO$_2$ がとどまり尿 PCO$_2$ は上昇する．UBPCO$_2$ が上昇するためには，尿細管遠位部における H$^+$ 分泌が障害されていないことが必要であり，遠位尿細管性アシドーシスでは UBPCO$_2$ は低値を呈する[1]．

主治医からのコメント

本症例では再発性の尿路結石の原因が遠位尿細管性アシドーシスであった可能性が考えられ，早期の診断がついていれば片腎機能の喪失や腎盂腎炎の発症を防ぐことができた可能性も示唆される．再発性尿路結石の 2.0～16 ％に遠位尿細管性アシドーシスを認めることから，念頭におくべき疾患であると考える．

電解質異常を認めた際は，酸塩基平衡の異常から潜在性の疾患が発見されることがあるため，血液ガスの測定を意識して行うべきである．血液ガスの測定は酸素化の評価でなければ，動脈ではなく静脈血液ガスでも代用が可能である．動脈血と静脈血では pH 0.036，HCO$_3^-$ － 1.5 mEq/L，PCO$_2$ － 6.0 mmHg の差があるとされている[2]．

ここが POINT

低カリウム血症では尿 pH も鑑別に役立つ．

◎文献
1）岡本玖美ほか．日本臨牀　1985；43：1855-63．
2）Rang LC, et al. CJEM 2002；4：7-15.

Case 20 突然四肢の筋力低下から体動不能に陥った低カリウム血症

Keyword 低カリウム血症　低マグネシウム血症　代謝性アルカローシス　Gitelman症候群　遺伝性塩類喪失性尿細管機能異常症

症例

38歳，女性

主訴　四肢の脱力

現病歴　頭痛，発熱など，感冒様症状および下痢が出現．それとともに全身倦怠感と下肢の脱力を自覚．その後上肢にも脱力が広がり，ほとんど動けない状態となり，当院受診．Guillain-Barré症候群などの神経疾患を疑われ，同日神経内科に入院．頭部CTなどでは異常所見を認めず，筋力低下はあるもののその他の神経学的な異常を認めず．血液検査にて低カリウム血症を認め，精査加療目的に腎臓内科転科となった．

嗜好歴　飲酒，喫煙なし．漢方薬，利尿薬，下剤の服用なし．

身体所見　155 cm，66 kg，BMI 27.5，脈 68，血圧 100/60，左右差なし．心音整・心雑音聴取せず．呼吸音ラ音なし．腹部血管雑音聴取せず．神経学的所見に異常を認めない．感覚障害なし．筋力低下のため膝立不可能．浮腫を認めず．

検査結果　Na 139，**K 2.0**，Cl 96，BUN 11.1，Cr 0.5，UA 4.3，Ca 9.9，**Mg 1.8**，TP 7.5，Alb 4.1，AST 38，ALT 62，ALP 128，LDH 215，γ-GT 48，T.Bil 0.9，CRP 2.22　WBC 8,400，RBC 501万，Hb 14.9，Plt 28.9万
動脈血液ガス分析　pH 7.50，PaO_2 71.2，$PaCO_2$ 38.7，HCO_3^- 29.5，BE 6.2
心電図　Ⅰ・Ⅱ・V_4〜V_6でST変化あり，不完全右脚ブロック様．T波は平坦化，U波あり．

入院後検査所見　TSH 1.8，FT_3 3.40，FT_4 1.27，PRA **8.6**，PAC **164.0**（PRA，PACは安静臥位での採血），ACTH 10，コルチゾール 9.9，アドレナリン 15 pg/mL，ノルアドレナリン 216 pg/mL，ドパミン 11 pg/mL，1日尿中K排泄量 81.8 mEq，1日尿中Ca排泄量 **9.66** mg/gCr

入院後の経過
腎臓からのK喪失が疑われ，フロセミド負荷試験，サイアザイド負荷試験および腎生検も含めた諸検査にてGitelman症候群と診断した．
カリウム製剤（塩化カリウム 2,400 mg/日），アルドステロン拮抗薬（スピロノラクトン 50 mg/日），マグネシウム製剤（アスパラギン酸カリウム・マグネシウム配合剤 450 mg/日）にて電解質補正を行うことで症状軽快し，退院となった．

■感冒，急性腸炎をきっかけに顕著な症状が出現することで診断しえたGitelman症候群の例である．詳しく問診すると，以前にもたびたび四肢脱力を感じたことがあったようで，病歴の聴取が非常に重要であることを感じた症例であった．

■低カリウム血症，高レニン・高アルドステロン血症などよりBartter症候群やGitelman症候群を疑い，さらに，低マグネシウム血症，尿中Ca排泄低下，それに加えてフロセミド負荷試験，サイアザイド負荷試験，腎生検を施行し，Gitelman症候群と診断した．

■腎生検所見では，いくつかの糸球体で毛細血管極に

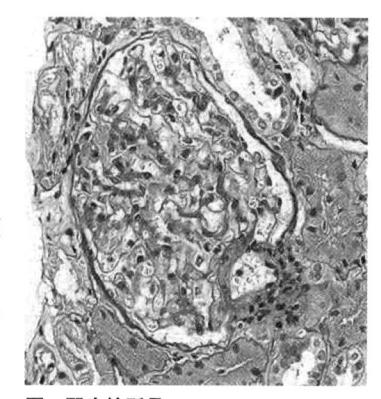

図　腎生検所見

原　大雅（香川大学医学部附属病院循環器・腎臓・脳卒中内科）

表1 フロセミド（20 mg）負荷試験

	負荷前	2時間後
尿量（mL/時）	―	500
尿比重	1.015	1.010
尿pH	7.0	7.0
尿中Na排泄率（％）	0.80	7.50
遠位尿細管Cl再吸収率（％）	86.0	34.2

表2 サイアザイド（トリクロルメチアジド8 mg）負荷試験

	負荷前	2時間後
尿量（mL/時）	―	50
尿比重	1.015	1.015
尿pH	7.0	7.0
尿中Na排泄率（％）	0.85	0.92
遠位尿細管Cl再吸収率（％）	88.2	87.6

おいて傍糸球体装置の過形成を認める（図）．尿細管間質はほぼ正常に保たれていたが，一部で尿細管上皮の萎縮と変性がみられ，線維化を認めた．

■利尿薬負荷試験の原理は，Bartter症候群はフロセミド感受性Na-K-2Cl共輸送体（NKCC2）遺伝子異常，Gitelman症候群はサイアザイド感受性NaCl共輸送体（NCCT）遺伝子異常が同定されている．したがって，Bartter症候群ではフロセミドに対して，Gitelman症候群ではサイアザイドに対して反応がない[1,2]．本症例は，フロセミド負荷にて著明に尿量は増加し，尿中Na排泄率は増加し，遠位尿細管Cl再吸収率は減少したのに対し，サイアザイド負荷では変化を認めず，尿量の増加も認めなかった（表1，2）．

● ステップアップのカギ ●●●●●●●●

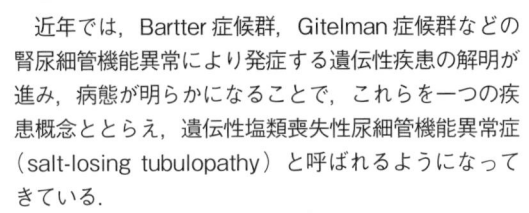

近年では，Bartter症候群，Gitelman症候群などの腎尿細管機能異常により発症する遺伝性疾患の解明が進み，病態が明らかになることで，これらを一つの疾患概念ととらえ，遺伝性塩類喪失性尿細管機能異常症（salt-losing tubulopathy）と呼ばれるようになってきている．

1996〜97年にかけて，Simonらのグループにより，Bartter症候群は1〜3型，3種類の太いHenleループの尿細管上皮細胞膜に発現するチャネル，トランスポーターをコードする遺伝子変異で発症し，Gitelman症候群は遠位尿細管上皮細胞膜にかかわる遺伝子の変異で発症することが示された．その後，難聴を伴う4型Bartter症候群，さらには4b型（5型）Bartter症候群も認知され，現在はこれらの疾患群を原因遺伝子別に1〜4b型（5型）Bartter症候群およびGitelman症候群の6つに分類することが主流になってきている．

主治医からのコメント

遺伝子診断が進み，腎生検の有用性が薄れてきてはいるが，本症例は，遺伝子診断を望まなかったことからも，積極的に腎生検を施行し，腎病理的にも疾患群としての鑑別に有用な所見が得られた．

3型Bartter症候群のなかには，遺伝子診断以外の検査結果のみではGitelman症候群との鑑別は不可能である症例が多数存在するといわれているが，利尿薬負荷試験など，尿細管機能異常に伴う電解質異常の，診断に至るまでの過程を学んでいただけたらと思う．

ここがPOINT
Bartter症候群とGitelman症候群の鑑別には，低マグネシウム血症と低カルシウム尿症が重要である．

◎文献
1) Colussi G, et al. Clin J Am Soc Nephrol 2007；2：454-60.
2) Tsukamoto T, et al. Am J Kidney Dis 1995；25：637-41.

Case 21 Liddle症候群と診断された低カリウム血症

Keyword 高血圧　低カリウム血症　代謝性アルカローシス　レニン-アルドステロン系

症例

58歳，男性

- **主訴**　呼吸苦，下腿浮腫
- **現病歴**　20歳代から肥満あり．38歳時，近医で高血圧（初診時230/130），2型糖尿病と診断され内服療法を開始した．その後も血圧150～200，HbA1c 10％台とコントロール不良であり，53歳時，インスリンを導入した．56歳時から徐々に血清Cr上昇を認めていた．3か月前から全身浮腫が出現して徐々に増悪，体重は約10 kg増加し，呼吸苦も出現したため，当科紹介入院となった．
- **既往歴**　両増殖糖尿病網膜症（57歳時，両硝子体手術）
- **家族歴**　特記すべきことなし．
- **処方**　アムロジピン10 g，エナラプリル10 mg，テルミサルタン80 mg，スピロノラクトン12.5 mg
- **身体所見**　160.2 cm，93.6 kg，血圧186/94，頸静脈怒張あり．両下肺野に呼吸音の低下あり．腹部は平坦・軟，圧痛なし，腹部血管雑音聴取せず．両下腿に著明な圧痕性浮腫あり．両足背動脈触知良好，両下腿の振動覚低下あり．
- **検査結果**　尿蛋白定量 11.0 g/日，RBC 5～9/HPF，CCr 42.0 mL/分，尿K **39** mEq/日，TTKG **5.38**
　血清K **3.4**，BUN 21，Cr **1.7**，TP 5.1，Alb 2.1
　動脈血液ガス分析（室内気）　pH 7.42，PaO$_2$ 104.0，PaCO$_2$ 43.1，HCO$_3^-$ **28.8**
　胸部X線　心胸比54.1％，両側胸水あり．
　心電図　心拍数70，正常洞調律．
- **入院後検査**　尿検査　17-OHCS 8.2 mg/日，17-KS 7.3 mg/日，メタネフリン 0.08 mg/日，ノルメタネフリン 0.13 mg/日
　ACTH 31.4，コルチゾール 13.0，PRA 0.3，PAC < 25.0，FT$_4$ 1.05，TSH 2.80，デオキシコルチコステロン（DOC）0.12 ng/mL（基準値 0.08～0.28），コルチコステロン 0.87 ng/mL（基準値 0.38～8.42）
　腎臓超音波　両腎とも萎縮なし，両腎動脈に狭窄なし．
　腹部CT　副腎に腫瘤性病変なし，軽度の腹水あり，その他異常所見なし．
　副腎シンチ　異常集積なし．
- **入院後の経過**　入院時，体液量過剰所見を認め，塩分・水分制限を強化，フロセミド120 mg内服を追加した．それにより体重は93.6 kgから80.1 kgまで減少，呼吸苦，下腿浮腫は消失した．しかし，体液量の是正後，カルシウム拮抗薬を増量しても血圧180～200前後と高値が続いたこと，フロセミド中止後も血清K 3.0～3.5と低値が続いたことから，二次性高血圧の可能性を考えて精査を行った．臨床経過と各種検査結果より，Liddle症候群を強く疑いトリアムテレン（100 mg/日）内服を開始したところ，尿中K排泄は19.5まで低下，血圧，血清K値，HCO$_3^-$濃度はいずれも速やかに正常化した．

■高血圧に低カリウム血症を合併する症例の鑑別として，①腎血管性高血圧，②原発性アルドステロン症，③偽性アルドステロン症（甘草など），④Cushing症候群，⑤レニン産生腫瘍，⑥褐色細胞腫，⑦鉱質コルチコイド作用ホルモン（DOC，コルチコステロン）産

生腫瘍，⑧ Liddle 症候群などがあげられる．
■超音波および CT 上，腎動脈狭窄や副腎など腹部の腫瘤性病変は認めなかった．血液検査で，低レニン・低アルドステロン血症を呈したことから，①，②，⑤は否定された．詳細に病歴を聴取したが，アルドステロン様作用をもつ薬剤の服用歴はなく，血中 ACTH，コルチゾールの上昇なく，尿中メタネフリン，ノルメタネフリンの上昇も認めないことから，③，④，⑥も除外された．次に，血中 DOC，コルチコステロン濃度を測定したが上昇を認めず，最終的に Liddle 症候群を強く疑いトリアムテレン 100 mg 内服を開始したところ，血圧，血清 K 値，HCO_3^- 濃度はいずれも正常化した．スピロノラクトンに反応せず，トリアムテレンが奏効したことから，同症と診断した．

ステップアップのカギ

若年発症の高血圧であること，降圧薬によるコントロールが不良であること，低カリウム血症，代謝性アルカローシスを合併することから，二次性高血圧の可能性を考える必要がある．

また，血清 K 異常を認める点から，① K の 1 日摂取量，② K の 1 日排泄量，③ K の細胞内外シフトについて評価する必要がある．具体的には，①に関して，食事，点滴による摂取量，②に関して，尿中排泄量，嘔吐や下痢の有無，同時に，利尿薬や RAS 阻害薬投与の有無，腎機能，③に関して，酸塩基平衡，血糖値，インスリン投与量，交感神経刺激薬もしくは遮断薬投与の有無，甲状腺機能などについて確認する．

本症例は，低カリウム血症の状態でも尿中 K 排泄が十分に抑制されておらず，TTKG も高値であり，アルドステロン作用の亢進が示唆された．高血圧と併せて一元的に説明できる可能性が高いと考えて，高血圧と低カリウム血症を呈する疾患のうち頻度の高いものから順に検討していった結果，最終的に，比較的まれな疾患である Liddle 症候群の診断に至った．

視点を変えて病態生理から考えた場合，尿所見からアルドステロン作用の亢進が示唆されたにもかかわらず，低レニン・低アルドステロン血症を呈したことから，鉱質コルチコイド様作用をもつホルモンの産生過剰，もしくはアルドステロンの作用部位である上皮型ナトリウムチャネル（ENaC）の活性が自動的に亢進している状態のどちらかであると推測される．結果的に本症例は後者であった．

Liddle 症候群は常染色体優性遺伝の疾患として知られており，多くは若年発症であるが，孤発例，中高年発症例も存在する．確定診断は遺伝子診断となるが，しばしば行われるトリアムテレン内服による診断的治療は有用である．

主治医からのコメント

高血圧患者のうち約 10 ％は二次性高血圧であるとされているが，診断に至らないまま漫然と降圧薬内服を続けている症例は多いと推察される．二次性高血圧の場合，原因の除去により血圧の正常化を期待できること，無治療の場合，高血圧に加え，内分泌異常，電解質異常に伴う全身への影響が懸念されることから，疑わしい場合は積極的に精査する必要がある．

本症例は経過および各種検査結果から，臨床的に Liddle 症候群と診断し，トリアムテレン内服を開始したところ，高血圧，低カリウム血症，代謝性アルカローシス，いずれも正常化を認め，その後，従来の降圧薬を中止して同剤内服のみで順調に経過していることから，示唆に富む症例であった．

ここが POINT
治療抵抗性の低カリウム血症では遺伝性疾患を疑う．

Case 22 意識障害をきたした慢性腎臓病（ステージG4）の女性

Keyword カリウム　脱水　慢性腎臓病　RAS阻害薬

症例

67歳，女性

主訴　意識レベルの低下

現病歴　20年ほど前から大動脈炎症候群，高血圧症，慢性腎臓病（ステージG4）などで近医で治療を受けていた．2か月前に肺炎で近医入院加療，症状が改善したためリハビリ目的で他医へ転院となった．転院2週間頃から嘔気・食欲不振出現．転院20日目，昼食後意識レベルの低下がみられたため，当院へ救急搬送となった．

処方　プレドニゾロン10 mg，ラベプラゾールナトリウム10 mg，フロセミド40 mg，スピロノラクトン50 mg，バファリン® 162 mg，チクロピジン300 mg，クロチアゼパム15 mg，エナラプリル10 mg，ニフェジピン徐放剤40 mg，ニフェジピンカプセル30 mg，カルベジロール20 mg，バルサルタン160 mg，メチルドパ2 g，プラゾシン6 mg

身体所見　156 cm，43.7 kg，血圧160/94，心拍数30回．
意識レベル：JCS 10．結膜は貧血様．両側頸部，両側鎖骨下および腹部（臍上部）に血管雑音聴取．心雑音（to and fro murmur）聴取．下腿浮腫軽度あり．

検査結果　Na 131，K **8.2**，Cl 101，BUN **80**，Cr **2.6**，BS 186，HbA1c（NGSP）5.6，Ca 7.8，IP 6.2 TP 5.6，Alb 3.2，AST 18，ALT 15，ALP 230，LDH 217，
WBC 12,320，Hb **8.2**，Ht 24.2，Plt 13.5万
動脈血液ガス分析（酸素7 L/分）pH **7.37**，PaO₂ 88.9，PaCO₂ 35.2，HCO₃⁻ **19.6**，BE −**4.6**
心電図　房室接合部調律，30/分，左室肥大．
心臓超音波　左室駆出率68%，左室壁の求心性肥厚および重度大動脈弁閉鎖不全あり．

来院後の経過
当院救急部搬送時上記検査で高カリウム血症による意識障害と診断，グルコン酸カルシウム（カルチコール®），炭酸水素ナトリウム（メイロン®）投与し，一時的ペースメーカーを右内頸静脈より挿入したところ意識障害は改善した．引き続き血液透析を施行し，血清K値は透析3時間後には5.0まで低下，心電図モニター上も洞調律に回復した．
大動脈炎症候群による複数の動脈の狭窄病変が疑われたが，腎機能低下がみられたため造影剤は使用せずMRアンギオグラフィで評価したところ，両側頸部，両側鎖骨下動脈に狭窄を認めた．大動脈弁閉鎖不全症の手術適応も含めて精査が必要と考えられたが，手術を希望しなかったため保存的に治療する方針となり退院となった．

- 慢性腎臓病における意識障害の原因はさまざまなものが考えられるが，特に尿毒症や薬物による中枢神経系の障害，薬物や電解質異常による循環器系の障害などが重要である．
- 本症例は意識障害で救急搬送され，初期診療において著明な徐脈が認められた．心電図ではP波を認めず，いわゆる洞停止，房室接合部調律であり，この時点で電解質異常，特に高カリウム血症が強く疑われた．血清K値が8.2と判明したため，緊急透析の準備を行いつつ，カルチコール®，メイロン®を使用し，一時的ペースメーカーを挿入した．透析開始後速やかに血清K値は低下し，心電図も洞調律に復した．
- 本症例における著明な高カリウム血症の原因としては，ステージG4の慢性腎臓病，食

中村典雄（弘前大学大学院医学研究科地域医療学講座／弘前大学医学部附属病院腎臓内科）

欲不振による脱水に加えて，複数のレニン-アンジオテンシン系（RAS）阻害薬の影響が考えられた．

■このため，栄養指導によるK摂取制限，RAS阻害薬の減量を含む内服薬の調整を行った．

● ステップアップのカギ ●●●●●●●

Kは体内に3,000〜4,000 mEq存在し，その98％は細胞内に分布しており，細胞内濃度（140 mEq/L）と細胞外濃度（4 mEq/L）の差が細胞膜の興奮性を決定している．一般的には1日に摂取するKは50〜100 mEqであり，摂取したKはすべて細胞外液に分布する．しかし，このままでは細胞外液のK濃度が上昇するので，生体は即座にKを細胞内へ移動させる（分〜時間の単位）．細胞内なら，その程度の量であれば大きな濃度変化はきたさないからである．余分なKはその後徐々に体外へ排泄される（時間〜日の単位）．

高度の高カリウム血症患者に遭遇した際には以下のような処置を行う．

① グルコン酸カルシウム静注：心筋細胞の興奮を抑制するものであり，数分で効果が発現し，30〜60分持続する．

② インスリン-グルコース療法：インスリンのNa/H exchangerへの作用によりKの細胞内への移動を促進すると考えられている．おおよそブドウ糖10 gあたり速効型インスリンを2〜4単位程度の割合で混合しボーラスで投与する．10〜20分で効果発現し4〜6時間持続する．

③ 炭酸水素ナトリウム投与：Kの細胞内への移行を促進する．ただし，Na負荷となるので水分貯留がみられる例には注意が必要である．

Kの体外への排泄を促進する方法としては，④ループ利尿薬（フロセミド），⑤イオン交換樹脂（カリメート®，ケイキサレート®）などが用いられる．イオン交換樹脂は一般に服用しづらいが，最近ではドライシロップもあり比較的服用しやすくなっている．

最終的には血液透析が最も確実にKを体外へ除去する方法であるが，①〜⑤の方法によって多くの場合は透析の回避が可能である．

本症例のように，複数のRAS阻害薬を併用することは高カリウム血症のリスクを高くしている可能性がある．RALES（Randomized Aldactone Evaluation Study）という大規模臨床試験法ではACE阻害薬で治療中の心不全患者にスピロノラクトンを追加投与したところ，その予後が改善されることが示された[1]が，その後スピロノラクトンの処方量が増加し，高カリウム血症で入院する患者数も増加した[2]．RALESの報告では高カリウム血症の頻度は比較的少ないが，それは患者が比較的若年であること，腎機能障害，糖尿病，鎮痛薬使用例を除外しているからと考えられる．また，ACE阻害薬にスピロノラクトンを併用する場合は1日投与量25 mg以下が望ましいといわれており[3]，本症例のように高齢で腎機能障害のある患者においてRAS阻害薬を併用する際は，投与量についても十分な検討が必要である．

主治医からのコメント

慢性腎臓病患者の進行を抑制するためにはRASを抑制することがきわめて重要である．これは『CKD診療ガイド2012』においても強調されているため，近年一般診療においてもRAS阻害薬が広く用いられている．

しかし，本症例のように慢性腎臓病の患者にACE阻害薬，アンジオテンシンⅡ受容体拮抗薬，スピロノラクトンの3剤を併用する場合は，高カリウム血症のリスクは非常に高まると考えられる．したがって，このような症例では，腎機能，電解質の頻回のモニターが必須である．

ここがPOINT 心電図異常を伴う高カリウム血症では，致死性不整脈予防のため，まずグルコン酸カルシウムの投与が重要である．

◎文献
1) Pitt B, et al. N Engl J Med 1999；341：709-17.
2) Juurlink DN, et al. N Engl J Med 2004；351：543-51.
3) Schepkens H, et al. Am J Med 2001；110：438-41.

Case 23 合剤を含む多剤投与高血圧症例での洞停止

Keyword 洞停止　高カリウム血症　ARB合剤　高血圧　腎機能低下

症例

77歳，女性

主訴　めまい，ふらつき，眼前暗黒感

現病歴　10年前から高血圧の内服加療開始．8か月前にはシルニジピン（アテレック®）10 mg，オルメサルタン（オルメテック®）20 mg，インダパミド（ナトリックス®）1 mg，セリプロロール（セレクトール®）200 mg，（アレンドロン酸〈フォサマック®〉35 mg/週）を投与．血圧コントロール不良のため，4か月前にオルメテック®がレザルタス®HDにアテレック®がミカムロ®APに変更され，エプレレノン（セララ®）50 mgも追加．2日前からめまい，ふらつきが出現し，本日眼前暗黒感が出現し倒れそうになったため，当院救急部に緊急搬送．

処方　レザルタス®HD（オルメサルタン10 mg，アゼルニジピン16 mg），ミカムロ®AP（テルミサルタン80 mg，アムロジピン5 mg），セララ®50 mg，ナトリックス®1 mg，セレクトール®200 mg，ザイロリック®200 mg，（フォサマック®35 mg/週）

身体所見　145 cm，41.5 kg，血圧140/39，脈30，呼吸12回，SpO$_2$ 94（O$_2$ 2L/分）．頭頸部異常なし．甲状腺腫大なし．胸部心雑音なし．肺野清明．腹部血管雑音なし．下肢浮腫なし．皮膚温正常．神経学的検査：JCS 1，瞳孔不同なし，眼球運動異常なし．麻痺なし，腱反射正常．

検査結果　Na 116，K 8.3，Cl 91，BUN 43.7，Cr 2.0，BS 241，HbA1c（NGSP）6.0，Ca 8.6，TP 6.8，Alb 3.8，AST 24，ALT 19，ALP 269，LDH 217，T.Bil 0.8，CK 117，CRP 0.05 WBC 11,300，Hb 10.0，Ht 30.5，Plt 25.6万 心電図（図）洞停止，房室接合部調律，心拍数32

入院後の経過

入院直後から体外式ペースメーカーを挿入し，緊急透析施行．透析開始後約30分にて洞調律（K 5.6）に復調し，その後3時間でK 4.4と電解質も正常化．翌日に行った心臓超音波で，びまん性左室壁肥大（中隔13 mm，左室後壁1.2 mm）を認めるものの，正常左室壁運動（EF 53 %），心腔の拡大なく，病的弁膜症も認めなかった．

入院3病日に行ったホルター心電図では，終日正常洞調律で平均心拍は71であり，上室性期外収縮の散発を認めるのみであった．

腎機能は入院3病日 Cr 1.25（eGFR 32.29 mL/分/1.73m^2）で，中程度の腎機能低下が持続した．また，入院時に認めていた低ナトリウム血症も血液透析にて補正され，入院2病日からは Na 130～135であった．

入院2病日から血圧が154/96と上昇したため，ニフェジピン（アダラート®CR）20 mgを投与し，血圧は120/80程度に安定したため，入院6病日に退院．

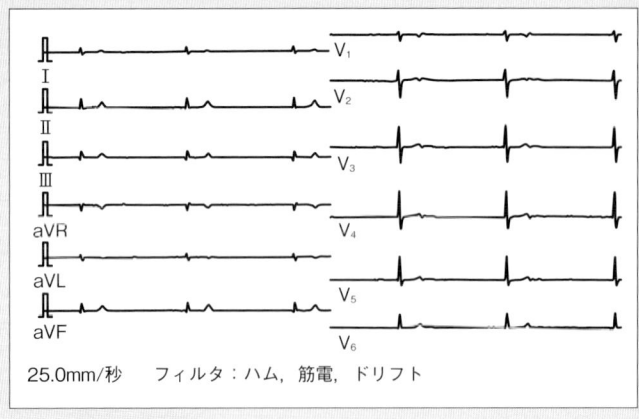

図　12誘導心電図

伊達晴彦，寺井親則（前 宮崎大学医学部病態解析医学講座救急災害医学分野）

■洞停止の一般的原因として，特発性・虚血性心疾患，電解質異常，薬剤性が考えられる．
■本症例は，胸痛発作なく，ECG でも ST 変化を認めず，心筋由来酵素の上昇はなかった．また，入院後の心臓超音波検査でも左室壁運動異常を認めず，洞停止の原因として虚血性心疾患は否定的であった．
■145 cm，41.5 kg の小柄な高齢者であり，レザルタス®HD（オルメサルタン 20 mg，アゼルニジピン 16 mg），ミカムロ® AP（テルミサルタン 40 mg，アムロジピン 5 mg），セレクトール®200mg と過量の Ca 拮抗薬，β-ブロッカーが投与されており，刺激伝導系および心機能に過度の抑制がかかっていた．
■透析後も血清 Cr 1.2 台，eGFR も 30 ～ 35 と腎機能が低下していることより，元来腎機能が低下し，刺激伝導系および心機能も抑制されていた患者に，過量の ARB およびアルドステロン拮抗薬（セララ®）を投与したことにより，血清 K が上昇し，この高カリウム血症が今回の洞停止の主因となったと考えられた．セララ®は eGFR＜50 の腎機能障害患者では禁忌である．

ステップアップのカギ

レニン-アンジオテンシン（RA）系阻害薬である ARB は高血圧治療において第一選択薬となっている．また，Ca 拮抗薬も，心血管疾患発症抑制のエビデンスが確立しており，禁忌となる病態が少なく，わが国において最も多く使用されている降圧薬である．

サイアザイド系利尿薬は古くから使用される降圧薬であるが，長期の使用により RA 系が活性化されてしまい，目的とする降圧が不十分になる．そこで RA 系阻害薬を併用投与すると，活性化された RA 系が抑制され，相乗的な降圧が得られる．しかし，RA 系阻害薬と Na 利尿薬の併用は Na 再吸収阻害による低ナトリウム血症が RA 系活性阻害により補正されにくくなるため要注意である．

これらの理由から，ARB ＋ Ca 拮抗薬および ARB ＋サイアザイド系利尿薬の合剤が多く開発された．これらの合剤は，治療効果を向上し，また服用アドヒアランス向上，医療費軽減に非常に有用である．しかし，合剤投与は，本症例にみられるように，過剰投与のリスクの一つにもなりうるため，注意が必要である．

主治医からのコメント

抗アルドステロン薬は，単なる利尿薬でなく臓器保護作用を有する降圧薬として注目されている．また，日本人に多いとされている食塩感受性高血圧である低レニン性高血圧に対しても，ACE 阻害薬や ARB と異なり，降圧効果が発揮される．

特にセララ®はアルダクトン® A に比べて，内分泌性副作用が少ないうえ，日本で用いられる用量（50 ～ 100 mg/日）では，腎障害がなければ高カリウム血症の頻度が増えないとされており，使用しやすい薬剤である．しかし，本症例のように，腎機能低下を疑う患者や RA 系阻害薬との併用の際には，血中 K のチェックが必要であることも忘れてはいけない．

ここが POINT

特に高齢者や腎機能低下例ではレニン-アンジオテンシン-アルドステロン系抑制薬投与による高カリウム血症に注意が必要である．

Case 24　グリホサート・界面活性剤含有除草剤中毒による心停止

Keyword　グリホサート・界面活性剤含有除草剤（GlySH）　高カリウム血症　心停止　PCPS　CHD

症例

- **69 歳，女性**
- **主訴**　心停止
- **現病歴**　自殺企図にてグリホサート・界面活性剤含有除草剤（GlySH）を大量に服用し，嘔吐しているのを夫に発見されて救急要請された．救急搬送中に心停止となり，心電図モニターでは心室頻拍（VT）が認められた．心肺蘇生法（CPR）が施行され，気管挿管および4度の電気的除細動が行われ，救命救急センター蘇生室（ER）に搬送された．
- **身体所見**　意識レベル：GCS E1V1M1．脈拍は触知せず．呼吸6回．体温35.3℃．瞳孔は左右4.0 mmで対光反射は緩徐．
- **検査結果**　Na 146, K **10.7**, Cl 101, BUN **17.9**, Cr **0.51**, BS 282, Alb 3.9, AST 36, ALT 32, LDH 441
  WBC 14,400, Hb 14.6, Ht 44.3, Plt 19.2万
  動脈血液ガス分析　pH 7.01, PaO_2 145.4, $PaCO_2$ 41.6, HCO_3^- 10.1, BE －20.7
  血清グリホサート濃度 1,625 μg/mL
  心電図　VT
- **入院後検査**　内視鏡にて喉頭浮腫および食道から胃のびらんが認められた．
- **ERでの経過**　CPRを継続し，繰り返しの電気的除細動およびアミオダロンなどの抗不整脈薬の投与を施行した．一過性に心拍が再開し，12誘導心電図ではP波の消失および尖性T波が認められ（図），高カリウム血症が疑われた．その後再びVTとなったが，検査結果から腎機能低下を伴わない著しい高カリウム血症（10.7 mEq/L）が原因と診断し，来院20分後から経皮的心肺補助法（PCPS）を，55分後から持続的血液透析法（CHD）を導入した．胸部X線では，両肺にびまん性の浸潤影が認められ，急性呼吸窮迫症候群（ARDS）の診断で，呼気終末陽圧呼吸（PEEP）による人工呼吸器管理を施行した．経鼻胃管を挿入し活性炭50 gを投与した後，集中治療室（ICU）に入院とした．
- **ICUでの経過**　血清K値は速やかに正常化し，心電図では洞調律となり，循環動態は安定したため，来院7時間後にPCPSを，20時間後にCHDを離脱した．ARDSおよび喉頭浮腫は次第に軽快した．
- **【入院20病日】**人工呼吸器を離脱し，気管チューブの抜管を施行した．患者は身体的には軽快したが，うつ状態が著明であったため精神科に転科となった．

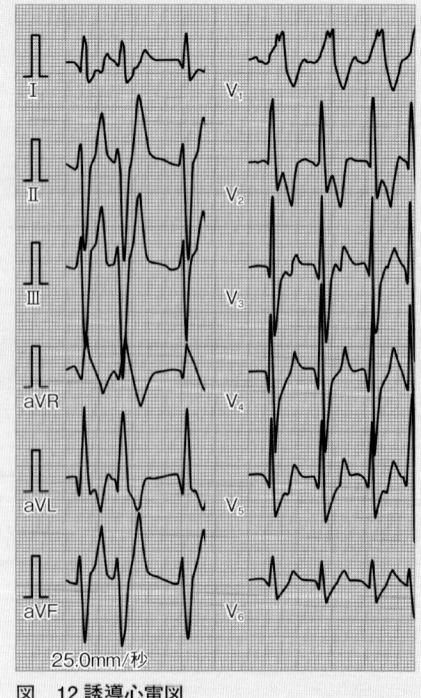

図　12誘導心電図

上條吉人（北里大学中毒・心身総合救急医学）

■難治性VTの鑑別には急性心筋梗塞などの心疾患，高カリウム血症，三環系抗うつ薬などによる急性中毒などを考えるが，図に示すように一過性に心拍再開した際の心電図より高カリウム血症を疑い，検査結果より高カリウム血症と診断した．
■高カリウム血症の原因としては，本症例では腎機能は正常であったことよりKの過剰摂取が疑われた．
■これまで，GlySHはグリホサート・イソプロピルアミン塩またはグリホサート・アンモニウム塩を含有していたが，患者が服用したGlySHは，2006年に発売されたラウンドアップ®マックスロードという商品で，グリホサート・カリウム塩を48％含有しており，2.6 mEq/mLのKを含有していた．
■著しい高カリウム血症による難治性VTの治療として，心停止の患者に薬物療法を施行している余裕はないと判断して，PCPSによる循環補助下でCHDを施行した．その結果，血清K値は速やかに正常化し，循環動態は安定した．また，血清グリホサート濃度も速やかに低下した．

ステップアップのカギ

日本では，GlySHは最も使用頻度の高い除草剤であるため，救急医療ではGlySH中毒はよくみられる．GlySH中毒の症状は，消化管のびらんや出血，ARDS，血圧低下，不整脈，肝機能障害，腎機能障害，代謝性アシドーシス，高カリウム血症などがある．グリホサート・カリウム塩以外のグリホサートを含有しているGlySH中毒では，高カリウム血症は腎機能障害に二次的に生じ，致死性不整脈や心停止を生じるほど重症にはならない．

グリホサートの化学構造はアミノ酸に類似しているが，医療用のアミノ酸・カリウム塩としてはL-アスパラギン酸・カリウム塩を1 mEq/mL含有しているアスパラ®カリウム注10 mEqという商品が知られている．ラウンドアップ®マックスロードという商品はアスパラ®カリウム注10 mEqの2.6倍の濃度のKを含有していることになる．

消化管除染の目的で活性炭を投与したが，活性炭はグリホサートや界面活性剤を吸着するが，Kを吸着しないので注意が必要である．

高カリウム血症および致死性不整脈を生じる急性中毒として，ジギタリスも知られている．ジギタリスは，心筋細胞膜に存在しているNa/K ATPaseに細胞外から結合してこの酵素の活性を抑制し，ATP依存性Na/Kポンプを阻害する．この結果，細胞内へのK$^+$の流入は抑制されて細胞外のK$^+$濃度が上昇する．急性中毒では高カリウム血症が生じて，二次的に致死性不整脈が生じる．

主治医からのコメント

急性中毒では，本症例のようなKの過剰摂取やジギタリス中毒によるATP依存性Na/Kポンプの阻害などによって高カリウム血症が生じて，二次性に致死性不整脈が生じることがある．

高カリウム血症の治療は，GI療法，炭酸水素ナトリウムの静注，ポリスチレンスルホン酸ナトリウムの経口投与などであるが，これらの手段で改善しなければ血液透析を施行する．また，本症例のように著しい高カリウム血症による難治性の致死性不整脈ではPCPSによる循環補助下での血液透析も考慮する．

ここがPOINT
薬物・毒物の大量摂取時には高カリウム血症に注意する．

Case 25 倒壊現場から救出されクラッシュ症候群（圧挫症候群）を認めた症例

Keyword クラッシュ症候群　高カリウム血症　循環血液量減少性ショック　ミオグロビン尿　腎不全

症例

30歳，男性

主訴　両下腿圧挫

現病歴　建造物の解体作業中に建造物が崩壊し，多数の傷病者が発生．男性は事故発生から3時間の時点で救助隊の探索によりがれきの下で発見された．救出には20分以上かかる見込みのため，災害医療派遣チーム（DMAT）が救助隊による安全確保を確認後に患者と接触し診察を行った．

身体所見　170 cm，65 kg．発語可能で開眼．呼吸15，努力呼吸なし，SpO_2 99（酸素投与なし）．血圧110/64，脈90，皮膚は温かく冷汗なし，活動性の外出血なし．意識レベル：GCS E4V5M6，瞳孔は両側4 mm，対光反射は迅速，両下肢を除いて麻痺はなし．頭部・体幹・上肢には軽度の擦過傷のみ，体温36.4℃．両下肢は大腿部でコンクリート片により挟まれており，診察不可．患者によると，両下肢の感覚障害を認めているようである．

現場救命治療　静脈路を18Gで両側上肢に計2本確保し救助作業と並行して生理食塩水1,000 mLを輸液した．コンクリート片による圧迫の解除は心電図モニター下に行った．
急速輸液を継続しても救出後から徐々に心拍数が増加し110となり救急車収容前には血圧90/50となった．心電図モニターでテント状T波を認めたため，8.5％グルコン酸カルシウム10 mLを緩徐に静注し8.4％炭酸水素ナトリウム40 mLを生理食塩水500 mLに混注後，酸素投与を開始して搬送した．

来院時検査結果　Na 148，K **6.5**，Cl 109，BUN 40，Cr **1.7**，Ca 7.5，BS 120，AST **680**，ALT **250**，ALP 520，T.Bil 1.3，CK **68,500**，Mb **3,620**，AMY 100 U/L
WBC 11,000，Hb 16.4，Ht 47，Plt 20万
動脈血液ガス分析（リザーバマスク，O_2 10L/分）
呼吸15回，pH **7.25**，PaO_2 350，$PaCO_2$ 35，HCO_3^- **14.8**，BE **−8.3**，Lac **5.2**

救急初期診療と入院後経過　バイタルサインは安定しており500 mL/時の細胞外液負荷を継続した．褐色尿を認めたが，尿量は50 mL/時から徐々に増加した．尿pH 6.0であったため炭酸水素ナトリウムを10 mEq/Lで開始し尿pH 7.0を維持．尿量が200 mL/時となったため，細胞外液負荷を300 mL/時として透析は施行せずに経過観察しCKは受傷2日目にpeak outした．受傷3日目には経口摂取を開始し輸液負荷は尿量200 mL/時を目標に管理したところ，受傷4日目にはMbも480まで低下し輸液を中止した．下肢の感覚障害の経過観察目的に受傷5日目に整形外科に転科となった．

■ 受傷機転から診断することが重要で，救出（圧迫解除）前から現場での医療介入が必要な疾患である．発症に至る圧迫時間はさまざまだが，がれきなどの圧挫であれば2時間程度で発症することもある．感覚障害と麻痺を伴うため脊髄損傷との鑑別が必要となるが，肛門括約筋の収縮や肛門周囲の知覚が保たれていればクラッシュ症候群である．

■ 四肢などの局所は長時間の圧迫により虚血となり，酸素供給が途絶え嫌気代謝のみが進行する．そのため乳酸が蓄積し，代謝性アシドーシスとなる．損傷部位の細胞は崩壊し大量のKが放出される．

■ 圧迫解除とともに血流が再開し，崩壊した筋肉からK，Mb，尿酸，乳酸などが全身に流出し病態は急激に悪化する．高カリウム血症による致死性不整脈，高ミオグロビン血症

山下智幸，三宅康史（昭和大学医学部救急医学講座）

による急性腎障害，乳酸による代謝性アシドーシスなどを認めるようになる．また，虚血後再灌流障害により横紋筋融解症はさらに進行する．

■再灌流に伴い体液が急速に受傷部位にシフトし，循環血液量減少性ショックが死因となることも少なくなく，救出前からの輸液が重要となる．早期から輸液を行うことで腎不全の合併率が低下する．Kや糖を含まない生理食塩水や乳酸リンゲル液などの細胞外液を，心不全などの基礎疾患に注意しながら十分に投与する．

■急激な高カリウム血症は心電図の変化でモニターできる．グルコン酸カルシウムや炭酸水素ナトリウムの投与，グルコース-インスリン（GI）療法も実施できる備えが重要である．

■医療機関収容後には，集中治療室で観血的動脈圧や中心静脈圧などを参考に循環動態を管理し時間尿量をモニターする．尿量200 mL/時を目標に輸液を継続する．多くは300～500 mL/時の輸液負荷が必要となる．

■炭酸水素ナトリウムを投与して尿pHを6.5以上に維持し，Mbによる腎障害の軽減を図る．代謝性アルカローシスに対してはアセタゾラミドの投与を考慮し，動脈血pHを7.45以下に維持する．

■Mbによる尿細管障害軽減のために，利尿が得られている場合に限りマンニトールを最大で200 g/日の範囲で投与することも考慮する．ただし，循環動態や電解質が大きく変化するので厳重なモニタリング下であることが望ましい．

■利尿が得られないときには緊急血液透析を躊躇せずに行う．Kや尿酸，乳酸などの小分子物質除去に重点をおき血液透析を行う．

ステップアップのカギ

災害現場で医療介入する際には救助隊との連携が欠かせず，過剰な医療介入により救助活動の遅れを招かないようにする必要があるが，クラッシュ症候群の場合には救出前に輸液などの医療介入が必須である．

救出時には心電図をモニターしテント状T波などの高カリウム血症を早期に認知し，心室細動などを想定して対処できる準備をしておく．

救出時に受傷肢をターニケットで緊縛しておき，血液再灌流を避けることで現場での急変を予防し，準備が整った環境で緊縛を解除することも十分に証明されていないが，理にかなった対応のように思える．

震災などの場合には被災地内の医療機関では集中治療や透析などが十分に実施できない可能性もあり，災害拠点病院への転院搬送や被災地外医療機関への広域搬送を常に考えておく．

主治医からのコメント

クラッシュ症候群は"長時間の挟まれ"という受傷機転で意識する必要がある．日常でも体位性圧挫症候群はよく遭遇するので身近な疾患である．

早期からの大量輸液と尿量の確保が重要で，救出直後には体液シフトによる循環血液量減少性ショックや高カリウム血症に伴う致死性不整脈が急激に出現するので対処できるようにしておく．

腎保護のために1日に10 L以上の輸液負荷が必要となることもあり，腎障害の軽減のためには尿のアルカリ化や浸透圧利尿薬の投与を行う．

利尿が得られない場合には躊躇せずに透析を行う．

ここがPOINT クラッシュ症候群では，圧迫解除により病態が急速に悪化しうるので，予防的治療を含め慎重な対応が必要である．

Case 26 人工呼吸器離脱困難な術後高齢女性の低クロール性アルカローシス

Keyword 低クロール　アルカローシス　利尿薬

症例

75歳，女性

■**主訴**　労作時呼吸困難

■**既往歴**　10歳時にリウマチ熱，41歳時に僧帽弁閉鎖不全症に対し僧帽弁置換術，58歳時に大動脈弁閉鎖不全症に対し大動脈弁置換術，65歳時に僧帽弁再置換術，三尖弁輪形成術を施行した．慢性閉塞性肺疾患（COPD）（%VC 42.5%，$FEV_{1.0}$ 0.53L，%$FEV_{1.0}$ 63.9%）．

■**現病歴**　心臓外科術後で外来フォロー中であった．1か月前の心臓超音波検査で大動脈弁周囲逆流を認め，尿が赤くなるといった溶血所見，労作時息切れといった心不全所見を認めたことから，再手術の方針となり入院となった．入院7病日に大動脈弁再置換術，三尖弁輪再形成術を施行した．

■**身体所見**　140 cm，28.7 kg，BMI 14.6，血圧 102/48，脈 104，呼吸 21回

■**検査所見**　Na 140，K 3.7，Cl 98，BUN 15，Cr 0.4，TP 7.0，Alb 4.4，AST 119，ALT 40，LDH 2,547，ALP 237
WBC 4,600，RBC 330万，Hb 10.1，Ht 33.2，Plt 17.3万
溶血所見は認めたが，電解質異常は認めなかった．

■**ICU入室後の経過**

【ICU入室日】術後はICUに入室し，全身管理を開始した．術前からCOPDにより人工呼吸器の離脱が困難となることが考えられたため，早期に抜管したが呼吸状態は不安定であった．

【第2 ICU病日】呼吸状態の悪化に伴い再挿管となった．人工呼吸器に依存的で，$PaCO_2$ も60 mmHg台と貯留した．栄養不良や呼吸筋力低下の影響を考え，長期人工呼吸管理を免れないものと判断した．経腸栄養を開始し，リハビリを強化して人工呼吸器の離脱を目指した．

【第5 ICU病日】Na 127 mEq/L，Cl 91 mEq/Lまで低下しており，BE +20.0，pH 7.6と著明な代謝性アルカローシスを呈していた．早期の人工呼吸器離脱のために水分管理目的で使用したフロセミドが過剰に作用し，尿量過多となっていたためと考えられた．利尿薬をアセタゾラミドに変更し，生理食塩水主体の輸液管理に変更した．

【第8 ICU病日】Clは緩やかに補正され，アルカローシスは改善した．これに従い$PaCO_2$は低下し，人工呼吸器を離脱した．

■人工呼吸器離脱困難は，呼吸筋力の低下や慢性呼吸器疾患の関与が原因となることが多いが，低リン血症や代謝性アルカローシスなどの電解質，酸塩基平衡の異常が関与することも少なくない．

■本症例では患者がCOPDを合併していたこと，高齢でやせ形の体形であったことなどから，術前から人工呼吸器離脱困難が予想されていた．術後は早期に覚醒させ，人工呼吸器の離脱を目指したが，術後間もない時期にもかかわらず人工呼吸器に依存し，離脱困難となった．併存疾患による影響を強く考えていたが，術後の利尿薬などによる電解質異常をきたしやすい状況にあることも考慮に入れる必要があった．本症例では早期の抜管を目指し，術後の水分管理のためにフロセミドが使われ，これによりClを喪失し，その結果アルカローシスに陥った．

大島　拓，織田成人（千葉大学大学院医学研究院救急集中治療医学）

■フロセミドが原因と考えられたため投与量を減量し，補正のためにアセタゾラミドを併用した．また，Clの補充目的で輸液を生理食塩水主体に変更した．この結果アルカローシスは改善し，$PaCO_2$ も 50 mmHg 台に低下し，人工呼吸器離脱に至った．

ステップアップのカギ

　Cl は Na とともに大部分が細胞外液に分布している．Na の陰に隠れている印象であるが，実際には他の電解質とともに水分平衡，浸透圧調整，酸塩基平衡の調整など，重要な役割を担っている電解質である．通常の基準値は 98〜108 mEq/L であるが，体液（特に胃液）の喪失や利尿薬などの薬剤，代謝性疾患により増加や減少をし，その結果として酸塩基平衡の異常をきたすことが知られている．

　低 Cl をきたす原因としては，胃液の喪失，ループ利尿薬やサイアザイド系利尿薬の使用，肺気腫，ADH 不適合分泌症候群（SIADH），Addison 病などがあげられる．胃管挿入時に吸引される胃液が増えるだけでも低クロール血症を引き起こすことがある．また，利尿薬使用時には K 同様に尿中への排泄が増加することで低クロール血症をきたすため，注意が必要である．

　高クロール血症を引き起こす病態としては，下痢，アセタゾラミドの投与，低アルドステロン症，高張性脱水などがあげられる．

　本症例では COPD を合併していたことで，人工呼吸器離脱困難の原因として当初は他の原因に目が向けられなかった．胃管からの逆流は少なかったが，小柄で利尿薬の効果が過剰となっていたことから，低クロール血症が進行したものと考えられた．

主治医からのコメント

　ループ利尿薬は術後管理でも多用される薬剤の一つであるが，反応が良い症例ほど電解質異常や酸塩基平衡の異常をきたしやすい．特に体格の小さい症例や高齢者ではこうした影響が出やすく，注意が必要である．

　本症例では当初は併存疾患に注目が集まり，普段からあまり目を向けられない Cl の異常の発見に時間を要した．利尿薬使用時には K のみならず，Cl の変化にも注意する必要がある．

ここが POINT

高齢者ではループ利尿薬の過剰投与により電解質異常が生じやすいので注意が必要である．

Case 27 高クロール血症, 負のアニオンギャップを呈した意識障害, けいれん発作

Keyword 高クロール血症　アニオンギャップ　臭化物中毒

症例

39歳, 女性

- **主訴** 意識障害, けいれん発作
- **既往歴** 18歳時に神経性食欲不振症で精神科に1年間通院していた. 8年前から壊疽性膿皮症のため近医に通院していた. その際, 高クロール血症を指摘されたことがある.
- **現病歴** 部屋で意識を失っているところを母親に発見され, 救急車で当院に搬送された. 当院に搬送される途中, 全身けいれん発作が出現した. なお, 前日から嘔吐が続いていたようである.
- **処方** シクロスポリン 125 mg, プレドニゾロン 17.5 mg, アムロジピン 2.5 mg, アルファカルシドール 0.5 μg, ファモチジン 40 mg
- **身体所見** 153.0 cm, 49.6 kg, BMI 21.2. 意識レベル：GCS E1V1M1. 血圧 90/63, 脈 130整. 体温 38℃. 呼吸音正常肺胞音. 心音Ⅲ音・Ⅳ音聴取せず, 雑音なし.
- **検査結果** Na 140, K 2.0, Cl **118**, BUN 15, Cr 0.8, BS 229, Ca 9.4, IP 4.6, Mg 2.2, Alb 4.1, AST 39, ALT 33, ALP 402, LDH 720, γ-GT 217, NH₃ 86, CRP 0.45 WBC 20,400, Hb 13.9, Plt 20.0万

動脈血液ガス分析（気管挿管後 FiO_2 0.6）　pH 7.58, PaO_2 292.0, $PaCO_2$ 28.8, HCO_3^- 27.2

頭部CT　異常なし. 髄液検査　髄膜炎所見なし. 心電図　洞性頻脈

- **入院後検査** 入院時の血中臭化物濃度は 21（基準値 0.5 未満）であった.
- **入院後の経過**

けいれんに対してジアゼパムを投与し, 気管挿管・人工呼吸管理を行った. 不整脈, 低血糖, 高度Na濃度異常, 低カルシウム血症などはなく, 発熱はあったが, 髄膜炎は髄液検査から否定的であった. 高クロール血症があったが, HCO_3^- の低下はなく, アニオンギャップ（AG）は負の値を呈していた（AG = Na^+ − Cl^- − HCO_3^- = 140 − 118 − 27.2 = −5.2）. 臭化物中毒を疑い, 家族に患者の部屋を確認してもらったところ, 自室にナロンエース® 269錠分の空袋が発見された. 後日, 判明した臭化物の血中濃度も 21（基準値 0.5 未満）と上昇しており, 臭化物中毒による意識障害, けいれんと診断した. 保存的治療により, 入院7病日には人工呼吸管理を離脱できた. 状態が安定した後, 精神科に転科した.

■意識消失とけいれんがある場合, 原因として, てんかん, 髄膜炎, 低酸素血症, 重篤な不整脈, 高ナトリウム血症, 低ナトリウム血症, 低カルシウム血症, 肝性脳症, 尿毒症, 中枢神経ループス, 薬物中毒などを鑑別する.

■本症例では高クロール血症を認め, 血清AGが負の値を呈しており, 測定系を干渉する臭化物中毒が疑われた.

■血清AGが低下する原因は測定エラーのほか, Na^+ 以外のカチオン増加, HCO_3^-・Cl^- 以外のアニオン減少である（表）.

■一般市販薬である鎮痛薬ナロンエース®は1錠中に臭化物であるブロムワレリル尿素 100 mg を含有している. おそらく, 臭化物中毒により前日から嘔吐が持続し, これが低カリウム血症, 代謝性アルカローシスの原因と推測される. 血液ガス採取のタイミングは

三好賢一, 大蔵隆文（愛媛大学大学院循環器・呼吸器・腎高血圧内科学講座）

表　血清アニオンギャップが低下する病態

低アルブミン血症	Alb はアニオンであり，血中濃度が 1 g/dL 低下するとアニオンギャップが 2.3～2.5 mEq/L 低下する
高 IgG 血症	骨髄腫などで増加した IgG はカチオンとしての性質を呈する
臭化物中毒，ヨウ化物中毒	イオン電極法による測定を干渉し，偽性高クロール血症を起こす
リチウム中毒	リチウムはカチオン
高カルシウム血症，高マグネシウム血症	Ca，Mg はカチオン

気管挿管直後であり，過換気による呼吸性アルカローシスも加わっていた．
■副腎皮質ステロイド，シクロスポリン（ネオーラル®）は壊疽性膿皮症に対して内服中であった．シクロスポリンは可逆性白質脳症のリスク要因ではあるが，本症例ではこれを示唆する所見は認めなかった．
■ナロンエース®は皮膚の痛みに対して服用していた．

ステップアップのカギ

　高クロール血症は一般的には AG 正常の代謝性アシドーシス（高クロール性代謝性アシドーシス）でよくみられる．この場合，喪失する HCO_3^- の分だけ，Cl^- が増加するため，AG は変化しない．Cl^- 測定には通常イオン選択電極法が使用されるが，検体内に臭素イオン（Br^-）が存在すると，Br^- により干渉され，実際の Cl^- 濃度よりも高い Cl^- 濃度で結果が返ってくる．この場合，実際には血中の Cl^- 濃度が変化するわけではないので，HCO_3^- 濃度も変わらない．したがって，Cl^- + HCO_3^- 濃度が高くなり，AG が低下する．

　臭化物中毒の症状としては，悪心・嘔吐，精神神経症状，意識障害，頻脈，低血圧，けいれん，呼吸抑制，発疹などがあり，このような症状に高クロール血症，血清 AG 低下を認めた場合には臭化物中毒を疑う必要がある．

　血中のブロモワレリル尿素の濃度は 5 mg/dL 以上が中毒域，10 mg/dL 以上が致死域とされる．ブロモワレリル尿素は半減期が 1～3 時間であり，速やかに代謝され，Br^- を遊離する[1]．Br^- と Cl^- はともにハロゲンであり，性質が似ているため，生体はこの2つをうまく区別できず，Cl^- は Br^- に置換される．治療としては Cl^- を投与すると，入れ替わりに Br^- が排泄されるので，生理食塩水の輸液および利尿薬投与が臭素の排泄促進に有効である．

主治医からのコメント

　ブロモワレリル尿素は鎮静作用があり一般用医薬品にも含まれ，連用により依存性を生じる．臭化物中毒の原因として医薬品に含まれるブロモワレリル尿素が重要であり，ナロンエース®のほか，鎮痛薬のユニー®，救痛，コキンヘッドカプセル®，歯痛頓用リスト®，歯痛リングル®，新ペルトミンＰ®錠，新リングル，慈光散®，トッコ一散®，ヒラミン®，乗り物酔い薬のシャドーゲン®などに含まれている．臭化物による過敏症（臭素疹）もあり，本症例の皮膚所見も，臭素疹の可能性がある．

ここがPOINT

高クロール血症例では臭素含有薬物摂取の可能性がある．

◎文献
1）相馬一亥監，上條吉人．臨床中毒学．医学書院；2009．pp.126-9.

Case 28 高カルシウム血症で発症した急性腎障害

Keyword 腎機能障害　高カルシウム血症　結核　サルコイドーシス　ACE活性

症例

65歳，男性

主訴　腎機能低下

現病歴　不明熱で他院に入院となり，解熱し退院となったが，精査目的に当院感染症内科に紹介となった．経過中にCr，BUNの上昇を認め，当院腎臓内科に紹介受診となった．

処方　なし

既往歴　結核

家族歴　両親ともに結核の既往あり．

身体所見　165 cm，57.2 kg，体温36.8℃，脈89整，SpO_2 98（室内気）頭頸部異常なし．胸部心雑音なし．呼吸音左右差なく肺雑音もない．足背に軽度浮腫を認める．皮疹，皮下結節なし．神経学的異常なし．

検査結果　尿蛋白（±），尿潜血（－）．尿$β_2$MG **32,345**
Na 139，K 3.7，Cl 108，BUN **26**，Cr **2.1**，UA **8.8**，Ca **13.0**，IP 3.7，Mg 2.0，TP 6.7，Alb **3.0**，AST 14，ALT 8，ALP 158，LDH 192，γ-GT 28，T.Bil 0.3，CK 23，CRP 0.17，赤沈1時間値 **51** mm，IgG 2,020，sIL-2R **3,762** U/mL，ACE **33.0** IU/L，intact PTH 8，intact PTHrP＜1.1，1,25（OH）$_2$D **48**，β-D-グルカン＜1.2 pg/mL

WBC 12,600，RBC 424万，Hb 12.2，Plt 27.6万

心電図　正常．胸部X線　両側肺門リンパ節腫脹（BHL）なし．単純CT　正常．ツベルクリン反応 **陰性**．クォンティフェロン陰性．Gaシンチ **両腎に集積を認める**．喀痰検査 陰性

入院後の経過

高カルシウム血症と腎機能障害に対し，細胞外液などを用いて体液管理を開始した．

【入院6病日】眼科受診．両側虹彩炎あり．

【入院7病日】腎生検施行．乾酪壊死を伴わない肉芽腫あり，肉芽腫性尿細管間質性腎炎の像．

【入院13病日】気管支鏡検査施行．微細顆粒状粘膜病変あり，気管支生検では多核巨細胞と類上皮細胞から成る肉芽腫形成あり．気管支肺胞洗浄液で異型細胞（－）．

【入院19病日】プレドニゾロン30 mg/日，イソニアジド300 mg/日開始．

【入院27病日】血清Ca濃度正常化（補正Ca 9.7）．

【入院33病日】ACE活性低下（ACE活性 14.4）．

【入院38病日】プレドニゾロン25 mg/日に減量し，入院52病日に20 mg/日に減量．

【入院61病日】退院．退院時のCr 1.43と腎機能も改善傾向．

■低アルブミン血症を伴っているとAlbと結合しているCaが減少し，血清Ca濃度は低下するため，補正Ca濃度［Ca－（4－Alb）］で評価を行う必要がある．本症例では最大で補正Ca 14.0まで上昇がみられた．

■高カルシウム血症では，抗利尿ホルモンによる集合管からの水再吸収が抑制され，多尿になり，脱水を生じやすい．一方，脱水による腎機能障害により，Ca排泄が低下し，さらに高カルシウム血症が増悪するといった悪循環に陥ることが多い．本症例では，Cr 2.39と腎機能の低下を認め，軽度浮腫を認めていたことから自主的に飲水を控えていたこともあり，脱水に特に注意する必要があった．

横井靖二，高橋直生（福井大学医学部附属病院腎臓内科）

■本症例では，副甲状腺ホルモン（PTH）値より副甲状腺機能亢進症は否定的であり，副甲状腺ホルモン関連蛋白（PTHrP）値よりホルモン産生腫瘍，画像所見より骨転移を認めないことから，悪性腫瘍による高カルシウム血症も否定的であった．既往と家族歴より，結核による高カルシウム血症を疑ったが，数回にわたる喀痰検査，クォンティフェロンの結果から，否定的と考えた．1,25(OH)$_2$D は正常範囲内であったが，眼病変，ACE 活性高値，Ga シンチで両側腎に取り込みを認め，ツ反陰性であることからサルコイドーシスを疑った．腎・気管支の生検で非乾酪壊死性肉芽腫性病変を認め，サルコイドーシスと診断した．

■サルコイドーシスの病変は，眼，肺，皮膚，腎，心臓，神経，筋肉など全身の各臓器にみられ，疑われる場合は全身の検索が必要である．本症例では腎臓以外に，肺（気管支肉芽腫病変），眼（虹彩炎，霧視，視力低下）に病変を認め，心病変，神経病変は認めなかった．

● ステップアップのカギ ●●●●●●●●

体内の Ca は 1～1.5 kg で 99％が骨に含まれ，約 1％が細胞外液，細胞内にはさらに微量の Ca が含まれる．血清 Ca のうち約 40％は蛋白と結合しており，80～90％は Alb と結合している．

Ca 摂取量は，通常 500～1,000 mg/日であり，便より約 150 mg/日，尿中排泄は個人差が大きいが 250～300 mg/日未満といわれている．

血清 Ca 濃度を調節する因子として，PTH とビタミン D が重要である．PTH は主にイオン化 Ca により分泌を制御されているため，Ca 濃度は狭い範囲で調節される．

高カルシウム血症の原因として，副甲状腺機能亢進症は 10～20％といわれ，外科的治療が可能なことも多いため，まず念頭におくべき疾患である．

高齢者では骨粗鬆症に対しビタミン D を内服していることが多い．高齢者の腎機能は生理的に低下しており，脱水に陥りやすく，容易に高カルシウム血症をきたしやすい．

このほかに，ビタミン D による高カルシウム血症として，慢性肉芽腫性病変（サルコイドーシス，結核）がある．本症例では ACE 活性 33 と高値であったことからサルコイドーシスが疑われたが，ACE 活性は感度 50～60％の検査であり，高値でない場合もサルコイドーシスは否定できない[1]．

主治医からのコメント

高カルシウム血症の原因は多岐にわたるが，副甲状腺機能亢進症，悪性腫瘍の頻度が高く，ビタミン D やサイアザイド系利尿薬などの服薬歴も重要である．

高カルシウム血症では，多尿により脱水となりやすい．脱水で，高カルシウム血症が増悪するため，生理食塩水を中心とした体液管理をする必要がある．

高カルシウム血症に占めるサルコイドーシスの割合は高くないが，サルコイドーシスによる高カルシウム血症は多く，高カルシウム血症を認めた場合はサルコイドーシスを鑑別にあげる必要がある．

ここが POINT　高カルシウム血症では脱水に注意する．

◎文献
1) 安藤正幸，四元秀毅監，日本サルコイドーシス／肉芽腫性疾患学会編．サルコイドーシスとその他の肉芽腫性疾患．克誠堂出版；2006.

Case 29 嘔気・嘔吐と全身倦怠感を訴える若年女性

Keyword 嘔気・嘔吐　若年　高カルシウム血症　副甲状腺ホルモン（PTH）　PTHrP

症例1

18歳，女性

主訴　全身倦怠感，嘔吐，食欲不振

現病歴　1か月前から全身倦怠感と嘔吐が数日間続き，近医受診．内視鏡で嘔吐の原因となる所見は認めなかったが，血液検査で著明な高カルシウム血症（**17.8**）と腎機能障害（Cr **1.76**）を認め即日入院した．生理食塩水輸液と利尿薬，エルカトニンで対処されたが，頸部超音波で甲状腺右葉背側に2cmの低エコー域を認め，intact PTH **692**と著明に高値であり，精査加療目的で当院転院．家族歴に特記事項なし．

身体所見　160cm，48kg，体温36.7℃，血圧132/67，脈85整．右頸部に腫瘤を触れる．胸部心雑音・ラ音なし．腹部平坦・軟．肝・腎を触れず．下腿浮腫なし．

検査結果　Na 138，K 3.4，Cl 111，BUN 4.8，Cr 1.0，BS 151，Ca **15.4**，IP **1.8**，TP 7.0，Alb 4.0，AST 14，ALT 9，ALP 320，LDH 121，γ-GT 21
入院後検査　尿Ca **800** mg/日，FE$_{Ca}$ **4.8**%，%TRP **68.5**%，腎原性cAMP **7.13** nmol/dL・GFR，尿NTx **177** nMBCE/mM・Cr
intact PTH **377**，PTHrP < 1.1
頸部超音波　甲状腺右葉背側に2cm大，一様に低エコーの結節．辺縁整，卵円形，境界明瞭．カラードプラ法で血流信号を認める．
^{99m}Tc-MIBI シンチグラフィ　早期から甲状腺右葉下極よりに結節状高集積を認め，90分後の像でも集積は明瞭に残存．
骨塩定量 BMD **0.794** g/cm^2 と骨量減少を認める．

入院後の経過
生理食塩水3L/日（前医から投与），フロセミド20〜40mg/日，エルカトニン80単位/日を継続．
【入院8病日】パミドロン酸ニナトリウム7.5mgの投与も1回行った．腎機能の悪化を認めず．補正Ca値11台で安定するようになった．
【入院15病日】右副甲状腺腫摘出術を施行．術後Ca値は9まで低下した．病理診断は出血を伴う主細胞のびまん性増殖像を認め，線維性被膜を伴い，副甲状腺腺腫として矛盾しない像．

症例2

38歳，女性

主訴　嘔気，全身倦怠感

現病歴　5か月前から右下腹部の腫瘤を自覚，3か月前から倦怠感を自覚していたが放置していた．2か月前，嘔気・嘔吐が出現し近医を受診．前日に牡蠣を食べていたため食中毒と診断されたが，点滴加療で改善せず．別の病院では初期の胃潰瘍と診断され2週間加療されたが症状改善は得られなかった．1か月前，近医総合病院受診．採血で高カルシウム血症（**13.5**）を指摘．入院のうえ生理食塩水とフロセミドで加療された．内分泌検査で intact PTH の抑制と PTHrP の高値を認め，CTで右卵巣腫瘍を認めたため当院紹介．

身体所見　159cm，38kg，BMI **15.3**，体温36.7℃，血圧98/67，脈66整，意識清明．結膜に異常なし，口腔内に異常なし，頸部に甲状腺・リンパ節を触れず．胸部心雑音・ラ音なし．下腹部やや膨隆・軟，右下腹部に10cm大の腫瘤を触知する．肝・腎を触れず．下腿浮腫なし．

検査結果　Na 139，K 2.8，Cl 100，BUN 3.9，Cr 0.6，Ca **14.6**，IP **1.5**，TP 6.5，Alb 4.4，AST 33，ALT 15，ALP 171，LDH 300，γ-GT 13，TC 182
WBC 5,300，Hb 9.2，Ht 26.8，Plt 30.0万

入院後検査
腹部超音波，CT　右下腹部に囊胞成分と充実成分の混在した腫瘤．
MRI　CTと同部位に20cm大，多房性の囊胞成分と不整形の充実部が混在した腫瘤．充実部はT2WIで不均一な高信号，囊胞部分はT1/T2WIでともに高信号．内部出血を疑う．中等量腹水あ

武田昌也（岡山大学病院内分泌センター），大塚文男（岡山大学大学院総合内科学），槇野博史（岡山大学大学院腎・免疫・内分泌代謝内科学）

り，造影 T1WI で腹膜の造影あり．
FDG-PET　骨盤部の巨大腫瘍の辺縁部に高集積．

入院後の経過

入院後高 Ca の増悪あり，生理食塩水とフロセミドでの加療に加えエルカトニンとパミドロン酸二ナトリウムも投与したが Ca 値は改善せず．途中，下肢静脈血栓症もあり抗凝固療法を行った．
【入院 14 病日】腹式単純子宮全摘，両側付属器切除，大網部分切除施行．以後血清 Ca は速やかに改善，消化器症状も消失．PTHrP も正常域に低下．組織像より卵巣小細胞癌と診断．

■症例 1 では，高カルシウム血症の精査目的で行われた頸部超音波検査で低エコー結節を認め，Ca 高値，IP 低値，腎機能障害，intact PTH 高値，骨量減少，骨回転マーカーの異常などから原発性副甲状腺機能亢進症（PHPT）が想起された．^{99m}Tc-MIBI シンチグラフィで，超音波で指摘された結節に高集積を認め，この結節による PHPT と考えられた．高カルシウム血症に対し，生理食塩水の輸液・利尿薬，エルカトニン，パミドロン酸二ナトリウム投与で血清 Ca 値補正を行った．2 週間の経過で 12 mg/dL 程度に低下し，右副甲状腺摘出術を施行した．病理診断は腺腫であった．摘出後，各検査値の改善をみている．
■症例 2 では，高カルシウム血症精査目的での採血上 intact PTH の抑制と PTHrP の高値を認めた．以前から放置していた右下腹部腫瘤の精査を行ったところ，FDG-PET 検査での高集積を認め，CT・MRI 画像ともあわせて卵巣癌が疑われた．高カルシウム血症については PTHrP 高値から humoral hypercalcemia of malignancy（HHM）が疑われた．腫瘍摘出後速やかに血清 Ca 値や消化器症状の改善をみている．

● ステップアップのカギ ●●●●●●●

症例 1 では 10 代で PHPT を発症した例を提示した．PHPT の小児期診断の頻度は 2〜5/10 万とされ，小児期高カルシウム血症の原因の 1％である．男女比は 2：3 とされる．小児では血清 Ca 値の測定がルーチンで行われることは少ないため，症状発現から診断まで数か月〜数年を要することも多い．診断時には高カルシウム血症のほかに 80〜90％の症例で全身倦怠感，頭痛，腎結石，嘔気・嘔吐，多飲などの症状が認められる．また，腎結石，骨病変，急性膵炎など他臓器への影響も 30〜70％でみられる．

小児期発症 PHPT をみた際には，常に多発性内分泌腫瘍症（MEN）の可能性を想起すべきだが，本症例では家族歴がなく，他の内分泌臓器にも腫瘍を疑わせる所見がなく，副甲状腺の組織像も腺腫として矛盾しないものであった．厳重に経過観察中である．

症例 2 では卵巣小細胞癌に伴う高カルシウム血症を提示した．卵巣小細胞癌の発症年齢は平均 23.9 歳と若く，予後はきわめて不良である．卵巣小細胞癌の 2/3 の例で高カルシウム血症を認め，約 3％の症例で昏睡，倦怠感，口渇，多飲，多尿などの高カルシウム血症による重篤な臨床症状を呈する．この高カルシウム血症の原因に PTHrP の関与が報告されている．

主治医からのコメント

2 症例ともに当初消化器系の精査が行われたが原因が確定できず，血清 Ca の異常高値判明を契機に診断確定に至っている．嘔気・嘔吐といった日常診療でよくみられる症状でも，常に電解質・内分泌異常の可能性を考えることが重要である．

また，若年者の PHPT は中高年患者に比べて発見が難しいが，最大骨量の低下を防ぐためには早期発見が望まれる．卵巣小細胞癌は疾患頻度としてはまれであるが，若年女性に生じうる高カルシウム血症の原因として鑑別にあげるべきである．

ここが POINT　高カルシウム血症では原因精査のため intact PTH と PTHrP を測定する．

Case 30 皮膚外用薬に起因する高カルシウム血症による腎機能低下

Keyword 高カルシウム血症　急性腎不全　脱水症　外用薬　乾癬性紅皮症

症例

■ 71歳，男性

■ **主訴**　口渇感

■ **現病歴**　乾癬性紅皮症の診断で，当院皮膚科にてシクロスポリン（ネオーラル®）150 mg/日の内服，およびマキサカルシトール（オキサロール®）軟膏塗布による治療が行われていた．治療開始から25日目の定期採血にて，血清Crが0.96から1.36と上昇したため，シクロスポリンの内服を中止し，光線療法およびマキサカルシトール軟膏塗布を継続していた．シクロスポリン内服を中止して14日目頃から口渇感が出現．また，このときの血液検査にて血清Cr 3.58と腎機能の悪化を認めたため，腎臓内科転科となった．

■ **転科時処方**　マキサカルシトール軟膏

■ **転科時身体所見**　164 cm，74 kg，血圧130/82，脈105 整，SpO₂ 97（室内気），体温36.4℃頭頸部に異常なし．胸部心雑音なし，肺音清．舌・腋窩は乾燥，下腿浮腫なし．全身に乾癬の発疹を認め紅皮症化．神経学的異常所見なし．

■ **転科時検査結果**　尿比重 1.011，尿pH 5.5，尿蛋白（−），尿糖（−），尿潜血（−）
Na 150，K 3.8，Cl 103，BUN **55.4**，Cr **3.6**，UA 14.4，BS 98，Ca **13.2**，IP **7.3**，Mg 2.3，TP 7.3，Alb **4.1**，AST 17，ALT 25，ALP 129，LDH 257，γ-GT 38，LDL-C 191 mg/dL，TG 236，CK 36
WBC 10,900，Hb 16.6，Ht 48.9，Plt 23.5万

■ **転科後検査**　PTHrP < 1.1，intact PTH 13，ビタミンD 42，ACE 7.0 IU/L

■ **転科後の経過**

転科後，マキサカルシトール軟膏を中止し，1日2,500 mLの補液を行ったところ，血清Ca値，血清Cr値ともに徐々に低下した．転科後2週間目に血清Ca値9.5（Alb補正値），血清Cr 2.26まで改善したため退院となった．退院後，約1か月で最終的に血清Crは1.5まで改善した．乾癬性紅皮症に対しては，光線療法のみで瘙痒感は自制内であった．

■ もともと，皮膚科入院時から血清Cr 1.1 mg/dL，eGFR 50 mL/分と軽度腎機能障害を認めていたが，尿所見に異常はなく，糸球体腎炎の存在は否定的であった．皮膚科入院中の軽度腎機能悪化については，シクロスポリンによる薬剤性腎障害が原因であった可能性が考えられた．

■ 腎臓内科転科時の腎機能低下について，身体所見上，明らかに脱水状態であり，腎機能増悪の原因として腎前性の要素が強く示唆された．このときの血液検査にて補正血清Ca値が13.2 mg/dLと高値であったため，高カルシウム血症に伴うADH作用不全による多尿が脱水を引き起こし，腎機能低下をきたしたと考えた．こちらに対し，十分な補液を行ったところ，腎機能は徐々に改善した．

■ 次に高カルシウム血症が生じた原因について検討したところ，転科後の検査から，原発性副甲状腺機能亢進症，悪性腫瘍関連疾患，慢性肉芽腫性疾患などが否定され，また，内服薬などによるビタミンD過剰摂取も否定された．薬剤性として，転科前からビタミンDの外用薬が全身に塗布されており，皮膚からのビタミンD摂取による高カルシウム血

下畑　誉，小林正貴（東京医科大学茨城医療センター腎臓内科）

症の可能性が考えられたため，転科後外用薬を中止して経過観察したところ，血清 Ca 値は速やかに低下した．

● ステップアップのカギ

血液検査にて高カルシウム血症を認めた場合，その原因の約 90 % は原発性副甲状腺機能亢進症と悪性腫瘍関連疾患で占められるため，まず intact PTH や PTHrP の測定および画像検査などでそれらの鑑別を行い，診断がついたところで原疾患の治療に努める．一般的に原発性副甲状腺機能亢進症では，血清 Ca 値が 13 mg/dL 以上になることは少なく，無症状であることが多いが，悪性腫瘍関連疾患における高カルシウム血症では，血清 Ca 値が非常に高値となり，さまざまな症状を伴うという点でも両者の鑑別が可能となる．

これらの二大原因疾患が否定された場合は，ビタミン D 産生疾患やビタミン D 過剰摂取の可能性を検討するが，生理的な腎機能低下，あるいは何らかの腎疾患による腎機能低下から尿中への Ca 排泄が低下しがちな高齢者において，骨粗鬆症の治療のために大量のビタミン D 製剤が処方された場合，血中の Ca 濃度は容易に上昇し，高カルシウム血症から急性腎不全を発症する例がしばしば認められる．よって，高齢者の高カルシウム血症をみた場合，一般的な高カルシウム血症をきたす疾患を鑑別するとともに，薬剤性の可能性を常に意識し，内服薬の確認をすることが大切である．

一方，同様な機序で発症する薬剤性高カルシウム血症のなかで，ビタミン D 外用薬が原因となる例は非常にまれであって，鑑別から抜けてしまう可能性があり注意が必要である．ビタミン D 外用薬の場合も"大量に塗布する"がキーワードとなり，全身性の皮膚疾患において，外用薬の使用量が大量となる場合，ビタミン D が経皮的に吸収され，結果的に高カルシウム血症を引き起こす．血清 Ca 値はビタミン D 外用薬の投与量依存的に上昇するとされ[1]，可能な限り使用量を少なくすることが，高カルシウム血症発症の予防につながる．

主治医からのコメント

ビタミン D 含有外用薬による高カルシウム血症は，高カルシウム血症の原因としては比較的まれであるが，乾癬の患者で高カルシウム血症を認めた場合，必ず鑑別にあげるべき病態であると思われる．

本症例でも，当初悪性腫瘍関連疾患を念頭に原因精査を進めていたが，皮膚科からの申し送りでビタミン D 製剤を使用していたとの連絡が入り，診断に至った．薬剤に起因する腎機能障害は早期に原因薬剤を究明し，それを中止することが大切である．

ここが POINT
ビタミン D 製剤は外用薬であっても大量に塗布することで高カルシウム血症を起こしうる．

◎文献
1) Braun GS, et al. Int J Dermatol 2007 ; 46 : 1315-7.

Case 31 CKDの経過中に急激に増悪した腎障害，高カルシウム血症と代謝性アルカローシス

Keyword 急性腎障害　副甲状腺機能低下症　薬剤性腎障害　酸塩基平衡

症例

76歳，男性

主訴　全身倦怠感，食欲不振

現病歴　32歳時に甲状腺癌にて甲状腺・副甲状腺全摘．以後，副甲状腺機能低下症に対しビタミンD製剤，Ca製剤を内服．76歳時，テタニーの訴えにより，炭酸カルシウムとアルファカルシドール増量．その後，徐々に全身倦怠感出現．1か月後，Ca 14.9，Cr 12.6と著しい急性腎不全を認め，緊急入院となった．

既往歴　75歳，早期胃癌に対し内視鏡的粘膜下層剥離術（ESD），76歳，大腸MALTリンパ腫に対し内視鏡的粘膜切除術（EMR）．

処方　炭酸カルシウム 1,500 mg，アルファカルシドール 1 μg，クエン酸K/Na配合錠 3錠，レボチロキシン 50 μg，アムロジピン 10 mg，フロセミド 20 mg，アロプリノール 50 mg，L-アスパラギン酸カルシウム 1,200 mg（他院より），酸化マグネシウム 1.5 g（他院より）

身体所見　169.7 cm，63.6 kg，血圧 155/82，脈 83整．心雑音なし．肺音清．下腿浮腫なし．腱反射正常．

検査結果　Na 137，K 5.2，Cl 87，BUN 51，Cr 12.6，Ca 14.9，IP 5.3，Mg 4.2，TP 6.5，Alb 4.0，ALP 190
WBC 5,700，Hb 11.3

入院後検査　随時尿　蛋白（±），潜血（2+），Na 61，K 32，Cl 51，Cr 54，Ca 9.8，NAG 19.5，β_2MG 19,100，尿浸透圧 253
血中ホルモン値　intact PTH < 5，PTHrP < 1.1，1,25（OH）$_2$D 43
腹部超音波　腎皮質は菲薄化，水腎症なし
動脈血液ガス分析　pH 7.42，$PaCO_2$ 47，HCO_3^- 29.6，AG 10.8

入院後の経過
まず薬剤を中止．尿量 500 mL/日程度，脱水所見認めず．生理食塩水 2,000 mL/日の点滴を行った．
【入院3病日】Cr 13.9，Ca 13.0と改善乏しく，2 kgの体重増加あり，フロセミド 40 mg 静注とエルカトニン 80単位/日筋注施行．hANP（0.012 μg/kg/分）投与開始．
【入院9病日】Cr 9.7，Ca 9.0まで改善．その後はむしろ低カルシウム血症を認めCa 5台まで低下，アルファカルシドールおよびCa製剤を再開・増量した．
【入院34病日】Cr 2.3まで改善．1日あたりCa 780 mg相当のCa製剤およびアルファカルシドール 0.75 μgの内服にて退院．

■本症例は副甲状腺全摘後であり，PTHは感度以下であった．また，癌の既往があるがPTHrPは低値であり，画像所見からも悪性腫瘍による高カルシウム血症は否定的であった．ビタミンDおよびCa製剤の増量後であり，さらにテタニーの訴えから他院で別のCa製剤が処方されていたことが判明し，薬剤性の高カルシウム血症が疑われた．

■合計Ca 750 mg相当のCa製剤を内服していたが，通常，腎機能正常の場合はCa 2 g/日以上を継続して摂取しなければ高カルシウム血症となることはない．本症例では入院時の尿中Ca 9.8 mg/dLであったが，1日尿量が500 mL程度であったことを考えると，尿中Ca排泄（正常値100〜300 mg/日）は約50 mgと低下していたことになる．

■高カルシウム血症の状況では血中1,25（OH）$_2$D値（正常値20〜60 pg/mL）は抑制されるはずであるが，ビタミンD製剤内服もあり43 pg/mLと正常範囲内であった．

■著しい腎機能障害にもかかわらず，動脈血ではHCO_3^- 29.6 mEq/Lと代謝性アルカローシス（および呼吸性代償）を認めた．炭酸カルシウム，アスパラギン酸カルシウム，クエ

向山政志，古賀健一（京都大学大学院医学研究科内分泌代謝内科）

ン酸K/Na配合錠，酸化マグネシウムはいずれも体内でHCO$_3^-$を産生するため，アルカリ過剰摂取が影響したと考えられた．以上より，Ca（およびビタミンD）とアルカリの過剰摂取による，ミルク・アルカリ症候群の病態をきたしていると考えられた．

■高カルシウム血症の治療として，まず薬剤の中止を行った．Na負荷は尿中Ca排泄を促進させるため，心不全に注意しながら生理食塩水の投与を行い，自尿が保たれ尿毒症を認めないことから透析はせずに経過を観察した．ループ利尿薬も尿中Ca排泄促進作用を有するため併用した．また，尿細管障害マーカーが上昇しており，Ca沈着などによる尿細管障害も疑われたため，腎保護と利尿促進目的でhANPを併用した．さらに，甲状腺全摘後で内因性のカルシトニンの不足があり，骨吸収低下によるCa調整が不十分であると考えられた．よってエルカトニンの投与を行ったところ，比較的奏効した印象がある．代謝性アルカローシスについては，薬剤中止後比較的速やかに改善し，アルカリを含むCa製剤を再開しても，経過中HCO$_3^-$ 20〜22 mEq/Lで推移した．再増悪を認めなかった理由は，腎機能障害が改善してミルク・アルカリ症候群の悪循環から脱したためと考えられた．

ステップアップのカギ

ミルク・アルカリ症候群は，①高カルシウム血症，②低クロール性代謝性アルカローシス，③腎機能障害を三徴とする[1]．以前は，胃潰瘍の治療としての大量CaとアルカリⅡ性制酸薬により認められたが，H$_2$ブロッカーやPPIの登場によりその頻度は減少した．最近は骨粗鬆症や腎不全患者に対するCaCO$_3$，ビタミンDなどの投与頻度が増え，再度増加傾向にある[2]．

ミルク・アルカリ症候群（あるいはカルシウム・アルカリ症候群）[3]は，高カルシウム血症の鑑別として忘れてはならない症候群である．この病態では，代謝性アルカローシスと高カルシウム血症は図のように進展・維持される．腎機能障害によりHCO$_3^-$とCaの排泄は低下し，病態をさらに助長する．

本症例では基礎に腎硬化症による慢性腎臓病

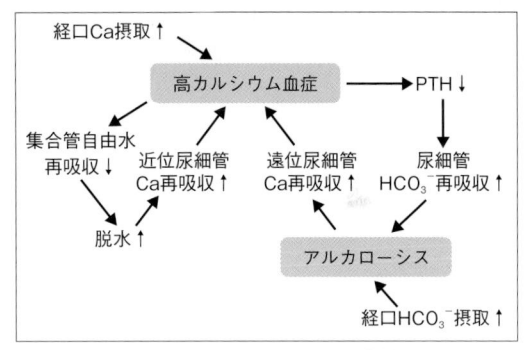

図　ミルク・アルカリ症候群における病態

（CKD）が存在し，それが急性増悪をきたした．同症候群の腎機能障害は，主には高カルシウム血症によるものと考えられ，脱水や細動脈の攣縮によるGFRの低下に加え，髄質へのCa沈着なども想定されている．

主治医からのコメント

血清Ca値はPTH，ビタミンDやカルシトニンなどにより，厳密に調整されている．本症例では，甲状腺・副甲状腺の全摘によるPTHやカルシトニンの枯渇があり，さらにもともとの腎機能障害から腎でのCa調節も不十分であった．本症例がそれほど大量のCa負荷ではないにもかかわらず重症のミルク・アルカリ症候群を呈したのも，そのような背景があったからと考えられる．逆に，これらの臓器がCa代謝や酸塩基平衡の恒常性維持において，いかに重要であるかを教えてくれた症例でもある．

ここがPOINT　高カルシウム血症では，医原性のことも多く，詳細な病歴聴取が必要である．

◎文献
1）杉田　實, 中浜　肇. ミルク・アルカリ症候群. 別冊日本臨牀　腎臓症候群（下巻）. 日本臨牀社；1997. pp.232-4.
2）Medarov BI. Mayo Clin Proc 2009；84: 261-7.
3）Hanada S, et al. Am J Kidney Dis 2009；53：711-4.

Case 32 高齢者の高カルシウム血症を伴った急性腎不全

Keyword 高カルシウム血症　骨髄腫　細胞外液量減少　Ca^{2+} sensing receptor

症例

84歳，男性

主訴　食欲低下

現病歴　3か月前から全身倦怠感を自覚し始め，次第に増強．2週間前から食欲低下，悪心も加わり，近医受診．貧血，腎機能障害を指摘され，精査のため当科に紹介受診となった．

処方　①アスピリン100 mg 1錠，ラベプラゾール10 mg 1錠朝，②ピルシカイニド25 mg 2カプセル分2，③モサプリド5 mg 3錠分3

身体所見　傾眠傾向．161 cm，44.0 kg，血圧104/56，脈70整，体温36.9℃．皮膚ハンカチーフサイン陽性，眼瞼結膜貧血様，眼球結膜黄疸なし．口腔粘膜乾燥あり．頸部リンパ節触知せず．胸部心音に異常なし，呼吸音清，副雑音なし．腹部平坦・軟，圧痛なし，蠕動音低下あり．四肢浮腫なし．毛細血管再充満時間の延長あり．神経学的検査：羽ばたき振戦なし．

検査結果　尿蛋白（−），尿糖（−），尿潜血（−）．尿浸透圧346，尿蛋白定量 **1.94** g/日，尿量800 mL/日，FE_{Ca} **6.31**％，FE_{Na} **6.61**％，FE_{Urea} 55％　Na 139，K 5.5，Ca **12.2**，IP 4.9，TP **8.1**，Alb **2.4**，BUN **91**，Cr **9.1**，CRP 1.69　WBC 7,040，RBC 209万，Hb **6.7**，Ht 20.2，MCV 96.3 fL，MCHC 33.0％，網状赤血球 0.8％，Plt 15.6万
腹部CT　両側腎腫大を認める．
ECG　洞調律，PR軽度延長，QTc正常．

入院後検査　IgG 407，IgA **3,270**，IgM 17．尿：Bence Jones蛋白**陽性**，血清：M蛋白（IgA λ型）**陽性**，軽鎖陽性．骨髄穿刺液塗抹：骨髄有核細胞の過半数が形質細胞．Tlシンチ：胸骨・脊椎・肋骨・肩甲骨・骨盤骨にびまん性に強い異常集積あり．intact PTH **8**，PTHrP **1.8**，1,25(OH)$_2$D 6.2

入院後の経過
腎不全ならびに高カルシウム血症に対して入院日より，輸液による細胞外液量保持と週3回の血液透析を開始．また，骨髄腫と診断後，入院8病日からプレドニゾン40 mgを開始した（年齢，全身状態と治療効果を勘案し，化学療法は行わなかった）．
しかし，血清Ca上昇は止まらず，入院9病日には血清補正Caが19.6に達したため同日，ゾレドロン酸4 mgを投与した．ゾレドロン酸投与後，血清補正Ca値は低下傾向となり，輸液，血液透析ならびにカルシトニン製剤を併用して，血清補正Ca値10前後となった．
血清Ca値の改善に伴い腎機能も回復し，入院38病日に血液透析を離脱した．その後，血清Ca値と腎機能は安定し，食欲も改善した．

■本症例ではビタミンDやCa製剤の内服歴はなく，FE_{Ca}高値，intact PTH低値，PTHrPやや高値，ビタミンD低値であった．したがって，本症例の高カルシウム血症は骨髄腫によるPTHrP産生の関与も否定できないが，高カルシウム血症の程度と比較し，その上昇程度が軽度であることや，Tlシンチの骨への集積が著明であることから考えて，骨髄腫細胞の骨への直接浸潤による骨破壊性高カルシウム血症が主な原因であると推察された．

■骨髄腫による腎機能障害の原因には，①尿細管間質障害（円柱腎症，狭義の骨髄腫腎），②糸球体障害（軽鎖沈着症やALアミロイドーシスなど），③高カルシウム血症，④高尿酸血症，などがある．本症例は尿蛋白試験紙法陰性であり，糸球体障害は否定的である．高カルシウム血症改善後に腎機能回復を認めたことから高カルシウム血症による腎機能障害と考えた．

■高カルシウム血症の治療は発症因子と維持因子の除去が重要である．維持因子とは，腎

藤本圭司，横山　仁（金沢医科大学腎臓内科）

臓からのCa排泄を阻害する因子であり，糸球体Ca濾過低下あるいは尿細管Ca再吸収増加を引き起こす．本症例の発症因子は骨髄腫による骨吸収増加であり，維持因子は細胞外液量減少と考えられる．細胞外液量減少を示唆する所見として毛細血管再充満時間の延長が重要な所見であり，本症例でも認めた．細胞外液量減少は，糸球体への有効循環血漿量の減少による糸球体Ca濾過低下，尿細管（近位尿細管，Henle上行脚）Ca再吸収増加を惹起し，腎臓からのCa排泄を低下させる．その結果，さらに血清Caが上昇するといった悪循環に陥る（図）．悪循環を断ち切るためには，細胞外液量補充が重要である．

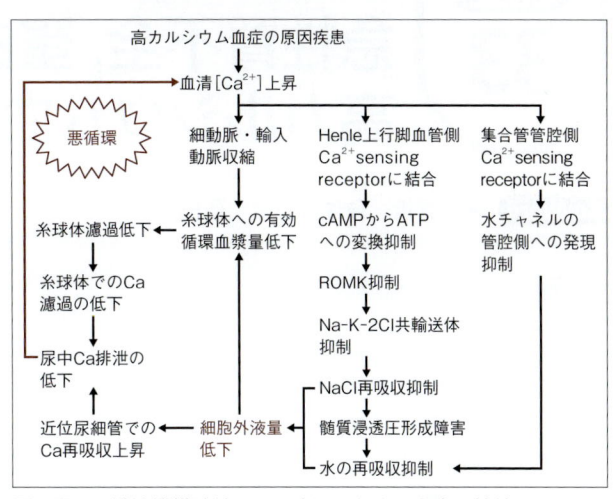

図　腎Ca排泄機構破綻による高カルシウム血症の持続

ステップアップのカギ

高カルシウム血症による細胞外液量低下の原因は，図のようにCa^{2+}が腎尿細管（Henle上行脚，集合管）Ca^{2+} sensing receptorに作用し，強力なNa・水利尿作用を発揮することと，高カルシウム血症の消化器症状のためNa・水摂取が困難となることによる．Ca^{2+}のもつ利尿作用は，ループ利尿薬とADH受容体拮抗薬を併用投与している状態と同様である．その強力な尿細管での水・Na再吸収阻害作用を示す所見として，本症例では細胞外液量が減少し，糸球体濾過が著明に低下（血清Crは著明に上昇）しているにもかかわらず，尿量は1日1L前後を保っており，細胞外液補充のための輸液が連日必要であった．

また，通常，細胞外液減少時には，RAA系亢進による尿細管Na再吸収増加の結果としてFE_{Na}低下を，ADH系亢進による集合管からの水・尿素窒素再吸収増加の結果として尿浸透圧高値，FE_{Urea}低下を認めるが，本症例ではFE_{Na}，FE_{Urea}ともに高値であり，尿浸透圧は比較的低値であった．FE_{Na}高値はCa^{2+}のHenle上行脚でのNa再吸収阻害を反映し，尿浸透圧比較的低値，FE_{Urea}高値はCa^{2+}の集合管での水・尿素窒素の再吸収阻害を反映した所見といえる．

主治医からのコメント

高カルシウム血症の治療は，原因（発症因子）除去と適正な細胞外液量保持であるといえる．
　ループ利尿薬が高カルシウム血症の治療手段として用いられることがあるが，十分な細胞外液量補充をせずにループ利尿薬を投与すれば，Ca自体の利尿効果にさらに外因性に利尿効果を上乗せする結果となり，細胞外液量減少による高カルシウム血症遷延化あるいは悪化を招く可能性がある．
　上昇した血清Ca^{2+}自体がループ利尿薬と同様にHenle上行脚でのCa再吸収抑制効果をもっていることを考えれば，ループ利尿薬投与よりも生理食塩水投与による細胞外液量保持を優先すべきである．

ここがPOINT

高カルシウム血症では，FE_{Ca}測定も有用である．

Case 33 急性腎不全，蛋白尿を呈した高カルシウム血症

Keyword 多発骨折　急性腎不全　蛋白尿

症例

71歳，女性

主訴　全身倦怠感，食欲低下，浮腫

現病歴　元来健康で63歳までは毎年人間ドックで異常を指摘されたことはなかった．21か月前に左足関節と第5趾を骨折．その翌月には腰椎圧迫骨折も生じ，ビスホスホネートおよびカルシウム製剤を処方されたが，通院を自己中断した．5か月前に下腿浮腫を自覚．近医にて尿蛋白陽性，腎機能は正常，それ以上の精査はなされず．しかしながら，2か月前には全身性浮腫に進展し，呼吸困難もきたした．近医循環器内科を受診し，僧帽弁および三尖弁閉鎖不全症による心不全の顕在化として利尿薬（フロセミド40 mg，スピロノラクトン25 mg）を処方され軽快した．また Hb 6 mg/dL 台の高度の貧血を認め，上部消化管内視鏡検査を受けたが出血源なし．2週間前の受診時に血清 Cr 2.8 mg/dL，5日前には 3.55 mg/dL と急激に腎機能障害の進行を認めたために当科を紹介受診された．

身体所見　152.5 cm，54 kg，血圧 124/56，脈 86，体温 36.8℃
眼瞼結膜に貧血著明．頸部表在リンパ節腫脹なし．心音整，2～3LSBで収縮期雑音 II・VI を聴取．呼吸音清明．腹部平坦・軟，圧痛なし．下腿浮腫軽度．

初診時検査結果　尿蛋白（2+），尿潜血（−），RBC＜1/HPF，WBC＜1/HPF，硝子円柱のみ．尿蛋白定量 9.87 g/gCr，尿 NAG 65.4，尿 β_2MG 120,922，FE$_{Na}$ 4.16%
Na 140，K 4.5，Cl 112，BUN 25.5，Cr 2.4，UA 8.7，eGFR 16.56 mL/分/1.73m²，β_2MG 9.45 mg/L，FBS 87，Ca 12.1，IP 2.8，TP 7.7，Alb 4.1，ALP 767，LDH 339，HDL-C 37 mg/dL，LDL-C 149 mg/dL，TG 208，CK 445
CRP 0.06，IgG 1,476，IgA 23，IgM 7，intact PTH 12
蛋白分画　Alb 47.2%，α1-G 2.8%，α2-G 13.2%，β-G 19.2%，γ-G 17.6%
WBC 4,900（芽球，形質細胞なし），RBC 224万，Hb 6.5，Ht 20.3，Plt 11.7万．塗抹にて赤血球の連銭形成を認める．
腎臓超音波　腎皮質の菲薄化なく実質は保たれており，輝度の軽度上昇を認める．
心電図　洞調律，心拍数 97，完全右脚ブロック．
胸部 X 線　CTR 62%，肺うっ血なし，少量の両側胸水貯留．

以上，血尿を認めず蛋白尿主体の糸球体障害と尿細管障害を認める急性腎不全，高カルシウム血症，高度の貧血を認め，緊急入院とした．

■急性腎不全の原因として，まず腎前性，腎性，腎後性の鑑別を行う．エコー上，腎形態を評価し水腎症が否定でき腎後性腎不全が除外できたら，体液バランスの状態，尿所見，FE$_{Na}$（Na 排泄率）など参考にして腎前性，腎性の評価を行う．本症例は腎前性の関与も否定はできないが，高度蛋白の存在より主たる要因は腎性と考えた．そこで次に血尿に乏しく高度蛋白尿をきたす糸球体疾患の鑑別を考える．

■高カルシウム血症をきたす原因疾患に着目し，その鑑別のため，現病歴から骨折や骨痛のエピソード，投薬内容などを詳細に聴取する．多発骨折のエピソード，高カルシウム血症，高度貧血，尿蛋白試験紙法と定量の結果の乖離，蛋白分画の異常，IgM と IgA の低

石田真美，玉垣圭一，森　泰清（京都府立医科大学附属病院腎臓内科）

下の所見から，多発性骨髄腫の可能性を強く疑い，M 蛋白のチェックと，並行して骨病変の検索と骨髄穿刺を行った．
- 血清蛋白免疫電気泳動，尿中免疫電気泳動：ともに κ 型 Bence Jones 蛋白陽性．
- 全身骨サーベイランス：頭蓋骨，四肢骨，骨盤骨に punched-out lesion を認める．両側上腕骨は著明な皮質の菲薄化を認める．
- 骨髄検査：有核細胞数 $83 \times 10^3/\mu L$，MM 細胞 87.2 ％．

以上より Bence Jones 型多発性骨髄腫の診断に至った．

■次に多発性骨髄腫による腎機能障害をきたす病態（① cast nephropathy，②高カルシウム血症，③軽鎖沈着症，④ AL アミロイドーシス）を考える．本症例では，まず②の高カルシウム血症の是正として，生理食塩水の点滴を行い，体液バランスをみながらループ利尿薬を併用した．血清 Ca は 11 mg/dL 台と低下を認めるものの正常化は得られず，腎機能に関しても血清 Cr の悪化はなかったが改善は認めなかった．④については，侵襲度の低いランダム皮膚生検を行ったが，アミロイドーシスの所見は認めなかった．

■本症例では出血の可能性（リスク）と組織型鑑別による初期治療方針への寄与度（ベネフィット）を勘案し，腎生検は施行せず，治療を先行した．対症療法のみでは高カルシウム血症も改善せず，尿細管性蛋白の上昇，高度蛋白尿が持続しており，骨髄腫に対する早期治療が必要と考えた．デキサメタゾン（DEX）単剤治療を 1 クール行った．

● ステップアップのカギ ●●●●●●

多発性骨髄腫についての治療について[1]，腎不全を合併した場合，治療の第一目標は，腎機能に影響を与えずに迅速に M 蛋白を減少させることにある．DEX 単独治療は単剤としての有効性が確立されており，診断後直ちに使用可能なレジメンであるので，初期治療として現実的な方法である．

本症例でも，DEX 単独療法で骨髄の形質細胞を 87.2 ％から 20 ％まで減少させることができ，血清 Cr 0.86 と腎機能障害も改善を認め，血清 Ca 濃度も 9.2 と是正された．

主治医からのコメント

初診で高齢者の蛋白尿をみた場合，生命予後の悪い二次性疾患として，多発性骨髄腫の可能性を常に念頭においておく必要がある．

本症例のような典型的な症例では，現病歴の多発骨折のエピソードと理学的所見の高度貧血を一元的に考察できさえすれば，診断は難しくない．早期に化学療法を開始し，現在，VMP 療法 7 クールを終了しているが，腎機能は正常化し，尿蛋白も陰性化を認めている．入院当初の腎病変に関しては，病態から治療を優先させたために正確な組織評価はなしえていないが，結果的には cast nephropathy に骨融解に伴う高カルシウム血症による腎血行動態の変化が複合していたと思われる．

ここが POINT 高カルシウム血症では，原病の治療のみならず，カルシウム排泄を促す治療が必要である．

◎文献
1) 飯田真介ほか編著．多発性骨髄腫診療ハンドブック．中外医学社；2008．pp.66-81．

Case 34 意識レベル低下を主訴に来院した前立腺癌，骨転移のある患者

Keyword 高カルシウム血症　脱水　意識障害　高齢者

症例

88歳，男性

- **主訴**　意識レベル低下
- **現病歴**　受診2日前から嘔気，嘔吐と腹痛の訴えがあり，食事がほとんどとれない状態であった．受診当日は朝から呼びかけにも反応が悪くなったため，救急外来を受診した．
- **既往歴**　7年前に前立腺癌，ホルモン療法は3年前から自己判断で治療中断．
- **身体所見**　160 cm，48 kg．意識レベル：JCS 20，GCS E3V2M5．血圧120/58，脈96整，呼吸18回，体温（腋下）35.7℃．SpO_2 94 %（室内気）．眼瞼結膜に貧血軽度，眼球結膜に黄染なし．口腔内は乾燥著明．咽頭部発赤なし，扁桃腺腫大なし．頸部にリンパ腺腫脹なし．肺野清明．腹部圧痛なし，腸雑音は聴取可能．下腿浮腫なし，四肢に運動麻痺を認めず．
- **検査結果**　尿WBC（－），尿蛋白（1+），尿潜血（－），尿ケトン（+/－）
Na 138，K 3.8，Cl 101，BUN **41**，Cr **1.6**，BS 108，Ca **10.6**，TP 5.8，Alb **2.6**，AST 28，ALT 34，ALP 510，LDH 350
WBC 8,900，Hb **15.2**，Ht **40.5**，Plt 25.0万
動脈血液ガス分析（室内気）pH 7.380，PaO_2 78.0，$PaCO_2$ 32.0，SaO_2 95，HCO_3^- 21，BE －1.4，BS 106，Ca^{2+} **2.1** mmol/L
心電図　洞調律，正常軸，ST変化なし．
頭部CT　明らかな異常は認めない．
胸部X線　肺炎像なし，CTR＞50％．
精査治療目的で入院となる．

- **入院後の経過**　脱水改善を目的として，心不全に留意しつつ細胞外液を中心に点滴治療を施行した．腎機能は改善傾向で，脱水は改善しつつあると思われたが，意識レベルの回復が遅れた．
- **【入院24時間後】**脱水が補正された翌日の血液検査結果は以下のとおり．
Na 139，K 4.1，Cl 98，BUN 21，Cr 0.8，Ca 10.2，TP 5.1，Alb 1.8，ALP 480，LDH 310
WBC 7,100，Hb 12.6，Ht 34.5，Plt 18.6万
血清Caの補正値は12.4となり，高カルシウム血症による意識レベル低下も念頭におき，引き続き十分な尿量を確保できる輸液量と少量の利尿薬を併用した．再検した心電図でQT短縮は認めなかった．
- **【入院2病日】**意識レベルの改善を認め清明となる．同日の補正血清Ca値10.2であった．
- **【入院3病日】**治療が中断している前立腺癌があることから，腫瘍自体からのPTHrP分泌による，また骨転移による骨破壊からの高カルシウム血症が考えられた．前立腺癌の治療目的で，泌尿器科へ転科となる．
- **【その後の経過】**腫瘍マーカーは，PSA 8.9（正常値3.5以下），PAP 12.0（正常値3.0以下），PTHrP 8.4（正常値1.1以下）であった．骨シンチでは，骨盤，胸椎，肋骨に集積像を認め，前立腺癌およびその多発骨転移により高カルシウム血症を発症し，意識レベルの回復遅延を引き起こしたと診断した．

■本症例では，意識障害は認めるがバイタルサイン（血圧，脈拍，体温，酸素飽和度）は安定しており，緊急度は高くない．意識障害を呈する症例では，低血糖も考慮し簡易血糖測定器で血糖を測定する．既往に糖尿病がなくても高齢者では低血糖がありうる．

橋口尚幸（島根大学医学部救急医学講座）

■診察所見では，口腔内の乾燥など，脱水所見を認めるのみで，明らかな感染症を示唆する所見や四肢の麻痺は認めなかった．既往歴や薬剤の服用の確認，症状出現の様子（いつから，どのような状態で，来院までの経過）を確認する．高齢者は，感染などを契機にして，容易に脱水に陥り，意識障害を発症する．
■検査は，脳疾患の否定のため頭部CT，不整脈などの否定のため心電図，各種血液検査，尿検査（尿道カテーテルを留置するか導尿して採取）を施行した．
■診察所見や各種検査結果より，脱水，腎機能障害，高カルシウム血症（来院時の検査で，補正血清Ca値は12 mg/dL）があげられる．脱水改善，腎機能保護，高カルシウム血症に対する治療の目的で，尿量に注意しつつ，点滴治療を行う．利尿薬は，輸液に対する腎機能の改善傾向をみてから，必要があれば少量から使用する．
■本症例では，24時間後には十分な尿量と腎機能改善を認めたが，意識レベルの改善に乏しく，同日の補正血清Ca値が12.4 mg/dLであったことから，少量のフロセミドを併用したところ，速やかに補正血清Ca値10.2 mg/dLに低下し，意識レベルの回復をみた．入院3病日に前立腺癌の治療目的で泌尿器科に転科となる．

ステップアップのカギ

悪性腫瘍は骨に転移を形成するために，破骨細胞活性因子を放出し，破骨細胞を活性化して骨吸収を増加させる．また悪性腫瘍はPTHに似たPTHrP（PTH-related protein）を放出する．PTHrPはPTHの作用機序と同様に，骨吸収を増大させ，腎臓でのCaの排泄を減少させる．さらに悪性腫瘍は1,25(OH)$_2$ビタミンDの合成を促進する．このような機序で悪性腫瘍は高カルシウム血症をもたらす．

肉芽腫をつくるサルコイドーシス，結核，ヒストプラズマ症なども，1,25(OH)$_2$ビタミンDの合成を促進するため，高カルシウム血症になる．

主治医からのコメント

本症例は，意識レベル低下に脱水と高カルシウム血症の2つの要因が関与したと考えられた．高カルシウム血症は，血液検査で判明するので診断は容易であるが，高カルシウム血症の治療だけでなく，その原因を突き止め治療する必要がある．高カルシウム血症の治療は，輸液により尿量を確保し尿中の排泄量を増やすことで，フロセミドが併用されることもあるが，必須ではない．重症の場合は，血液透析が最も効果的である．

救急の現場では，高齢者の脱水，意識レベル低下は比較的よくみかける病態であるが，低Albを伴っていることが多いため，見かけ上の血清Ca値が高値を示さないことが多い．また，血清K値に比べ緊急度が低いため認知度はいまひとつであるが，正しく評価し次の治療に結びつけていく必要がある．

ここがPOINT

高齢者の高カルシウム血症では悪性腫瘍の存在が疑われる．

Case 35 維持血液透析患者に生じた副腎不全による高カルシウム血症

Keyword 高カルシウム血症　副腎不全　血液透析

症例

65歳，男性

主訴　発熱

現病歴　慢性糸球体腎炎による慢性腎不全のため33歳時に血液透析導入となった．2週間前から発熱と腰痛が出現．セフォゾプラン（CZOP）1 g/日の投与が行われたが38～39℃台の発熱が持続し，血液培養から連鎖球菌が検出されたため当院入院となった．

処方　セベラマー塩酸塩 1 g，センノシド 24 mg，エポエチン ベータ 1,500 IU 週3回，カルシトリオール 0.5 μg 週3回

身体所見　168 cm，55 kg，体温 38.6℃，脈 60 整，血圧 81/51，SpO_2 98（室内気）．意識清明．呼吸音清明．心雑音なし．腹部異常なし．腰背部に圧痛あり，肋骨脊椎角（CVA）叩打痛なし．下腿浮腫なし．

検査結果　Na 130，K 4.8，Cl 97，BUN **37.4**，Cr **5.6**，BS 111，HbA1c（NGSP）6.8，Ca **9.3**，IP 6.7，TP 6.8，Alb **1.9**，AST 21，ALT 5，ALP 623，LDH 127，CRP **11.60**，WBC 9,800，Hb 9.2，Ht 28.5，Plt 10.0万

入院後の経過
胸腰椎MRIにて第10・11胸椎の脊椎炎，傍椎体膿瘍，硬膜外膿瘍を認めたため，アンピシリン（ABPC）4 g/日投与と膿瘍ドレナージを行った．その後，脊椎炎は改善傾向を示したが，発熱とCRP高値は持続した．入院時からAlb補正Ca高値を認めたため，カルシトリオールを中止し低Ca透析液（2.5 mEq/L）にて透析を実施した．しかし高カルシウム血症は持続し，補正Ca 12～13台を呈するようになった．

intact PTH 38.5，1,25(OH)$_2$ビタミンD_3 16.2，PTHrP < 1.0，ACTH 40.2，コルチゾール 5.2，TSH 23.23，FT_3 1.9，FT_4 1.0 ストレス下にもかかわらずコルチゾール基礎値が低値であったため，副腎不全を疑い負荷試験を行った（表）．迅速ACTH負荷試験ではコルチゾールの頂値は20未満であり，副腎からのコルチゾール分泌能低下を認めた．CRH負荷試験では，ACTHの頂値は基礎値の2倍未満で，コルチゾールの頂値も20未満であることから，両者とも低反応であり，下垂体からのACTH分泌不全による副腎不全と診断した．プレドニゾロン 5 mg内服を開始後に速やかに解熱し血清Ca値も正常化した．頭部MRIのT1強調で下垂体は高信号を呈し，出血の可能性（下垂体卒中）が示唆された．他の下垂体ホルモンの欠落は認められなかった．

表　副腎皮質刺激試験の結果

迅速ACTH負荷試験（コートロシン®250 μg静注）

	0分	30分	60分
コルチゾール（μg/dL）	8.8	13.2	15.3
アルドステロン（pg/mL）	≦10.0	17.4	≦10.0

CRH負荷試験（ヒトCRH 100 μg静注）

	0分	15分	30分	60分	90分	120分
ACTH（pg/mL）	36.9	55.4	40.6	31.4	24.9	16.6
コルチゾール（μg/dL）	5.6	6.4	7.2	7.2	6.6	6.3

■ 透析患者の高カルシウム血症は，二次性副甲状腺機能亢進症に対する活性型ビタミンD製剤の使用や，高リン血症に対するCa含有リン吸着薬の使用が原因であることが多い．まずこのような高カルシウム血症をきたす薬剤使用の有無を確認する．

■ 高カルシウム血症の鑑別に重要なCa代謝マーカーは，PTH，1,25(OH)$_2$ビタミンD_3，

坂尾幸俊（浜松医科大学附属病院血液浄化療法部），藤垣嘉秀（浜松医科大学第一内科）

PTHrPの3つである．まずは，これらの値の高低を知ることにより原因に迫ることができる．すなわち，PTHの抑制がなければ原発性副甲状腺機能亢進症または家族性低カルシウム尿性高カルシウム血症を考える．PTHの抑制があり1,25(OH)$_2$ビタミンD$_3$が高値ならサルコイドーシス，結核などの肉芽腫性疾患を考え，PTHrP高値なら悪性腫瘍を考える．

■本症例では，もともと二次性副甲状腺機能亢進症を有するにもかかわらず，PTHは抑制され，1,25(OH)$_2$ビタミンD$_3$値も低値であった．また，PTHrPは検出されなかった．このようなパターンの高カルシウム血症の原因には，多発性骨髄腫や悪性腫瘍の溶骨性骨転移などのほかに，副腎不全，甲状腺機能亢進症，不動があげられる．

■本症例では悪性腫瘍を示唆する所見はなく，甲状腺機能亢進も認めなかった．脊椎炎のため床上安静（不動）の影響は考慮されたが，検査結果から副腎不全と診断された．ステロイド開始とともに速やかに解熱し，高カルシウム血症が改善したことも診断を支持した．

ステップアップのカギ

高カルシウム血症の原因の80％は原発性副甲状腺機能亢進症と悪性腫瘍が占めるとされるが，まれな原因として副腎不全が知られている[1]．コルチゾールは生理的には骨吸収に対し抑制的に働くため，副腎不全では骨吸収が亢進し骨から血中へのCa放出が増加し高カルシウム血症が生じると考えられている．しかし，実際には副腎不全における高カルシウム血症の発症率は約5％と低い．それは骨からのCa放出が増加しても，腎機能が正常であれば腎臓が代償性に尿中Ca排泄を増加させるためと考えられる．

本症例のような透析患者では，腎臓による代償機構が働かないため高カルシウム血症が顕在化しやすい．また，コルチゾールは特に甲状腺ホルモンによる骨吸収促進に対し抑制的に働くことから，甲状腺機能亢進症と副腎不全の合併は高カルシウム血症を生じやすい．本症例では甲状腺機能はむしろ低下していたため，甲状腺ホルモンの影響は否定的であった．無尿の長期透析患者であり，腎臓からCaを排泄できないことが高カルシウム血症の発現に寄与したと考えられた．

主治医からのコメント

副腎不全の症状は多彩であるが，倦怠感，食欲不振，発熱など非特異的であるため，その存在はしばしば見落とされがちである．血清学的異常として，低ナトリウム血症，低血糖，好酸球増多はよく知られているが，高カルシウム血症も発症しうることに注意が必要である．

また，血清コルチゾール値は採血状況によりその解釈も変わるため，基礎値のみでの判断は難しく（副腎機能が正常であれば，重度ストレス下では，およそ20 μg/dL以上の高値を呈することが多い），副腎不全が疑われたら負荷試験により診断を明らかにする必要がある．

ここがPOINT

まれではあるが，腎不全患者に高カルシウム血症を認めた場合には，悪性腫瘍を含め広範な原因精査が必要である．

◎文献
1) Kato A, et al. Am J Kidney Dis 2003；42：E32-6.

Case 36 低マグネシウム血症により低カルシウム血症をきたした慢性腎不全

Keyword マグネシウム　カルシウム　テタニー　慢性腎不全

症例

61歳，男性

主訴　上肢の硬直

現病歴　4年前から糖尿病腎症による慢性腎不全のため外来通院中であった．糖尿病性胃腸症のため慢性下痢を認めていた．2か月前から下肢のつりを自覚するようになり，倦怠感も認めていた．入院1日前にバイクを運転中に右上肢の硬直を感じ，食欲低下も認めたため翌日当科受診，著明な低カルシウム血症を認め入院となった．

処方　アゼルニジピン8mg，カルベジロール10mg，ニフェジピン60mg，トリクロルメチアジド2mg，ポリスチレンスルホン酸ナトリウム10g，炭酸水素ナトリウム3g，炭酸カルシウム1,500mg

身体所見　167 cm，55 kg，血圧130/82，脈74整．頭頸部に異常なし．心雑音なし．呼吸音異常なし．腸音異常なし．下腿浮腫なし．

検査結果　尿Mg 40
Na 135, K **2.3**, Cl 92, BUN **89**, Cr **9.1**, BS 130, Ca **3.5**, IP 5.9, Mg **1.1**, TP 5.5, Alb 3.2, ALP 242, whole PTH **225**, 1,25(OH)$_2$D 15.2
WBC 8,990, Hb 8.1, Plt 35.4万

入院後検査　心電図 QT間隔の延長，心臓超音波正常範囲．

入院後の経過　入院時，血清Ca 3.5 mg/dL（Payneの式による補正Ca 4.3 mg/dL）と著明な低カルシウム血症を認めた．グルコン酸カルシウム（カルチコール®）の静脈内投与とアルファカルシドール（アルファロール®）0.5 μg内服を開始し，炭酸カルシウム3 gに増量したが，入院4病日目での血清Ca 4.7 mg/dLと改善が乏しかったため，低マグネシウム血症（Mg 1.1 mg/dL）によるPTH抑制あるいは反応性低下の関与が考えられた．硫酸マグネシウム（コンクライト-Mg®）20 mEq/日×4日間の点滴投与を開始したところ，入院11病日目には血清Ca 8.2 mg/dL（補正Ca 8.2 mg/dL）まで上昇を認めた．低カリウム血症は，輸血施行および塩化カリウム（スローケー®）1,800 mg内服し入院11病日にはK 4.4 mEq/Lまで上昇した．その後，内シャントを造設し退院となった．

■本症例はテタニーを認め，原因として低カルシウム血症および低マグネシウム血症が考えられた．一般に，低カルシウム血症の鑑別には，慢性腎不全によるビタミンD活性化障害，副甲状腺ホルモン（PTH）分泌低下，低マグネシウム血症などがあげられる．本症例は，PTHは高値を示しており，活性型ビタミンD［1,25（OH）$_2$D］が15.2 pg/mLと低値（正常20〜60 pg/mL）を示したため，1,25（OH）$_2$Dの低下を疑いアルファカルシドールの追加と炭酸カルシウムの増量を行ったが，血清Ca濃度の上昇はわずかであった．

■高度（Mg＜1.2 mg/dL）の低マグネシウム血症では，PTH分泌抑制やPTHに対する骨や尿細管の反応性低下により低カルシウム血症を高率に合併する．PTH分泌抑制の理由は，血清Mgの低下によりCa感受性受容体に共役しているG蛋白質αサブユニットが活性型に変換し，Ca感受性受容体が活性化するためPTHの分泌が抑制されると考えられている[1]．ビタミンDも低カルシウム血症の割に低値であることが多い．この場合

中野敏昭（九州大学病院腎疾患治療部），鶴屋和彦（九州大学大学院包括的腎不全治療学）

の低カルシウム血症は Mg 補充以外の治療に抵抗性である．
■低マグネシウム血症の原因としては，低栄養状態，慢性アルコール中毒，慢性下痢，利尿薬（サイアザイド，ループ利尿薬），その他薬剤（アミノグリコシド，シスプラチン，タクロリムス，アムホテリシン B），尿細管機能異常症（Bartter 症候群，Gitelman 症候群）などが考えられる．本症例の低マグネシウム血症の原因は，糖尿病性胃腸症による慢性下痢，利尿薬（サイアザイド）の使用などが原因として考えられた．
■低マグネシウム血症患者の約半数近くに低カリウム血症を合併する．これは尿細管での K チャネルが ATP 依存性に閉鎖されるのが，低マグネシウム血症による ATP の枯渇により K チャネルが開いたままとなり，K 利尿が起こる機序が想定されている．低マグネシウム血症による低カリウム血症は Mg 補充以外の治療に抵抗性である．

ステップアップのカギ

Mg は細胞内の主要な 2 価の陽イオンである．細胞外の Mg と Ca が正常な濃度であることが，正常な神経筋活動を行ううえで重要となる．血清中の Mg 濃度は 1.7〜2.4 mg/dL の狭い範囲内に調節されており，30％が蛋白と結合し，15％がリン酸イオンやその他の陰イオンと緩く結合している．体内 Mg のうち細胞外液に存在するのは 1％だけであるため，血清中の Mg 濃度は体内の総 Mg 貯留量を正確に反映しているわけではない．

食事中の Mg 含量の基準範囲は 140〜360 mg/日であり，その 30〜40％が主に空腸と回腸で吸収され，腸管からの Mg の吸収効率は $1,25(OH)_2D$ によって上昇する．血清 Mg 濃度は腎臓により調節される．Henle ループの上行脚で 60％が再吸収され，尿中の Mg 排泄量は正常ではほぼ 100 mg/日である．上行脚での Mg 再吸収は PTH により増加し，高カルシウム血症や高マグネシウム血症により抑制される．低マグネシウム血症の原因鑑別には，尿中 Mg 排泄率（FE_{Mg}）の計算が有用である．

$$[FE_{Mg} = U_{Mg} \times S_{Cr} \div (0.7 \times S_{Mg} \times U_{Cr}) \times 100]$$

スポット尿で尿中 Mg ＜ 10 mg/dL または FE_{Mg} ＜ 2％の場合は消化管からの喪失が疑われ，尿中 Mg ＞ 10 mg/dL または FE_{Mg} ＞ 2％の場合は腎からの喪失が疑われる．

低マグネシウム血症は，低カルシウム血症（低 Ca 尿を伴う）や低カリウム血症など，その他の電解質異常を伴うことも多く，Mg の管理なしにはそれらの補正は容易ではない．低マグネシウム血症は $1,25(OH)_2D$ の合成阻害や細胞の PTH 感受性低下を引き起こし，血清 Mg が著明に低い（＜ 1 mg/dL）場合には，PTH 分泌は抑制される．

低マグネシウム血症の治療は，無症候性であれば原疾患の治療やマグネシウム塩 $[MgCl_2, MgO, Mg(OH)_2]$ 40〜60 mEq/日の分割経口投与で治療される．高用量では下痢をきたすため注意が必要である．重篤な低マグネシウム血症は経静脈的に治療されるべきで，$MgCl_2$ あるいは $MgSO_4$ による静脈内投与（100 mEq/日）の持続投与を安全に行うことができる．GFR が低下している場合は，投与速度を 50〜75％に低下させるべきである．

主治医からのコメント

透析導入前の慢性腎不全患者には，しばしば低カルシウム血症の合併を認め，脱力発作，テタニーが起こりうる．Ca 製剤や活性型ビタミン D 製剤による治療が行われ，血清 Ca 値の上昇を認めることが多いが，本症例のように低マグネシウム血症を伴う場合は，Mg の補充を行わない限り低カルシウム血症は治療に抵抗性である．低カルシウム血症を認めた場合，鑑別診断のために Mg を測定し，低値の場合は補充を行う必要がある．

ここが POINT

治療抵抗性の低カルシウム血症ではマグネシウム値に注意が必要である．

◎文献
1) Quitterer U, et al. J Biol Chem 2001 ; 276 : 6763-9.

Case 37 低カルシウム血症を呈した透析導入患者：マグネシウム摂取不足による低カルシウム血症の鑑別

Keyword カルシウム　マグネシウム　血液透析　低栄養

症例

76歳，男性

主訴　全身倦怠感

現病歴　17年前に糖尿病を指摘され治療を受けていたが，コントロール不良だった．その後糖尿病網膜症・腎症も指摘され，徐々に進行していた．食欲不振，下腿振戦，手足のしびれを自覚し当科受診．下腿浮腫，胸水貯留とともに BUN 69.1, Cr 7.5 と腎機能障害を認め，血液透析導入目的で入院となった．

処方　トコフェロールニコチン酸エステル 300 mg, アトルバスタチン 10 mg, メコバラミン 1,500 μg, ベニジピン 8 mg, ロサルタン 50 mg, ドキサゾシン 4 mg, 重曹 4.5 g, ニフェジピン 20 mg, フロセミド 40 mg, ポリスチレンスルホン酸カルシウムゼリー 75 g

身体所見　175.2 cm, 75.6 kg, 血圧 143/85. 心音・肺音異常なし，腹部平坦・軟，圧痛なし．四肢は両大腿下部より足背まで浮腫あり．

検査結果　Na 145, K 4.0, Cl 113, BUN 69.1, Cr 7.5, UA 7.8, Ca **5.4**, IP 4.8, Mg **1.3**, TP 5.5, Alb 3.1, AST 19, ALT 14, LDH 442, CRP 0.53
WBC 3,470, RBC 253万, Hb 7.3, Ht 21.4, Plt 10.4万
心電図　HR 85/分, SR, ST-T no change, QTc 485ms

入院後の経過
入院3日前から浮腫に対してフロセミド 40 mg 内服開始したが効果に乏しく，入院当日から血液透析導入となった．Ca 5.4（補正 Ca 6.3），Mg 1.3, intact PTH 335. 心電図にて QT 延長を認めた．同日からアルファカルシドール 0.5 μg, 沈降炭酸カルシウム 3 g を開始した．過去の Ca と intact PTH の経過をみると，4か月前には Ca 8.0, intact PTH 455 だったが，入院時は Ca とともに intact PTH の低下がみられた．
【入院3病日】心電図上 QT 延長消失．
【入院6病日】酸化マグネシウム 2,250 mg 開始．
【入院11病日】補正 Ca 8.3, Mg 2.0 に改善．
【入院16病日】維持透析継続．Ca, Mg とも正常化し退院．

- Ca 値の評価は血清 Alb 値にて補正するか，イオン化カルシウムの測定を行う．
- 低カルシウム血症は副甲状腺ホルモン（PTH）and/or 活性型ビタミン D の作用が不十分であることが主要病態である．よってその鑑別としては，慢性腎不全，PTH 分泌低下（副甲状腺機能低下症），PTH 抵抗性（偽性副甲状腺機能低下症），ビタミン D 作用低下，骨への Ca 蓄積亢進（飢餓骨症候群〈hungry bone syndrome〉）などを考える．
- 低マグネシウム血症も PTH の分泌低下，作用不全による治療抵抗性の低カルシウム血症を引き起こす．
- 本症例では，入院時に慢性腎不全と同時に低マグネシウム血症を認めていた．Ca 低下とともに本来は上昇するはずの intact PTH が低下していたことから，低マグネシウム血症も低カルシウム血症の原因の一つと考えられた．
- ビタミン D 製剤のみでは Ca 値は正常化せず，マグネシウム製剤開始後に Ca 値が回復したことから，低マグネシウム血症が低カルシウム血症に関与していたと考えられる．

工藤立史（北海道社会保険病院腎臓内科），橋本整司，小池隆夫（NTT 東日本札幌病院）

■低マグネシウム血症の原因は，一般的に消化管からの喪失として低栄養，慢性アルコール中毒，慢性下痢，吸収不良症候群（短腸症候群），潰瘍性大腸炎，Crohn病，脂肪便，下剤乱用，急性膵炎がある．本症例では食欲不振を原因とする低栄養が該当する．腎からの喪失としては，利尿薬，細胞外液量増多，高カルシウム血症，アルコール多飲がある．本症例では入院前よりループ利尿薬のフロセミドを内服しており，Mg喪失に関与していた可能性がある．

ステップアップのカギ

慢性腎臓病でみられるビタミンD代謝障害は低カルシウム血症の原因となるが，Mg欠乏も重要な原因である．Mgは体内に約25g存在し，その約半分が骨に，約45％が軟部組織に存在し，細胞外液には約1％が存在する．1日の食事中のMg量を約400mg程度とすれば，このうち，腸管からの吸収量は正味約100mgで同量が腎からの排泄を受ける．血清Mg濃度は1.8～2.6mg/dLの狭い範囲内に調節されている．水，Na，K，Caと違い，Mgはホルモンによる調節機構をもたない．Mgは細胞内外の移動も調節を受けず，また移動が制限されるため，Mgの腎性および腎外性喪失は細胞外液中のMg濃度の大幅な低下をもたらす．逆に，Mgの過剰にも調節を受けないため，腎不全などでMg過剰により容易に高マグネシウム血症をもたらすことになる[1]．

低マグネシウム血症に特異的症状はないが，食欲不振，筋力低下，テタニーなどがみられることがある．高度の低マグネシウム血症では高率にPTH分泌低下と抵抗性による低カルシウム血症を惹起する．ビタミンD値も低カルシウム血症の割に低値であることが多いとされる．これらの原因の詳細はいまだ不明であるが，MgがCa感受性受容体にアゴニストとして作用していることが考えられている[2]．低マグネシウム血症による低カルシウム血症はMg補充以外の治療に抵抗性である．本症例ではPTHが決して低値とはいえないが，Caの減少と並行してPTHが低下する傾向がみられ，低マグネシウム血症による可能性を考える．

また，心電図上，QRS開大，T波増高がみられることがある．低マグネシウム血症の程度が高度になると，QRSのさらなる開大とPR間隔延長，T波の消失がみられる．また心室性不整脈（特にPVCやtorsades de pointes）などを誘発する可能性がある．

低マグネシウム血症の原因としては，利尿薬および低栄養（アルコール依存症）が最も多い．慢性腎不全では低カルシウム血症をきたしやすいが，食欲不振を訴えるなど低栄養が疑われる場合は，特に低マグネシウム血症の存在を確かめる必要がある．

主治医からのコメント

慢性腎不全患者では，電解質異常が生じやすいが，二次性副甲状腺機能亢進症だけでなく，低マグネシウム血症による低カルシウム血症にも注意が必要である．

日常診療でMgが測定される機会はあまり多くないが，低マグネシウム血症はまれな疾患ではなく，入院患者の1割近くが低マグネシウム血症であるという報告もある．透析患者では，高マグネシウム血症を呈することが多いが，本症例では低マグネシウム血症に伴い低カルシウム血症を引き起こしたと考えられる．

慢性腎不全患者でビタミンDを補充しても低カルシウム血症が改善しない場合，低マグネシウム血症を疑ってマグネシウム値を測定することが重要である．

ここがPOINT

腎不全患者でもマグネシウム摂取不良は低マグネシウム血症を起こしうる．

◎文献
1) 柴垣有吾. カルシウム・リン・マグネシウム代謝異常の診断と治療. 深川雅史監. より理解を深める！ 体液電解質異常と輸液. 中外医学社：2005. pp.174-208.
2) Kanazawa I, et al. Endocr J 2007；54：935-40.

Case 38 骨折を繰り返した腫瘍性骨軟化症の中年男性

Keyword 低リン血症　FGF23　病的骨折

症例

47歳，男性

主訴　胸痛，腰背部痛

既往歴・家族歴　特記すべきことなし．

現病歴　毎年の検診では異常なし．4年前（43歳），軽い対人衝突で左肋骨を骨折した．その後，特に誘因なく多発肋骨骨折を指摘され，くしゃみをした後に胸部に激痛が出現するなどの症状が持続した．症状は増悪傾向にあり，肋骨や胸部の疼痛が強く寝返りも困難となった．47歳の検診で骨粗鬆症とALP高値を指摘され，近医整形外科を受診．ビスホスホネート，NSAIDsを処方されたが改善なく，精査目的に当科に紹介された．

身体所見　身長175 cm（**5 cm短縮**），64.2 kg，BMI 20.9，体温36.2℃，血圧116/80，脈60整．結膜に貧血・黄疸なし．呼吸音清，ラ音なし．心雑音なし．腹部 平坦・軟，圧痛なし．下腿浮腫なし．**胸〜背部に圧痛（＋），胸郭は骨折のため変形**，体表に触れるtumorなし．

検査結果　Na 141, K 4.6, Cl 108, BUN 13, Cr 0.81, UA 4.9, Ca 9.0, IP **2.0**, TP 6.7, Alb 4.1, AST 33, ALT 40, ALP **964**, LDH 183, γ-GT 49, T.Bil 0.7, CRP 0.04
WBC 4,000, RBC 494万, Hb 15.9, Ht 46.1, Plt 15.9万
intact PTH 104（基準値10〜65），25（OH）D 39 ng/mL（7〜41），1.25（OH）$_2$D 43.5（20〜60），BAP 106.4 U/L（7.9〜29.0），尿中デオキシピリジノリン **10.0** nMBCE/mM・Cr（2.1〜5.4），Tmp/GFR（尿細管リン再吸収閾値）1.2 mg/dL（2.3〜4.3），%TRP 71 %（80〜94），その他の内分泌，血液ガス，尿検査，心電図に異常なし

胸部X線　多発肋骨骨折痕あり
骨シンチ　肋骨に多発する集積
DEXA　L2-4 BMD 0.691 g/cm^2（YAM 58%），左大腿骨 BMD 0.827 g/cm^2（YAM 88%）

入院後の経過

低リン血症にもかかわらず腎尿細管でのリン排泄が亢進し，相対的な活性型ビタミンD低値，骨代謝マーカー異常を呈していたことから，低リン血症性骨軟化症と考えられた．成人発症で骨軟化症の家族歴がないことから腫瘍性骨軟化症（TIO）を疑った．低リン血症でFGF23は85 pg/mL（10〜50）と抑制を認めず，TIOと診断した．
体表からの視診・触診では腫瘍の局在が不明であり，四肢からのFGF23静脈サンプリングを施行した．FGF23はいずれの部位でも基準値を超え高値であったが，複数回のサンプリングにおいて左大腿静脈での有意な濃度格差を認めたため，左下肢の腫瘍を推定した．
MRIを施行し，左膝下部皮下に長径2.0 cm程度の腫瘤を認め，同腫瘤を責任病変として局所麻酔下に切除した．
術直後にFGF23は17，翌朝には感度以下へと低下，術後約3週間で血清リン値は正常化し，疼痛などの臨床症状も劇的に改善した．組織診断はTIOに典型的なPMT-MCT（phosphaturic mesenchymal tumor, mixed connective tissue variant）であった．

■基礎疾患をもたない成人の病的骨折，骨粗鬆症の鑑別には，内分泌性（Cushing症候群や性腺異常，原発性副甲状腺機能亢進症など），薬剤性（糖質コルチコイド，抗けいれん薬，免疫抑制薬），骨髄疾患，尿細管性アシドーシス，重度の栄養障害，骨軟化症などがあげ

鈴木沙和子（福島県立医科大学腎臓高血圧内科）

られる．
■本症例は，内分泌性や薬剤性，骨髄性，腎性，栄養障害などの要因は認められず，低リン血症が認められることから，カルシウム・リン積が低下して骨石灰化障害を生じる骨軟化症と考えられた．骨軟化症の原因として，ビタミンD欠乏は体内のビタミンD充足状態を表す25（OH）Dが低値でないことから否定的であり，低リン血症性が考えられた．
■成人発症の低リン血症性骨軟化症は遺伝性と非遺伝性に大きく分けられ，非遺伝性の場合，代表的疾患に腫瘍性骨軟化症（TIO）がある．良性の間葉系腫瘍が分泌するリン利尿因子FGF23（fibroblast growth factor 23）によって低リン血症性骨軟化症を生じる疾患である．本症例は，非遺伝性の低リン血症性骨軟化症であり，低リン血症にもかかわらずFGF23高値を呈していたためTIOと考えられた．
■FGF23静脈サンプリングが腫瘍の局在推定の一助となった．腫瘍切除により血清リン値は速やかに正常化し，臨床症状も劇的に改善した．

● ステップアップのカギ

　TIOは腫瘍随伴症候群の一つであり，腫瘍が産生するFGF23により腎臓でのビタミンD活性化障害ならびにリン再吸収障害が起こり，低リン血症性骨軟化症をきたす疾患である．1959年に初めて報告され，2001年にTIOの惹起因子としてFGF23が発見されて以来，本疾患に対する認識が高まっており，その臨床的知見も飛躍的に蓄積されつつある．
　TIOはまれな疾患であるが，数か月から数年の経過で骨痛や骨折を繰り返し，著しくQOLを損ねるため，速やかな診断，治療が重要である．治療は外科的切除が根治療法である．そのため，腫瘍の局在診断が重要となるが，原因腫瘍は増殖速度の遅い間葉細胞から成る良性腫瘍で，小さな軟部腫瘍が多く，局在診断が困難であることも多い．原因腫瘍が特定できず根治療法が不可能であった場合には，ビタミンDとリン製剤の内服加療の継続が必要となる．腫瘍が摘出できれば劇的に臨床症状の改善が得られ，内服治療もまったく必要なく治癒する．
　局在診断にはオクトレオチドシンチグラフィ，FDG-PETによるfunctional imaging，MRI，CTによるanatomical imaging，FGF23静脈サンプリングが有用とされている．無作為に全身のMRIを行うことは範囲が広く有用性は低いとされており，わが国ではオクトレオチド核種の取り扱いがないことからFDG-PETが第一選択となる．
　本症例では四肢の末梢血静脈サンプリングをまず行い，有意な濃度格差を認めたことから腫瘍の局在範囲をより狭い範囲で検索することが可能であった．しかし，体幹部やより中枢側に腫瘍が存在した場合には診断が困難であった可能性があり，局在診断にはFDG-PETを第一に施行することが望ましい．

● 主治医からのコメント

　TIOは数か月から数年の経過で骨痛や骨折のために日常生活に支障をきたし，寝たきり状態になることもある疾患である．原因腫瘍の切除により治癒を望めるため，原因不明の多発骨折や骨痛では，本疾患を念頭におくことが重要である．スクリーニングには血清Ca，リン濃度，骨代謝マーカーなどを測定し，低リン血症が認められた場合には専門医での精査が必要である．
　診断にはFDG-PET，CTやMRIによる画像診断，FGF23の血中濃度測定が必要である．しかし，FGF23測定は保険収載されておらず，早期の検査体制の整備が望まれる．

● ここがPOINT　FGF23によるリン排泄亢進により低リン血症が発症しうることが近年明らかになった．

Case 39 神経性食思不振症の治療中に発生したRefeeding syndrome

Keyword リン　マグネシウム　カリウム　Refeeding syndrome　低栄養

症例

42歳，女性

主訴　意識障害

現病歴　アルコール依存症，神経性食思不振症があり通院中だった．5日前から連絡が取れなくなり，意識障害をきたしているところを発見され救急搬送となった．

身体所見　155 cm，38.0 kg，BMI 15.5，体温30.0℃，血圧50/20，脈35整，呼吸8回．頭部CT異常なし，心電図異常なし．

検査結果　Na 143，K 4.4，BUN 22，Cr 1.4，BS 160，IP **0.5**，Mg **1.9**，TP 4.2，Alb 3.2，CRP 1.8，WBC 2,200
動脈血液ガス分析（FiO_2 1.0）pH 6.51，PaO_2 40.5，$PaCO_2$ 58.0，HCO_3^- 4.3

入院後の経過　加温を行い，人工呼吸管理とし，輸液による蘇生を行った．晶質液2,000 mLの輸液を行っても低血圧が持続したため最大ドパミン20γ，ノルアドレナリン0.3γ，バソプレシン40 U/日の投与を行った（1γ＝1μg/kg/分）．K値は輸液により2.2まで低下したため，K値3.5以上を目標に補充し，リン酸二カリウム20 mEq/日持続投与，ビタミンB_1 500 mg/日の補充を行った．Alb値は蘇生に伴うAlb投与にもかかわらず2.3まで低下したが経静脈栄養は糖質500 kcal/日程度にとどめ，経腸栄養はあえて制限しビタミン剤，シンバイオティクス，水分投与のみを行った．

【入院3病日】　著明な肺水腫，胸水貯留，発熱，水様便をきたした．経皮心臓超音波検査による評価で駆出率は30％程度まで低下しており，冠血管領域に一致しない壁運動の低下を認め，たこつぼ型心筋症の診断となった．

【入院7病日】　抜管となった．意識は清明だが筋力低下が著しく経鼻胃管による栄養を少量から行い入院14病日に重症病棟退室となった．

■ Refeeding syndromeは重篤な低リン血症，そのほかに伴う臨床症状の総称とされる．診断基準はNICE（National Institute for Health and Clinical Excellence）によるガイドライン[1]を表に示す．

■臨床症状は多彩で，低リン酸血症，低カリウム血症，低マグネシウム血症，ビタミン・微量元素欠乏，容量負荷，浮腫が複雑に病態に関与する．蘇生や栄養を開始することで細胞代謝が亢進し，急激に電解質の細胞内への取り込みが進むことで症状が増悪する．栄養開始後1週以内で起こることが多い．

■心不全，呼吸不全，肺水腫，胸水貯留，筋収縮力低下，横紋筋融解，肝機能障害，下痢，腹痛，振戦，麻痺，せん妄，けいれん，脳症，動眼神経麻痺などをきたし，特にビタミンB_1欠乏のまま急激な栄養を行うとWernicke脳症をきたすことがある[2]．

■治療は対症療法が中心で急激な栄養を避け，消費熱量ぎりぎりでゆっくりと補正を心がける．特にビタミンB_1，電解質補正は栄養療法に先立って行われるべきである．

佐藤武揚（東北大学病院高度救命救急センター）

表　Refeeding syndrome の診断基準（NICE）

以下の項目を1つ以上満たす場合
① BMI ＜ 16.0
② 最近の 15％以上の体重減少
③ 10日以上の経口摂取不良
④ 治療前の低 K，P，Mg，ビタミン B_1 血症
または，以下の項目を2つ以上満たす場合
① BMI ＜ 18.5
② 最近の 10％以上の体重減少
③ アルコール依存既往
④ インスリン，利尿薬，化学療法などの薬物使用歴

ステップアップのカギ

Refeeding syndrome は典型的には強い低栄養状態でるいそうを認める神経性食思不振症に生じるが，アルコール依存や化学療法で下痢が遷延している場合など，潜在的に飢餓状態となっている場合でも起こりうるため現病歴に注意が必要である．

入院時検査所見では K，P，Mg などの数値に注意するが，これらは主に細胞内に局在する電解質であり，脱水が基礎にある場合には数値が高く出たり，血液中の濃度が細胞内の濃度を反映していないことがあるため，輸液を行いつつ数値の推移に注意する．

症状としては，栄養開始後5日前後で原因不明の高熱，けいれん，心不全，呼吸不全，肺水腫，胸水貯留，下痢などで現れることが多く，血管作動薬や利尿薬に対する反応性が不良で，感染症との鑑別が困難である．

心臓超音波検査からは壁運動低下，心機能低下がみられ，たこつぼ型心筋症と診断されることがある[3]．入院時の検査所見で低カリウム血症が軽度であっても蘇生後さらに低下が進行するような場合には特に注意が必要である．

主治医からのコメント

Refeeding syndrome のリスクとなるような病歴がある場合には初期栄養は最低限とし，まずは電解質補正とビタミン B_1 補充を心がける．

本症例では疑われる病歴，症状があり診断に至ったが，臨床上の特徴は栄養開始後数日経過した頃に突然の発熱，下痢，心不全，意識障害などで起こることで，ひとたび起こってしまうと感染症との判別が困難で，治療に反応しにくい．

もともとのるいそうに加え，大量の輸液療法が必要となることが多く，循環動態，呼吸機能の維持に難渋することが多いため，注意が必要である．

ここが POINT　るいそうの著明な患者では，細胞内外の電解質バランスを念頭においた治療が必要である．

◎文献
1) National Institute for Health and Clinical Excellence. Nutrition support in adults. Clinical guideline CG32. 2006.
2) Guidelines for the prevention and treatment of adult patients at risk of developing refeeding syndrome. National Health Service. 2008.
3) 松本充弘ほか．日集中医誌　2010；17：185-9.

Case 40 血清マグネシウムの改善とともに筋力回復をきたしたアルコールミオパチー

Keyword マグネシウム　カリウム　筋力低下　アルコール

症例

60歳，男性

- **主訴**　四肢麻痺
- **現病歴**　来院5日前から首の脱力を自覚していたが放置していた．来院当日は朝から四肢の脱力を生じ，起立困難となって倒れているところを，妻に発見された．救急車により近医に搬送され，意識清明であったが四肢麻痺を認めたため，当院転送となった．
- **処方**　カモスタットメシル酸塩600 mg 分3，トリアゾラム0.25 mg 眠前の処方を受けていた．
- **生活歴**　喫煙40本/日，飲酒5合/日×20年
- **身体所見**　165 cm，60 kg．意識清明．血圧138/86，脈87，呼吸21回．SpO_2 98（室内気）．胸腹部理学的所見に異常なし．神経学的には四肢近位筋に強い筋力低下を認めたが，感覚障害なし．腱反射減弱．
- **検査結果**　Na 145，K **2.1**，Cl 100，Mg **1.2**，AST 538，ALT 154，ALP 255，γ-GT 597，T. Bil 1.6，CK **17,757**
WBC 4,400，Hb 13.2，Plt 21.8万
動脈血液ガス分析（室内気）　pH 7.53，PaO_2 79.3，$PaCO_2$ 38.5，HCO_3^- 32.2，BE 9.2
- **入院後検査**　甲状腺機能，副腎機能に異常なし．
- **入院後の経過**　低カリウム血症，低マグネシウム血症に対し，ビタミンB_1・糖・KCl・$MgSO_4$を投与したところ，ブドウ糖負荷も同時に行ったためか，K値は1.7まで低下したがMg値は漸増した．しかし，麻痺は悪化せず，むしろ筋力は改善傾向を示した．その後，1日K投与量を増量して対応し，K，Mg値は正常化し，入院5病日に独歩退院となった．

■四肢麻痺の原因疾患には，脳幹・頸髄レベルでの血管障害，炎症，腫瘍，脱髄，外傷，骨・軟部組織障害，低カリウム血症，Guillain-Barré症候群，重症筋無力症，有機リン中毒やジスチグミン（ウブレチド®）の副作用によるコリンエステラーゼ低下などがある．脳幹レベルでの障害では意識障害を，頸髄レベルの障害では感覚障害を伴うことが一般的である．本症例では，意識障害はなく，感覚障害を伴わず，著明な低カリウム血症を認め，Kの正常化により四肢麻痺が消失したため，低カリウム血症に伴う四肢麻痺と判断した．
■低カリウム血症に伴う四肢麻痺では，周期性四肢麻痺として，甲状腺機能亢進症，高アルドステロン血症，尿細管性アシドーシス，Ca・K・Naチャネル異常などを鑑別にあげる．わが国では甲状腺機能亢進症に伴う周期性四肢麻痺の報告が多い．アルコール多飲でも低カリウム血症により四肢麻痺をきたすことがあるので問診は重要である．本症例では採血結果と生活歴によりアルコール多飲が低カリウム血症性四肢麻痺の原因と判断した．
■低カリウム血症症例に糖液を含む輸液を行うと，内因性インスリンの作用でさらにKが低下し，麻痺が悪化することがあり，注意が必要である．
■低カリウム血症はアルコール依存症で不整脈や筋力低下，横紋筋融解症をきたすことはよく知られている．

柳川洋一（順天堂大学医学部附属順天堂医院救急科）

ステップアップのカギ

　アルコール依存症では低カリウム血症を呈することが多い．Elisafらによると127人のアルコール依存症を対象と比較した場合，アルコール依存症例は平均血清K値が3.8 mmol/Lだったのに対し，対象例では4.6 mmol/Lと統計学的に有意に低値であったと報告している[1]．

　低カリウム血症が引き起こされる主な原因としては，共存することの多い低マグネシウム血症によりK排泄が尿と消化管から促進されることが考えられている．その他の理由としては，下痢に伴う消化管からの排泄促進，利尿薬の併用，アルコール離脱症状に伴う過換気から呼吸性アルカローシスや交感神経刺激から血清K値が減少することも考えられている．

　低マグネシウム血症は，腸管からの吸収不良，下痢，尿からの排泄増加などで生じうる．集中治療を要するさまざまな病態にも合併することがある．無症状のことも多いが，主な臨床症状は精神神経異常，筋力低下，重症不整脈を含む心電図異常を呈しうる．

　アルコール依存では，低マグネシウム血症になりやすい．この理由として，摂取量低下，アルコールによる直接作用としてのMg利尿，アルコール離脱時の呼吸性アルカローシス，合併した下痢によるMg排泄増大などが考えられている．血清Mgが低下している場合，K値も低下していることが多く，臨床的にはKの投与でそれに付随する臨床症状は改善すると考えられている．しかし，K補正に難渋したり，K値が正常化しても筋力低下の改善が認められず，共存していた低マグネシウム血症の補正により筋力低下が改善した報告もなされている[2]．動物実験ではアルコール投与により血清K値が低下し，筋肉の壊死が生じることは確認されているが，K投与を増量し，血清K値を正常化しても，筋肉壊死の出現は防止できず，アルコール投与に伴うミオパチーは低カリウム血症とは別の原因に起因するとする報告もある[3]．

主治医からのコメント

　慢性アルコール中毒に伴う低カリウム血症，低マグネシウム血症に伴った四肢麻痺の症例が，輸液により血清K値が改善しないにもかかわらず，血清Mg値の改善とともに麻痺の改善を認めた症例であった．
　アルコール依存症が筋力低下を示した場合，K値とともにMg値にも留意し，低値の場合，KとともにMgも補正することが望ましいと考えられる．

ここがPOINT

脱力の原因として低マグネシウム血症も鑑別すべきである．

◎文献
1）Elisaf M, et al. Drug Alcohol Rev 2002；21：73-6.
2）伊藤禎浩ほか．ホルモンと臨床 2006；54：202-5.
3）Haller RG, et al. Neurology 1984；34：529-32.

Case 41 頭部外傷後意識障害のために発見が遅れた致死的高マグネシウム血症

Keyword マグネシウム　薬剤性　意識障害　消化管機能不全

症例

■ 64歳，男性

■ **主訴**　不整脈，血圧低下

■ **現病歴**　1か月前から頭部外傷のため近医に入院していた．意識レベルはJCS 1〜2で推移していた．経過中に発症した胃潰瘍に対する抗潰瘍薬，抗けいれん薬，継続する便秘に対して酸化マグネシウム 1.5 g/日を1か月間服用していた．突然に腹痛を訴えた後，完全左脚ブロックと多発性心室性期外収縮などの不整脈，血圧低下をきたし，ノルアドレナリンを持続投与しながら当院へ救急搬送された．来院時に無脈性電気活動（PEA）となり心肺蘇生施行，脈拍触知可能となりICUへ入室した．

■ **既往歴**　糖尿病（食事療法のみ，腎障害なし）

■ **身体所見**　意識レベル：JCS 100，自発呼吸微弱，収縮期血圧 80，心拍数 60 の接合部調律，明らかな麻痺なし．

■ **検査結果**　Na 135, K 5.1, Cl 106, BUN 44, Cr 2.8, Ca 8.7, Mg 11, TP 3.8, Alb 1.9, AST 237, ALT 159, CK 1,639, CK-MB 53 U/L, トロポニンT陰性, CRP 16.2 WBC 20,700, Hb 10.4, Plt 26.2万 PT活性 49％（INR 1.82）, APTT 43.7
心電図　接合部調律，wide QRS.
心臓超音波　壁運動障害なし，右心系拡大なし．
頭部CT　新たな病変の出現なし．
腹部CT　腹腔内ガス像．

■ **入院後の経過**
直腸穿孔の疑いがあり緊急手術となった．術中所見より非閉塞性腸管虚血症（NOMI）と診断し，腸切除術と人工肛門造設術を施行した．また，一連の不整脈の原因は高マグネシウム血症と考え，グルコン酸カルシウム投与，利尿薬投与，グルコース-インスリン（GI）療法を並行して行ったところ，循環は安定した．帰室時の検査では，血清 Mg 7.4, BUN 42, Cr 2.1．
【入院2病日】血清 Mg 4.9, BUN 36, Cr 1.7．
【入院3病日】一般病棟に転棟．血清 Mg 3.2, BUN 30, Cr 1.0．

■ 本症例では重篤な腹部症状があり，重症感染症であったにもかかわらず徐脈を呈し，かつ血清 Mg 値が異常高値であったため，不整脈の原因は高マグネシウム血症と考えた．
■ 血清 Mg 濃度の基準値は，1.7〜2.6 mg/dL（1.2〜2.1 mEq/L）である．小腸から吸収され腎で排泄される．
■ 高マグネシウム血症の原因は，①排泄低下，②摂取量増加，③吸収亢進である．血清 Mg 値が高くなるほど症状は重篤になる．
■ 本症例における高マグネシウム血症の原因は，上記①〜③のすべてと考えた．
①排泄低下：腎機能障害の既往はなかったが，脱水，敗血症性ショックに伴う急性腎障害があった．
②摂取量増加：酸化マグネシウム 1.5 g/日を1か月間服用していた．
③吸収亢進：胃潰瘍の既往と腸管虚血による消化管運動障害が存在し，投与した酸化マグネシウムが停滞したと推測された．

以上のように，本症例は消化管運動障害がある状態で酸化マグネシウムを投与したことに

徐　民恵（名古屋市立大学大学院医学研究科麻酔・危機管理医学分野）

より吸収が亢進し，さらに全身状態悪化による急性腎障害のために排泄が低下して，高マグネシウム血症になったと考えられた．

■高マグネシウム血症の治療は，Mg に直接拮抗する Ca の投与，排泄促進のためのフロセミド投与，血清 Mg を細胞内へ移行促進させるための GI 療法である．腎からの排泄が期待できない場合には透析を行う．Mg の投与は中止する．

■本症例で投与された酸化マグネシウム 1.5 g/日は，Mg として 0.9 g/日である．添付文書上の最大投与量は酸化マグネシウム 2.0 g/日（Mg 1.2 g/日）である．しかし，効果が乏しいにもかかわらず投与を 1 か月間継続したことにより，運動が低下した消化管に Mg が停滞し，その結果吸収が亢進して相対的に過量投与となった可能性がある．

ステップアップのカギ

　血清 Mg 値異常は見逃されやすい．低栄養状態や静脈栄養施行時に欠乏しやすく，腎不全など電解質調節能の低下時には過剰になりやすい．

　高マグネシウム血症患者の半数以上は腎機能障害をもつ内科患者であるといわれている．しかし，実際に何らかの症状を呈するのは，血清 Mg 値が 3.9 mg/dL 以上になってからとされており，潜在的な高マグネシウム血症患者への注意が必要である．このような患者に Mg 製剤が投与されると，重篤な高マグネシウム血症となる．

　下剤には，Mg のような機械的下剤やセンノシド，ピコスルファートナトリウムのような刺激性下剤がある．Mg のような塩類下剤は，腸内で難吸収性の重炭酸塩または炭酸塩となり，高浸透圧により腸壁から水分が吸収されて内容物が軟らかくなり緩下作用を示す．臨床現場で Mg 製剤も頻用される．しかし，消化管運動障害のために停滞した消化管内 Mg が徐々に吸収され，高マグネシウム血症を生じる可能性がある．さらに，高マグネシウム血症は消化管運動を障害するため，高マグネシウム血症を悪化させる．

　このような悪循環に陥らないためには，Mg 製剤を安易に処方するのではなく，患者の状態を考慮して適量を投与する必要がある．

主治医からのコメント

　高マグネシウム血症がみられるのは，排泄が低下している透析患者や腎機能低下患者である．入院患者で医原性の高マグネシウム血症をきたすことはほとんどない．

　Mg 製剤を投与されている患者は多いが，Mg 値に注意する医師は少ないかもしれない．本症例でも不整脈などが出現するまで血清 Mg 値の測定はされていなかった．高マグネシウム血症に気がつかなかった原因としては，頭部外傷による意識障害と胃潰瘍による消化器症状が，初期の高マグネシウム血症の症状をマスクしたためと考える．

　腎機能障害，意識障害，消化管機能障害のある症例に対して Mg 製剤を投与する際は，血清 Mg 濃度をモニタリングするなど，特に注意する．

ここが POINT

原因不明の高マグネシウム血症では，詳細な病歴聴取が必要である．

Case 42 多呼吸, 意識障害, 著明なアシドーシスを認めた乳児

Keyword 多呼吸　意識障害　アシドーシス　高血糖　ケトン

症例

10か月, 女児

■**主訴**　多呼吸, 意識障害

■**現病歴**　当院受診の3日前から「何となく元気がない」様子だった. 翌日, 翌々日にかけて微熱, 食欲低下を認め, 徐々に「呼吸がゼイゼイ」し, 近医で気管支炎として治療を受けていた. 入院当日は朝から活気がなく傾眠傾向があり,「呼吸が苦しそうだった」ため午後になって他院を受診, 気管支喘息大発作を疑われて当院を紹介され緊急入院となる (「」内は母親の訴えを示す).

■**身体所見**　75 cm, 8.3 kg, 体温 38.0 ℃, 心拍数 172, 呼吸 60回, 血圧 84/44. 意識レベル：GCS E1V1M1. SpO_2 98 (室内気) 努力呼吸および著明な陥没呼吸を認める. 口腔内の著明な乾燥あり. 呼吸音清. 心音純. 腹部平坦・軟. 四肢浮腫なし. 皮疹なし. 皮膚ツルゴール低下あり. 病的反射なし.

■**検査結果**　尿糖 (4+), 尿ケトン (4+)

Na 135, K 5.1, Cl 101, BUN 16.5, Cr 0.2, UA 9.7, BS **581**, HbA1c (NGSP) **11.7**, Ca 11.7, TP 7.3, AST 34, ALT 25, LDH 434, Cペプチド **<0.1** ng/mL, CRP <0.2 WBC 34,200, Hb 13.6, Ht 42, Plt 45.3万 動脈血液ガス分析　pH **6.77**, $PaCO_2$ 24.8, HCO_3^- **3.6**, BE **-31.0**, AG **30.4** 頭部CT検査では異常所見を認めない.

■**入院後の経過**

気道確保, モニター装着を行い, 生理食塩水にて輸液を開始した. 検査結果より糖尿病ケトアシドーシス (DKA) と考え, インスリン持続静注を0.05 U/kg/時で開始した. その後は1時間ごとに検査を行い, インスリンの投与速度と輸液中のK濃度を調整した.

【入院3病日】開眼や啼泣を認め, 哺乳を再開した.
【入院5病日】インスリン投与を皮下注射に切り替え, 経過良好であった.
【入院9病日】自宅近くの病院に転院した.

■来院時は全身状態不良, 深昏睡の状態であり, 数日の間に急激に悪化している経過であった. 乳児期に多呼吸・意識障害を伴う全身状態の悪化を認めた場合は, 呼吸器感染症や気管支喘息による呼吸不全, もしくは脳症や重症感染症の頻度が高い. これらの場合は呼吸音の異常や酸素飽和度の低下を伴うことが多いが, 本症例の場合は深く大きく呼吸をする多呼吸 (Kussmaul呼吸) を認め, 呼吸音は正常であり, 呼気延長や酸素化不良を認めなかった. 血液ガス分析でアニオンギャップ (AG) の上昇を伴う代謝性アシドーシスを確認し, 先天代謝異常症のアシドーシス発作もしくはDKAと考えた.

■血液検査にて著明な高血糖を認めたこと, 尿ケトン強陽性であったことよりDKAを強く疑い, インスリン投与の準備を始めるとともにHbA1c測定用の検体を提出した. 病歴を再確認したところ, 2か月ほど前から哺乳量の増加とおむつ交換頻度の増加, つまり多飲多尿があったことが判明した. 明らかに水分を渇望するようになったが, 夏期であったため家族はこのことを異常ととらえていなかった. また, この頃の体重が 10 kg であったことから, 著明な体重減少 (-17%) をきたしていることもわかった. 多飲多尿および著明な体重減少はともに糖尿病の経過中に認められる特徴的な症状であり, HbA1c 11.7%

藤本陽子, 池田裕一, 磯山恵一 (昭和大学藤が丘病院小児科)

との結果からDKAと診断した．

■本症例では自己抗体の明らかな上昇を認めなかった．糖尿病の家族歴がなく，1型糖尿病の典型的な経過をたどったことやインスリンが枯渇していることから特発性の1型糖尿病と考えられた．

ステップアップのカギ

1型糖尿病は膵β細胞が破壊され，徐々にインスリン分泌能の低下をきたす疾患である．インスリンは血液中のブドウ糖を体細胞内に取り込む際に必要なホルモンであるため，インスリン不足は血糖値上昇と同時に体細胞のエネルギー不足をもたらす．インスリン分泌能の低下に伴い，以下の①〜③の順序で症状が進行するが，この間2か月ほどかかるのが典型的な経過である．

① 病初期は食後高血糖を呈するのみであるが，高血糖のあるときには多飲多尿となる．これは血漿浸透圧上昇により口渇が出現することと，浸透圧利尿により腎尿細管における水の再吸収が減少することに起因する．

② インスリン分泌能の低下が進むと，常に高血糖となり尿量増加が著しくなる．また，体細胞のエネルギー不足に起因する体重増加不良や体重減少，易疲労が出現する．

③ インスリンがまったく分泌されない状態に陥ると，体細胞はブドウ糖を取り込むことができないため，脂肪酸を利用したエネルギー産生（β酸化）が行われる．その結果ケトン体が多量に生成されて血中に放出される．ケトン体は酸性物質であるためアシドーシスをきたし，呼吸性代償としての多呼吸（Kussmaul呼吸）が出現する．

本症例ではこのような典型的な経過をたどったと考えられる．

治療に関する注意点として，小児のDKAでは脳浮腫発生のリスク因子である炭酸水素ナトリウムの投与は，基本的に行うべきでない．DKAの治療中に脳浮腫が出現すると予後不良であり，予防および早期治療が重要である．脳浮腫が起こる機序は明らかではないが，過剰な輸液や輸液開始後1時間以内のインスリン投与などもリスク因子となっている．本症例は，炭酸水素ナトリウムを使用せずにアシドーシスが改善し，脳浮腫や後遺症なく予後良好であった．

主治医からのコメント

1型糖尿病は，健診や学校検尿で発見される場合を除くと，早期発見が難しい疾患である．特に乳幼児は検尿が煩雑で行いにくく，多飲多尿や易疲労などの初期症状にも気づかれにくいため，重症化してから発見される割合が高い．

本症例の「呼吸がゼイゼイしてきた」という訴えは，呼吸器感染症や気管支喘息などの呼吸器疾患に起因するものではなく，多呼吸（Kussmaul呼吸）の出現をゼイゼイしているととらえたものであった．幼少期の糖尿病は頻度の高い疾患ではないため鑑別に上がりにくいが，呼吸音が正常な多呼吸ではDKAを含めたアシドーシスをきたす疾患を疑うべきであることを再認識させる症例である．

ここがPOINT

成人では典型例であっても，自覚症状がはっきりしない乳幼児では隠れた電解質異常に注意する．

Case 43 ステロイド服用中にソフトドリンクケトーシスを発症した高齢者

Keyword 糖尿病　ステロイド　ソフトドリンクケトーシス

症例

■ 64歳，男性

■ **主訴**　全身倦怠感，頻呼吸

■ **現病歴**　6年前に右腎癌・肺転移のため，右腎摘出術を施行し，術後化学療法を開始．7か月前に，エベロリムスによる薬剤性肺炎を発症し，ステロイド療法（パルス療法および経口プレドニゾロン60 mg/日）を行った．ステロイド開始後に二次性糖尿病を発症．HbA1c（NGSP）は一時，9％台にまで上昇したが，ステロイド減量ならびに食事療法にて，HbA1cは7％台にまで改善した．1か月前から食欲不振が出現，清涼飲料水と果物の摂取量が増加していた．全身倦怠感とともに，頻呼吸が出現し，当院救急部を受診．血糖 718 と著明な高値を認め，入院となった．

■ **処方**　プレドニゾロン 8 mg，レボチロキシン 75 μg，ベザフィブラート 400 mg，ファモチジン 20 mg

■ **身体所見**　血圧 112/78，脈 124 整，呼吸 30 回．口腔内乾燥あり．胸部心雑音なし．肺音清．腹部異常所見なし．皮膚乾燥あり．

■ **検査結果**　尿糖（4＋），尿ケトン（2＋）
Na 132，K 5.9，Cl 89，BUN 36，Cr 1.4，BS 664，HbA1c（NGSP）14.1，補正 Ca 8.9，IP 7.2，グリコアルブミン 43.3 %，3-ヒドロキシ酪酸 14,300 μmol/L，抗GAD抗体＜ 0.4 U/mL
WBC 13,400，Hb 13.2，Ht 40.3，Plt 22.7万
動脈血液ガス分析　pH **7.17**，PaO_2 103，$PaCO_2$ **8.1**，HCO_3^- **2.8**，BE －**25.5**

■ **入院後の経過**

脱水所見およびKussmaul呼吸を認めており，アニオンギャップ（AG）上昇を伴う著明な代謝性アシドーシスを呈していた．高血糖とともに尿中および血中ケトン体の高値を認めた．ステロイドによる二次性糖尿病を背景として，清涼飲料水および果物の過剰摂取が誘因となった糖尿病ケトアシドーシスと診断した．生理食塩水による輸液とインスリンの静脈投与（約 0.2 単位/kg）ならびに持続点滴（約 0.1 単位/kg/時）を開始した．1時間後の血糖は 585 と改善傾向を認め，同量でインスリンを継続した．5時間後には血糖は 206 となり，動脈血液ガス分析でもpH 7.37，$PaCO_2$ 18.1，HCO_3^- 10.3 へと改善傾向を認めた．血清Kが 4.6 まで低下したため，輸液の一部を3号液に変更し治療を継続した．翌日昼には，代謝性アシドーシスも軽快し，摂食も可能となったため，インスリンの持続点滴を終了した．経過中に低リン血症（1.7 mEq/L）が出現したため，リン酸ナトリウム（20 mEq/日）による補充を開始し，改善を認めた．

■ 糖尿病が極端に悪化し，著しい高血糖を認める急性合併症として，糖尿病ケトアシドーシス（DKA）や高血糖高浸透圧昏睡（HONK）があり，両者とも時に昏睡状態となりうる．DKAは1型糖尿病の症例で多くみられ，内因性のインスリン作用の極度の欠乏により，高血糖とともに肝でのケトン体の過剰産生に伴う代謝性ケトアシドーシスを生じる．近年では，糖質を多く含む清涼飲料水の大量摂取によるケトーシスやケトアシドーシスの報告が相次いでなされ，「ソフトドリンクケトーシス」「ペットボトル症候群」と呼ばれ注目されている．

■ ソフトドリンクケトーシスでは，糖質を大量に摂取することで glucose toxicity（糖毒

北島信治（金沢大学附属病院腎臓内科）

性：高血糖自体がインスリン分泌不全，インスリン抵抗性を増悪させること）により高血糖が助長される．その悪循環により，ケトーシス，ケトアシドーシスをきたすと想定されている．
■治療はDKAの治療に準じて行う[1]．基本は輸液とインスリン投与による脱水，高血糖，アシドーシス，電解質異常の正常化である．
■水分欠乏量は体重の5～10％程度とされ，心不全がなければ，最初の2～3時間で生理食塩水（0.9％NaCl）にて2～3L（500～1,000 mL/時）の水分補給を行う．血清Naが上昇している場合は，1/2生理食塩水（0.45％NaCl）を選択する．その後は速度を半分にして，脱水の状態や尿量をみながら調整を行う．
■インスリンは，速効型インスリンをボーラスで静脈投与（0.1～0.2単位/kg）し，持続静注で速効型インスリンを継続投与（0.1～0.2単位/kg/時）する．最初の1時間で血糖の低下がみられない場合は，倍量のインスリンをボーラス投与し，持続投与量も倍量に増量する．血糖値が200 mg/dL程度にまで改善したら，5～10％ブドウ糖輸液を開始するとともにインスリン持続投与量を減量し，血糖値150～200 mg/dL程度を目標とする．

●ステップアップのカギ●●●●●●●●

DKAでは電解質異常も合併頻度が高く，治療過程においても種々の電解質の変動が認められる．インスリン作用によりKとPは細胞内へ流入し低下する．血清K値が5 mEq/L以下となった場合は輸液にて10～20 mEq/時程度のK補充を行う必要がある．さらに，血清K値が3.5 mEq/L以下になるようであれば，K補充を20～30 mEq/時程度に増量する．

また，血清P値に関しても治療経過で低下する可能性があり，心筋や呼吸筋，骨格筋などの筋力低下や貧血の原因となりうる．血清P値が2 mEq/L以下になった場合には，20 mEq/日程度の割合でリン酸カリウムなどを補充する．

一方，重炭酸の補充に関しては，通常pH 7以上であれば行わない．重炭酸の補充により生じるHCO_3^-とCO_2で血液脳関門の通過性に差があり，中枢神経のアシドーシスを悪化させる可能性を有するためである．ただし，pH 7.0未満の場合には，HCO_3^- 50～100 mEq程度を30分以上かけて投与する．

本症例はステロイド内服が発症および増悪因子になったと考えられる．ステロイド服用例の約5～25％が糖尿病になるとされ，その多くはステロイド開始後1年以内に発症する．糖質ステロイド作用による耐糖能障害の機序はインスリン抵抗性とインスリン分泌不全の両因子の関与が推察されている．治療の基本は，食事療法と運動療法，薬物療法であるが，血糖の日内変動パターンが2型糖尿病の場合と異なることを考慮しなければならない．ステロイドによる血糖上昇は，投与後2～3時間からで，投与後5～8時間で血糖値が最高値に達するといわれている．したがって，ステロイド投与開始後の耐糖能異常を早期に見つけるためには，空腹時血糖ではなく，食後の血糖測定，あるいは1,5-アンヒドログルシトール，グリコアルブミンなどの短期的指標を定期的に測定することが重要と考えられる．

主治医からのコメント

本症例ではステロイド内服中に清涼飲料水の大量摂取が増悪因子となりDKAを発症した．ソフトドリンクケトーシスは自動販売機やペットボトルの普及に伴い，近年になり多数報告されてきている．若年者の報告例が多いが，清涼飲料水を多飲するという近年の食生活の変化は，中高年者にも及んでおり，きめ細やかな食事・生活指導の重要性を再認識した症例であった．

ここがPOINT
ケトアシドーシスの治療においては付随する電解質の変化に注意が必要である．

◎文献
1) Kitabchi AE, et al. Diabetes Care 2006；29：2739-48.

Case 44 頭蓋咽頭腫術後に生じたソフトドリンクケトーシス

Keyword 頭蓋咽頭腫　ケトーシス　糖尿病　肥満

症例

45歳，男性

主訴　意識障害

現病歴　視野障害を主訴に発見された頭蓋咽頭腫に対して，開頭腫瘍摘出術とガンマナイフ療法が施行され，その後外来通院中であった．下垂体機能は廃絶しており，ヒドロコルチゾン，レボチロキシン，デスモプレシンの投与が行われていた．生活は自立できていたが，社会復帰には至っていなかった．数日前から，呼びかけに対する反応が遅くなったことに家族は気づいていた．リハビリのために訪れていた医院で，徐々に反応が鈍くなったため，当院に救急搬送された．

家族歴　特記事項なし．

処方　ヒドロコルチゾン 15 mg，レボチロキシンナトリウム 75μg，カンデサルタン シレキセチル 8 mg，メコバラミン 1,500μg，アロプリノール 50 mg，プレガバリンカプセル 150 mg，デスモプレシン・スプレー 2.5μg 1日2噴霧

身体所見　168.6 cm，105.8 kg（BMI **37.2**，IBW 62.5），血圧 102/56，脈 80 整，体温 37.2℃，意識レベル：JCS 1．胸部心雑音なし．肺野清明．腹部血管雑音なし．
皮膚ツルゴールの低下，腋窩・口腔内乾燥あり．アセトン臭は認めず．

検査結果　Na 142，K **5.3**，Cl 109，BUN 21.9，Cr 1.2，UA 9.7，BS **741**，HbA1c（NGSP）**12.8**，Ca 9.1（補正値 9.5），Alb 3.5，AST 61，ALT 69
コルチゾール 7.5，FT_3 1.9，FT_4 1.26，推定血漿浸透圧 **344**
ケトン体分画　アセト酢酸 **243**μmol/L（13〜69），3-ヒドロキシ酪酸 **897**μmol/L（0〜76）
WBC 5,480（好酸球 1.8%），RBC 469万，Hb 13.8，Ht 42.2，Plt 11.9
動脈血液ガス検査（酸素 3L 投与下）　pH 7.36，$PaCO_2$ 39.8，PaO_2 130，HCO_3^- 21.9，sBE **−2.7**，Lac 1.2
心機能検査　LVEF 79.4%，LVmass 178.3g，IVC **5** mm
頭部 CT　頭蓋内に急性期異常所見なし．
眼科検査　前眼部，眼底に糖尿病性の変化なし．
来院時検査所見にて，高血糖，軽度高カリウム血症，ケトン体の増加は認めるが，血清 Na は正常で，推定浸透圧は 344 と軽度上昇にとどまり，アシドーシスも認めないことから，ケトーシスであると考えられた．

入院後の経過
心機能評価後，補液およびインスリン療法を開始した．高血糖高浸透圧症候群（HHS）に準じて，生理食塩水を最初の2時間で2L輸液した．推定脱水量は体重の10〜15%（約10〜15L）と考えたが，脱水所見に乏しいため，その後の48時間は100 mL/時程度の輸液量とした．インスリンに関しては，5U/時の持続点滴を開始し，時間あたり100 mg/dL前後の血糖低下を目標に投与量の調節を行った．
血糖が 200 mg/dL 台に低下した後は，生理食塩水をブドウ糖に変更した．その際，インスリンによる低カリウム血症を補正するため，頻回に血清K測定を行った．
経口摂取可能となった時点から，インスリンを皮下注に変更した．皮下注開始後は，糖毒性の改善もありインスリン量は減量できたが，現在でもインスリンからの離脱には至っていない．

藤尾信吾，有田和徳（鹿児島大学大学院医歯学総合研究科脳神経外科学），有村　洋（同糖尿病・内分泌内科学）

■第3脳室内まで突出する巨大頭蓋咽頭腫の患者で，手術にて腫瘍は亜全摘し，その後ガンマナイフ治療を施行した．汎下垂体機能低下症に対して，ホルモン補充を行いながら，外来フォロー中であった．

■本症例は，1年前から食前血糖 130 mg/dL，HbA1c（NGSP）7.3 %と，耐糖能異常を認めていたが，自覚に乏しく，清涼飲料水を毎日 500 ～ 1,000 mL 程度摂取していた．糖分の過剰摂取に加え，頭蓋咽頭腫による口渇中枢の障害から脱水に陥り，ケトーシスに至ったと考えられた．

■頭蓋咽頭腫術後の患者であり，意識障害の原因として，糖質コルチコイド不足である副腎クリーゼを疑いがちであるが，併存疾患を有する患者では，他の誘因の検索も重要であると考えられる．

■成長ホルモン（GH）分泌不全症の合併も肥満の一因となりうる．過度の肥満がインスリン抵抗性を助長し，インスリン離脱が困難となっているものと思われる．

■高血糖により意識障害を生じる病態として，糖尿病ケトアシドーシス（DKA），高血糖高浸透圧症候群（HHS）が知られている．高血糖の加療には大量輸液を必要とするため，心不全に注意が必要である．また，急速な血糖補正は，脳浮腫や低カリウム血症を生じる可能性があることも忘れてはならない．

ステップアップのカギ

頭蓋咽頭腫は，胎生期の頭蓋咽頭管の遺残である Rathke 嚢に由来する先天性腫瘍であり，原発性脳腫瘍の 2 ～ 5 %を占める．全年齢で発生するが，15 歳未満の小児期と 40 ～ 50 歳代に発生のピークがある．下垂体茎を中心に発生し，視床下部に密接して増殖することから，多くの患者が下垂体機能低下症，視床下部障害を合併する．手術の難易度は高く，あえて全摘出にこだわらず，放射線治療を追加することもある．発生母地である下垂体茎を温存するべきか否かについては意見が分かれるところであるが，特に小児例では，残存腫瘍に対する放射線照射に制限があり，再発のリスクを抑えるために，下垂体茎も含めた摘出を余儀なくされることも多い．

下垂体機能障害，視床下部障害の結果，頭蓋咽頭腫患者の約 7 割が肥満体と報告されている[1]．また，インスリン抵抗性も助長され，糖尿病の合併頻度も高い．術後に活動性が低下した場合には，若年者でも HHS に至ることがある[2]．

本症例は，尿崩症を合併し，デスモプレシンの投与を受けていた．通常，尿崩症を合併しても，口渇中枢が維持されていれば脱水に至ることはないが，視床下部の口渇中枢が障害されると，飲水量が不足し脱水に陥る．本症例は，もともと水分の出納バランスが崩れていたなかで，軽度の意識障害が出現したことにより，脱水が助長された可能性がある．発熱時，食欲不振時など，身体の恒常性を維持することが難しい場合は早期に受診するよう，患者へ説明しておくことが肝要である．

主治医からのコメント

頭蓋咽頭腫などの間脳下垂体腫瘍の患者のなかには，本症例のように耐糖能異常を合併する例を散見する．耐糖能の評価は継続的に行い，患者への注意喚起が必要である．

GH 分泌不全症も肥満の一因となりうる．代謝障害の改善には GH の補充が有効であるが，GH には細胞増殖作用があり，再発率の高い頭蓋咽頭腫への適応は慎重を期す必要がある．

ここが POINT

ホルモン補充療法中の意識障害では，電解質異常の幅広い精査が必要である．

◎文献
1）Crowley RK, et al. Clin Endocrinol 2010 ; 73 : 516-21.
2）Tsai WT, et al. Neuro Endocrinol Lett 2011 ; 32 : 627-30.

Case 45 腹痛と呼吸苦を主訴とする アルコール依存症

Keyword アルコール依存症　AG開大型代謝性アシドーシス　AKA

症例

53歳，男性

現病歴　受診3日前までは症状なく日常生活をしていた．受診当日，勤務先を無断欠勤していたため，会社の同僚が自宅に様子を見に行き腹痛，呼吸苦でのた打ち回っているところを発見し，救急搬送．

既往歴　高血圧，アルコール依存症
処方　なし．
身体所見　意識レベル：JCS 1．血圧 140/84，心拍数 140，Af．SpO$_2$ 100％（室内気），呼吸数30回以上，深大呼吸．体温 36.0℃．頭頸部異常なし．肺音整，心音不整で雑音なし．腹部軽度膨満，蠕動音軽度低下，圧痛軽度，反跳痛なし，浮腫なし．神経学的検査：四肢可動性・筋力問題なし．深部腱反射：上腕二頭筋・三頭筋・膝蓋腱・アキレス腱亢進．

検査結果　尿ケトン (2+)，尿AMY 530 U/L
Na 140, K 4.5, Cl 89, BUN 18.4, Cr **2.9**, BS **41**, Ca 8.5, IP 3.3, TP 6.9, Alb 3.7, AST **704**, ALT 73, ALP 543, LDH 570, γ-GT 690,
T.Bil 0.93, CK 224, AMY 149 U/L, CRP 0.2
WBC 20,930, Hb 10.2, Ht 40.3, Plt 34.5万
動脈血液ガス分析　pH **6.86**, PaO$_2$ 140, PaCO$_2$ **10**, HCO$_3^-$ **1.7**, BE **－29**, Lac **27**
腹部X線　特記すべき所見なし．
腹部CT　肝腫大，極度の脂肪肝．造影CTでは腸管虚血の所見 (−)，膵腫大 (−)，腹水 (−)．

入院後の経過

【入院当日】ビタミンB$_1$投与後に外液輸液，5％ブドウ糖液輸液，血糖管理，電解質補正を開始した．

【入院翌日】腹痛や呼吸苦は消失し，血液ガス分析で pH 7.45, PaCO$_2$ 27, PaO$_2$ 110, HCO$_3^-$ 20, Lac 1.8 まで改善した．後日，入院当日の血液検査におけるアセト酢酸(ACAC)，β-ヒドロキシ酪酸(3-OHBA)の上昇を認め，アルコール性ケトアシドーシス(AKA)に矛盾しなかった．

【入院7病日】アルコール依存症専門施設に転院した．

■突然発症の腹痛と高度の代謝性アシドーシスを有する患者の診断としては，急性膵炎，動脈血栓塞栓症，絞扼性イレウス，敗血症のほかに AKA も鑑別に入れる．

■AKA に診断基準はなく，①典型的な病歴，②症状の原因になりうる器質的疾患の除外，③アニオンギャップ(AG)開大型代謝性アシドーシスを説明しうる他の疾患を除外することで，臨床的に診断する．

■AKA の特徴としては，①嘔気・嘔吐，腹痛が大半の患者に認められ，腹痛については，症状の割に局所症状がないことが特徴的．②アルコール多飲中よりもアルコール量が急激に減少してきたときに発症することが多いことなどがあげられる（表）[1]．

■本症例における異常検査所見は，血液ガス分析上の著明な AG 開大型代謝性アシドーシス，血液検査上の肝機能障害，尿ケトン体陽性と CT 検査の脂肪肝であった．CT 検査で腹痛になりうる器質的疾患は否定的，身体所見上も腹膜炎を示唆する所見を認めなかったことと病歴から AKA を疑い，AKA を念頭においた治療を開始した．

小畠久和（徳島大学病院救急集中治療部）

■ AKA の治療方針としては，大量輸液，ビタミン B_1 投与，糖液投与，血糖コントロール，電解質補正であり，本症例も 24 時間以内にアシデミアは改善を認めた．
■ ビタミン B_1 の投与は，Wernicke 脳症や Korsakov 症候群の予防のために糖液投与前に行うべきである．
■ 電解質（P，Mg，K）は，来院時正常値であったとしても治療過程で低下を認めるため，適宜検査を行い補正する必要がある．

表　アルコール性ケトアシドーシス（AKA）の特徴

患者背景	・慢性アルコール中毒，直近まで多飲 ・重度の悪心，嘔吐，腹痛で飲酒を中断 ・同様のエピソードを繰り返す
臨床症状	・頻脈，低血圧，呼吸数増加 ・局所所見がない腹部圧痛 ・アシドーシスの割に意識変容がない
生化学検査上の特徴	・AG 開大型代謝性アシドーシス ・血糖値は低〜正常値 ・BUN，Cr は軽〜中等度上昇 ・乳酸値のみで AG 上昇の説明がつかない ・血中アルコール濃度は低値〜陰性 ・尿ケトン陽性のときが多い

（McGuire LC, et al. Emerg Med J 2006[1]）より）

ステップアップのカギ

慢性的なアルコール摂取により肝ミトコンドリア内で NADH が蓄積して NADH/NAD 比が上昇することが AKA を惹起する原因と考えられている．エタノールの代謝に伴うアセチル CoA 産生のほかに，慢性脱水や飢餓状態による糖質不足により惹起されるホルモン異常（インスリン↓，コルチゾール↑，グルカゴン↑，カテコールアミン↑，成長ホルモン↑）により遊離脂肪酸からの β 酸化の亢進を認めるため，結果としてアセチル CoA がさらに過剰状態になるが，NADH/NAD 比が上昇しているときには TCA 回路は抑制されており，アセチル CoA からケトン体である ACAC への代謝が起こる．ACAC から 3-OHBA への代謝も亢進し，その結果 3-OHBA/ACAC 比も上昇する．

生化学検査上の特徴に尿ケトン陽性のことが多いとあるが，ケト基をもつ ACAC のメチル基がアルカリ下で活性メチレン基になりニトロプルシドナトリウムと反応して化合物を形成し陽性となるのに対し，3-OHBA はケト基がないため，メチル基が活性メチレン基にならず反応しない．よって 3-OHBA/ACAC 比の著しい上昇時には尿ケトン体は陰性となる．

そのため，血中ケトン体値は AKA の診断においては有用であり，AG 開大型代謝性アシドーシスを有し，病歴や検査上で AKA が疑わしい症例においては測定すべきである．

主治医からのコメント

アルコール依存症の患者における腹痛，呼吸苦の原因として AKA を認識するべきである．
AKA には診断基準がないため，病歴，症状，検査所見から AKA が疑わしい場合は，それを念頭においた治療を開始することが望ましい．ただし，鑑別疾患にあがる病態は重篤なものが多いため，鑑別疾患を把握し，各疾患を除外したうえで治療を継続すべきである．
通常 AKA は 24 時間以内に症状の軽快を認めるが，経過中に不整脈などの致死的な合併症を認める場合や死亡例もあるので注意を要する．

ここがPOINT
急性腹症でも電解質異常に注意する．

◎文献
1) McGuire LC, et al. Emerg Med J 2006；23：417-20.

Case 46 羞明と電解質異常を呈した急性腎障害

Keyword 全身倦怠感　微熱　ぶどう膜炎　急性腎障害　代謝性アシドーシス　電解質異常

症例

32歳, 女性

- **主訴** 全身倦怠感, 微熱, 腎機能障害
- **既往歴** 昨年（第3子出産時）まで異常を指摘されたことはない.
- **現病歴** 約2週間, 食欲低下と吐き気があり, 38℃の発熱が3日間続いた. 市販の感冒薬を内服し解熱したが, 吐き気が持続するため近医を受診した. 採血で貧血と腎機能障害, 軽度の炎症反応を認めた. 約1か月半にわたり全身倦怠感, 食欲低下, 微熱が持続し, 検尿異常, 貧血, 炎症反応, 腎機能障害を認めるため紹介入院となる.
- **身体所見** 160 cm, 54.7 kg（ここ1か月で5 kg体重減少あり）, 血圧120/62, 脈112, 体温37.6℃. 眼球結膜に黄染, 充血なし, 眼瞼結膜に貧血あり. 胸部・腹部に異常なし. 腰背部叩打痛あり. 顔面・四肢に浮腫なし. リンパ節触知せず. 皮膚・関節に異常所見なし. 神経学的に異常所見なし.
- **検査結果** （早朝尿） 尿比重1.019, 尿pH 6.5, 尿蛋白（3+）, 尿糖（+）, 尿潜血（±）, 白血球30～40/HPF, 硝子円柱1～/全視野, 上皮円柱1～/全視野, 顆粒円柱1～/全視野
Na 138, K 3.2, Cl 105, BUN 25.9, Cr 3.4, UA 2.86, FBS 78, Ca 9.7, IP 2.8, TP 8.7, Alb 4.2, γ-G 25.8%, CRP 2.5, IgG 2,524, IgA 408, IgM 120, WBC 10,900, Hb 9.3, Ht 29.7, Plt 43.7万
動脈血液ガス分析　pH 7.38, HCO_3^- 19.4, AG 12

- **入院後検査** 腹部超音波検査にて水腎症なし, 腎腫大を認める. 尿蛋白1.7 g/日, 汎アミノ酸尿（+）, 尿中好酸球（−）, 尿NAG 13.2, 尿$β_2$MG 83,462

入院後の経過

- 【入院翌日】原因精査のため腎生検施行.
- 【入院3病日】眼痛, 羞明, 眼球結膜充血が出現, 眼科でぶどう膜炎と診断.
- 【入院8病日】腎生検の結果, 急性尿細管間質性腎炎と診断. 腎生検の所見では, びまん性に中等度の炎症細胞浸潤と間質浮腫, 間質線維化を認め, 尿細管萎縮と尿細管炎を呈していた. 腎生検所見と合わせ, ぶどう膜炎を伴う急性尿細管間質性腎炎（TINU）と診断し, ステロイド治療開始.
- 【入院16病日】ガリウムシンチ（図）で腎と眼に異常集積を確認. ステロイド治療開始後, 検尿, 腎機能, 眼症状は軽快し退院. 眼圧上昇には点眼治療が開始された.

■全身倦怠感, 食欲低下, 微熱, 体重減少, 炎症反応, 貧血, 高γグロブリン血症などの全身症状があるため, 血管炎や膠原病などの全身性疾患の可能性を考える. 本症例は抗核抗体やPR3-ANCA, MPO-ANCA, 抗GBM抗体は陰性, 甲状腺機能は正常であり膠原病, 血管炎, 甲状腺疾患は除外した.

■腎機能障害の発症は急性発症と慢性発症があり, 急性発症では症状が目立つ. 本症例では検尿異常や腎機能障害の既往がなく, 急性腎障害の経過を考える.

■本症例の腎機能は血清Cr 3.4 mg/dL, 24時間Ccr 16 mL/分と低下していた. 貧血が目立ち, 低K, 低P, 低尿酸, 低Na傾向がある. 腎性尿糖, アミノ酸尿, 高クロール性代

小池清美, 深水　圭, 奥田誠也（久留米大学医学部内科学講座腎臓内科部門）

謝性アシドーシスに加え，尿中 NAG，尿中 β_2MG，尿アニオンギャップ 21.4，TTKG 6.2，FE_K 43.7 %，尿細管リン再吸収率（%TRP）55，FE_P 45.4 %，FE_{UA} 72.6 %，FE_{Na} 2.3 %，FE_{Ca} 2.2 % と尿細管機能異常を認め，Fanconi 症候群（近位尿細管障害）を考えた．また，アニオンギャップ正常の代謝性アシドーシスにもかかわらず尿 pH ＞ 5.5 であり，H^+ の排泄障害（遠位尿細管性障害）の合併が考えられた．間質性腎炎のほとんどは尿細管機能異常が軽度であるが，広範な障害の場合は Fanconi 症候群を呈すことがある．

■経過中にわずかな眼痛，羞明，眼球結膜充血が出現したため，全身性疾患の可能性もふまえ眼科受診したところ，虹彩炎（ぶどう膜炎）と診断された．原因精査の結果，ASO，ASK の上昇を認め，溶連菌感染後の TINU と診断した．

■診断補助のため，本症例ではガリウムシンチを行い，腎と眼に異常集積を認めた（図）．

■腎生検組織では，糸球体変化はなく，尿細管炎と間質の炎症細胞浸潤や線維化を認め，尿細管間質性腎炎の診断根拠となった．急性腎障害の原因特定に，腎生検は有力である．

■ステロイド治療開始後，1 か月以内に速やかに腎機能は改善した．しかし，ステロイド減量途中にぶどう膜炎が再燃しやすく，中止までに数年を要した．

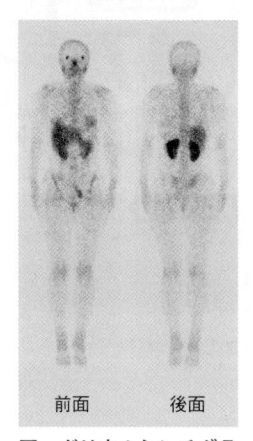

図　ガリウムシンチグラフィ
前面　後面

ステップアップのカギ

尿細管障害による電解質異常と眼症状に気づくことが診断のカギとなる．

一般に腎生検を行った症例のうち，尿細管間質性腎炎の頻度は 0.5 % 以下と少ない．原因として，薬剤性（NSAIDs，抗菌薬など）が最多で，感染症，免疫異常の関連，代謝異常，閉塞性尿路障害などがあり，そのなかでも，TINU は頻度が低い．

TINU は小児を含め若年者に発症し，女性に多い（男女比は思春期 1：8，成人 1：3）とされる．成人例の報告もある．約 2/3 の症例で全身，腎，眼の順で症状が出現するとされる．各症状の出現に時間差があるため，尿細管間質性腎炎発症後はぶどう膜炎出現に注意が必要である．間質性腎炎とぶどう膜炎の活動性は必ずしも一致しないとされ，腎予後は良いが，ステロイド中止後ぶどう膜炎の再発が報告されており，長期的経過観察が必要である．

主治医からのコメント

腎機能障害では，尿細管機能異常や血中・尿中のわずかな電解質異常（K，尿酸，P，Ca）が見落とされがちだが，疾患診断につながるヒントが隠されていることがあり，ぜひ留意してほしい．

基本的なことではあるが，経過中の患者の訴えについて，わずかな変化であっても丁寧に調べることが診断につながる．本症例では，「何となく，目に少し膜がかかった感じで，少しチカチカする．入院して子育ての疲れから解放され，寝てばかりいるせいかもしれません」という患者の訴えは，ぶどう膜炎の症状であった．

ここが POINT
軽微な電解質異常でも，重篤な腎機能障害を合併することがある．

Case 47 ショックを主訴に搬送され，代謝性アルカローシスと低酸素血症を認めた一例

Keyword 代謝性アルカローシス　低クロール血症　低酸素血症　幽門狭窄

症例

47歳，男性

主訴　両手のしびれ

現病歴　4日前から頻回の嘔吐を認めていた．全身の突っ張りと両手のしびれが出現したため，近医を受診したところ，収縮期血圧70前後のショック状態にあったため高次搬送となった．

既往歴　胃潰瘍（15年前）

生活歴　路上生活者，日雇い労働をしていた．

身体所見　意識レベル：JCS 10，GCS E3V4M6．呼吸8回，脈178，血圧65/50，SpO_2 98（室内気），体温36.8℃
眼瞼結膜貧血なし．眼球結膜黄疸なし．頸静脈怒張なし．甲状腺腫なし．肺野両側清，呼吸音減弱なし．心音の減弱亢進なし．Ⅲ音・Ⅳ音なし．心雑音なし．心膜摩擦音なし．腹部やや膨満，腸蠕動音減弱，大動脈雑音なし．腹部圧痛なし．肝脾腫なし．タール便なし．四肢および顔面の筋肉の小刻み様収縮あり．

検査結果　Na 148，K 3.3，Cl 59，BUN 52，Cr 4.7，Ca 9.8，TP 8.6，BS 153，AST 23，ALT 13，ALP 304，LDH 246，CRP 0.92
WBC 22,000，Hb 16.2，Ht 46.9，Plt 49.5万
PT 10.2秒，PT% 137%，PT-INR 0.91，APTT 25.7
動脈血液ガス分析（室内気）pH 7.65，PaO_2 56.0，$PaCO_2$ 64.5，SaO_2 99，HCO_3^- > 60，BE > 30
心電図　洞性頻脈
心臓超音波　左室収縮：hyperkinetic，下大静脈（IVC）径：虚脱
腹部CT　胃拡張および胃内に多量の液体貯留

入院後の経過
代謝性低クロール性アルカローシスと脱水を補正するため，生理食塩水，塩化カリウムの経静脈投与（DIV）を開始した．低酸素血症に対し酸素マスク6 L/分で酸素投与を行った．
2時間で約300 mEqのClを投与すると，Clは100程度まで改善し，代謝性アルカローシスはpH 7.53に改善した．呼吸数も15程度に改善し，室内気でPaO_2 91.7，$PaCO_2$は50台に改善した．
【入院3病日】上部消化管内視鏡検査で良性潰瘍瘢痕による幽門閉塞を認めた．バルーン拡張術にて軽快せず．
【入院10病日】幽門側胃切除を施行．その後は電解質および血液ガス異常を認めなかった．

■ショック患者では，ショックの原因あるいは結果として存在する臓器障害を確認するために，問診，身体所見に加えて，採血，血液ガス，心電図，X線，心臓超音波，CTなど確定診断のための検査を迅速に施行することが必要である．本症例では血液検査で脱水を疑う所見があり，心臓超音波検査で正常な心収縮力とIVC虚脱を認め，頻回の嘔吐という現病歴と併せ，低容量（血液量減少）がショックの一因と考えられた．

■ショックでは，末梢循環不全による乳酸値の上昇のため，アニオンギャップ増大性の代謝性アシドーシスを示すことが多い．しかし，本症例では血液ガス検査でpH 7.65，$PaCO_2$ 64.5，HCO_3^- > 60と，ショックではまれな代謝性アルカローシスと呼吸性代償を認めた．本症例では低クロール血症を認め，代謝性低クロール性アルカローシスであった．CT検査から胃幽門狭窄に起因する大量の胃液喪失が，その原因と考えられた．

山元　良，堀　進悟（慶應義塾大学医学部救急医学教室）

■低容量と代謝性低クロール性アルカローシスに対する治療として，生理食塩水（NaCl）と塩化カリウム（KCl）による Cl 負荷を行った．約 300 mEq の Cl 投与により，ショックから離脱し，代謝性アルカローシスも改善した．
■本症例では代謝性アルカローシスに伴う呼吸性代償として呼吸数が低下し，高二酸化炭素血症と低酸素血症を認めた．低酸素血症を認めたにもかかわらず，来院時の SpO_2 が 98 であり，動脈血液ガス分析でも SaO_2 が 99 であったのは，Hb 酸素解離曲線がアルカローシスのために左方移動したためと考えられる．高度アルカローシスを認めた場合は，SpO_2 や SaO_2 が正常値であっても，低酸素血症の可能性を考慮する必要がある．
■入院後の上部消化管内視鏡検査により，胃幽門狭窄の原因は良性潰瘍瘢痕と診断した．内視鏡下のバルーン拡張術を数回施行するが狭窄は改善せず，幽門側胃切除術を施行した．術後は嘔吐を認めず，以後電解質および血液ガス異常を認めなかった．

ステップアップのカギ

ショックに代表される重症例では代謝性アシドーシスを認める頻度が高いが，代謝性アルカローシスでも pH 7.65 を超えた場合には死亡率が上昇すると報告されている[1]．しかし，pH 7.65 を超える代謝性アルカローシスに遭遇することはまれであり，初期治療を経験する機会は少ない．

代謝性アルカローシスは Cl 反応性の代謝性アルカローシスと Cl 抵抗性の代謝性アルカローシスに大別され，前者には胃液の喪失，利尿薬，血管内脱水，高二酸化炭素血症の急速な改善などがあり，後者には鉱質コルチコイド過剰分泌，低カリウム血症などがある．尿中 Cl 値や血中 Cl 値が低い例では Cl 反応性の代謝性アルカローシスが疑われる．Cl 反応性のアルカローシスの治療は，原因除去と Cl 負荷であり，NaCl，KCl などを経静脈投与し，血中 Cl 値の上昇とアルカローシスの改善を図る．

pH 7.65 を超える代謝性アルカローシスでは，アルカローシスの補正を速やかに行う必要があるが，その理由はアルカローシスが以下の 3 つの機序で低酸素血症の誘因となりうるためである．

①代謝性アルカローシスの呼吸性代償として呼吸数が減少し，肺胞低換気から低酸素血症となる[2]．
②Hb 酸素解離曲線が左方移動し（Hb の酸素親和性が高まり），末梢組織で酸素が Hb から遊離しにくくなり，末梢組織が低酸素状態となる．
③Hb 酸素解離曲線の左方移動により，低酸素血症であっても SpO_2 や SaO_2 は正常値となるため，低酸素血症の存在の認知が遅れる．

主治医からのコメント

代謝性アルカローシスでは，血中や尿中の Cl 値を測定し，Cl 反応性のアルカローシスか Cl 抵抗性のアルカローシスかを鑑別する．本症例のように，Cl 反応性の代謝性アルカローシスであった場合は，原因疾患の治療に加えて，Cl の負荷によってアルカローシスを補正する．

また，代謝性アルカローシスは低酸素血症の誘因となりうるため，低酸素血症の存在を早期に確認する必要がある．低酸素血症を認めた場合は，適宜酸素投与などを行う．

ここが POINT

アルカローシスをみたときには，クロール値と低酸素血症の有無を確認すること．

◎文献
1）Wilson RF, et al. Arch Surg 1972；105：197-203.
2）Lavie CJ, et al. South Med J 1986；79：1296-9.

Case 48 ネフローゼ治療中に吐血した症例の代謝性アルカローシス

Keyword 代謝性アルカローシス　利尿薬　ステロイド　副作用

症例

66歳，男性

主訴　吐血

現病歴　4か月前に下腿浮腫のため受診し，著明な蛋白尿と低蛋白血症が認められ，ネフローゼ症候群を診断された．入院し，腎生検が行われ，病理組織診断は膜性腎症であった．ステロイドと免疫抑制薬の経口投与が行われ，不完全寛解となり，ステロイドを漸減して10日前に退院となった．2〜3日前から1日に2〜3度上腹部痛を自覚していたが，本日朝食後，食事内容物とともに吐血し，搬送され受診した．

処方　プレドニゾロン20 mg，ミゾリビン150 mg，フロセミド20 mg，ジピリダモール300 mg，テプレノン150 mg

身体所見　165 cm，63 kg，血圧76/54，脈110整，呼吸20回．意識レベル：JCS 1．眼瞼結膜貧血様．心基部に機能性収縮期雑音，肺野ラ音なし．上腹部に自発痛あるが触診にて筋性防御は認められない．下腿に軽度の浮腫あり，四肢麻痺なし，両側膝蓋腱反射正常．

検査結果　尿蛋白（2+），尿潜血（±）
Na 140，K 5.1，Cl 107，BUN 35，Cr 1.8，BS 108，TP 5.3，Alb 2.8，AST 22，ALT 31，T.Bil 1.1
WBC 10,800，Hb **5.7**，Ht **16.3**，Plt 21.3万

胸部X線　心胸郭比45％，肺野清明．
心電図　洞性頻脈108/分

入院後の経過　吐血と著明な貧血のため，保存血の輸血が開始され，胃洗浄の後，上部消化管内視鏡が行われた．胃角部に露出血管を伴う出血性の潰瘍が認められ，引き続き内視鏡的に露出血管のクリッピングが行われ，止血に成功した．低血圧に対しドパミンの持続静脈内投与が行われたが，計8単位の保存血輸血が行われた後，収縮期血圧が120台に上昇・安定したため，ドパミン投与は中止された．止血，血圧上昇後も嘔気が続くため，制吐薬，制酸薬そして同日朝の服薬が行われていなかったため水溶性プレドニゾロン20 mgを静脈内投与するとともに，胃内容物排出，止血確認のため翌日まで胃チューブが留置された．また，来院時から乏尿が続くため，尿道カテーテルが留置され6時間ごとにフロセミド20 mgの静脈内投与が行われ，夕刻には100 mL/時以上の尿が排泄されるようになった．

【入院2病日】Na 142，K 3.2，Cl 94，BUN 23，Cr 1.2，Hb 9.4，Ht 27.3，pH 7.53（室内気），PaO_2 88，$PaCO_2$ 47，HCO_3^- 38と貧血，腎機能は改善したが，動脈血液ガス分析にて代謝性アルカローシスが認められた．

■ 酸塩基平衡異常の診断においては，まず，pH値よりアシデミアかアルカレミアかを判断するのが第一歩である．本症例のpHは7.53なのでアルカレミアである．
■ 次に呼吸性の因子と代謝性（腎性）の因子を評価する．換気量の指標となるのは$PaCO_2$であり，本症例では高値であるので呼吸性アシドーシスの要素が存在する．
■ 代謝性の因子を表すのはHCO_3^-およびBE（base excess）であり，本症例のようにHCO_3^-が高値，BEが+値であれば，代謝性アルカローシスを示す所見である．
■ 呼吸性と代謝性の因子は，多くの場合，逆の方向に偏倚し，その偏倚の程度が大きいほ

石光俊彦，山口すおみ（獨協医科大学循環器・腎臓内科）

うが酸塩基平衡異常の原因によるもので，小さいほうは代償性の反応である．本症例はpH値がアルカローシスであるので，代謝性アルカローシスが主要な病態であり，代償性に呼吸性アシドーシスを惹起するため呼吸換気抑制が起こっていると考えられる．

■本症例はステロイド治療中に消化管出血が起こり重症化した症例である．経過中，代謝性アルカローシスに関係する因子としては，①胃液喪失，②輸血，③ステロイドの鉱質コルチコイド作用，④ループ利尿薬によるK^+，H^+排泄などがあげられるが，③は糖質コルチコイドであるプレドニゾロンの鉱質コルチコイド作用は小さく投与量も少ないため考えにくい．よって他の3つが関係しており，また保存血に抗凝固薬として含まれているクエン酸Naは弱酸強塩基の化合物であるため，代謝性アルカローシスの原因となる．

■本症例では，内視鏡的止血術が行われており，これに保存的な抗消化性潰瘍治療が奏効すれば，さらなる輸血が追加されることはない．また，乏尿は，輸血，補液，カテコールアミン投与により改善し，尿量も増加しているので，ループ利尿薬の投与も中止される．残るのは，胃液の喪失であるが，嘔吐や胃チューブからの排液に留意すれば，代謝性アルカローシスをきたす原因はなくなり，酸塩基平衡の異常も自然に改善すると思われる．

ステップアップのカギ

　輸液によってアルカローシスを補正する場合，栄養供給目的に用いられるアミノ酸輸液製剤が体内でH^+の供給源となって過剰なHCO_3^-を減少させ，BEを是正するため，実地臨床において有用である．

　生体内における酸塩基平衡の状態を評価する場合，図に示すようなTiezらのチャートが用いられてきたが，臨床においては本項で記載したようなステップを考え評価を進めていくほうが実際的である．

　酸塩基平衡の異常のなかで呼吸性の原因は$PaCO_2$の増減により一元的に評価され，換気量の調節により対処することで理解しやすい．臨床で経験する重症患者における代謝性の酸塩基平衡異常としては，代謝性アシドーシスが認められることが多く，その原因はさまざまあり，しばしば病態の把握，診断に苦慮することがある．これに対し，代謝性アルカローシスは頻度は少ないがその原因は限られており，それを特定することは難しくない．また，適切に対処することも容易であるので，心得があることが重要である．

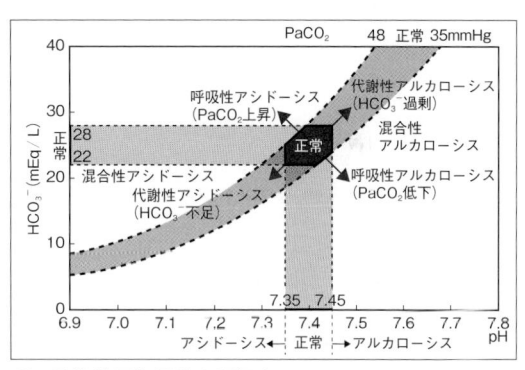

図　酸塩基平衡異常を評価するTiezらのチャート

主治医からのコメント

　本症例が出血性胃潰瘍をきたした原因は，ステロイドの長期投与に対し抗消化性潰瘍薬の投与が不十分であったことである．テプレノンは消化性潰瘍に対する防御因子の増強薬であるが，H_2受容体拮抗薬やプロトンポンプ阻害薬（PPI）など攻撃因子に対する治療薬も積極的に用いるべきである．神経・循環器領域においては，血栓形成抑制のため少量のアスピリンが多く用いられるが，近年，アスピリン潰瘍を抑制する目的でPPIであるランソプラゾールやエソメプラゾールの併用が認められている．

ここがPOINT

入院治療後の急激なカリウムとクロールの低下は代謝性アルカローシスの発症を示唆する．

Case 49 激しい運動後に生じた急性腎不全：家族性低尿酸血症

Keyword 家族性低尿酸血症　運動後急性腎不全　尿路結石

症例

14歳，男性

主訴
倦怠感

現病歴
今まで検尿異常を指摘されたことはなかった．1週間前，体育祭の練習が本格化してきて倦怠感が出始めた．体育祭当日，100 m 走，400 m 走に出場した後，倦怠感著明であった．2日後に近医を受診し，検尿にて蛋白（＋），潜血（＋），Cr 4.0，BUN 36 を指摘され，当科紹介入院となった．

身体所見
177 cm，53.3 kg，血圧 134/63，脈 60 回整，体温 37.0 ℃．頭頸部に異常なし．胸腹部に異常なし．背部に叩打痛なし．神経学的所見なし．

検査結果
尿 pH 5.5，尿蛋白（−），尿潜血（−），尿沈渣で異常なし
Na 140, K 4.4, Cl 103, BUN 34.1, Cr 4.1, UA 3.5, Ca 9.1, IP 4.9, TP 6.3, Alb 3.7, AST 13, ALT 17, ALP 335, LDH 364, γ-GT 7, TC 118, CK 93, Mb 53.8
CRP 0.13, ASO 82 U/mL, ASK 52 倍, CH_{50} 32 U/mL, C_3 62.7 mg/dL, C_4 18.4 mg/dL, IgG 1,450, IgA 306, IgM 162
WBC 9,700, RBC 525 万, Hb 15.5, Plt 25.9 万

入院後の経過
FE_{Na} 0.7 ％ であったことから脱水が示唆され，腎代替療法を施行するほどの高度な腎不全ではなかったことから，輸液による管理を行うこととした．翌日より血清 Cr 値は徐々に低下し，正常化した．急性腎不全が正常化した時点での血清尿酸値は 0.6，FE_{UA} 68 ％ であった．これらの結果より，腎性低尿酸血症と診断した．腎性低尿酸血症の障害部位を同定するため，ベンズブロマロン負荷試験とピラジナミド負荷試験を行った．どちらの負荷試験においても FE_{UA} はほぼ変化しなかったため，分泌後再吸収障害型と診断した．さらに両親の血清尿酸値を測定したところ，どちらも 2.3 とやや低く，家族性腎性低尿酸血症が疑われた．今後激しい運動を控えることとし，退院となった．

■運動後急性腎不全の鑑別には，腎後性を除外した後，脱水などの腎前性，横紋筋融解症，低尿酸血症を考える．まずはエコーやCTで水腎症などの腎後性を確認，その後下大静脈（IVC）径の計測や FE_{Na} の評価など腎前性の要因がないか確認する．採血検査では，BUN，Cr，CK，Mb，尿酸を測定する．

■本症例は運動後に発症した急性腎不全であること，CKやMb値が正常であることから横紋筋融解症は考えにくく，腎不全の程度に比し血清尿酸値が低いことから腎性低尿酸血症による運動後の急性腎不全が最も疑われた．

■通常，低尿酸血症による症状はなく，運動後急性腎不全や尿路結石により発見されることが多い．尿路結石は腎性低尿酸血症の約1割に認められる．原因としては，低尿酸血症により尿酸の腎外排泄が減少し，尿中の尿酸排泄量が増加しているためと考えられている[1]．

■低尿酸血症による運動後急性腎不全の典型的な経過としては，運動して数時間後から腰背部痛，嘔気，嘔吐，多尿を認める．血清 CK，Mb は正常もしくは軽度高値にとどまる．造影 CT や MRI，エコーなどの画像検査では造影剤残存，信号強度やエコー強度がまだ

小田　晶（熊本大学医学部附属病院腎臓内科），冨田公夫（熊本大学大学院生命科学研究部腎臓内科／東名厚木病院）

らな楔形になる．尿酸クリアランス（Cua），Cua/Ccr の上昇を示し，Cua/Ccr は正常では 0.05 ～ 0.10 程度であるが，本疾患の多くの症例では 0.5 以上を示す．

■通常は 2 ～ 4 週間で腎機能は正常化するが，一時的に透析を必要とする場合もある．一般に予後はいいが，再発例も多い．

■発症機序としては，腎臓の血管攣縮が原因であると推定されている．運動により活性酸素が増加して腎臓の弓状動脈，葉間動脈が攣縮を起こして虚血状態になった後再灌流する際に，活性酸素による再灌流障害が起こるためと考えられている．低尿酸血症では活性酸素のスカベンジャーである尿酸が少ないため，腎不全をきたすと考えられている[1]．

ステップアップのカギ

尿酸は 1 日約 700 mg が体外に排泄され，その 7 割が腎臓から，残りは消化管から排泄される．糸球体で濾過された後，尿細管で再吸収と分泌の両方の作用を受け，最終的に糸球体を通過した尿酸の 5 ～ 10 % が尿中に排泄される．

尿酸排泄を抑制するピラジナミドや尿酸排泄促進薬であるプロベネシド，ベンズブロマロン負荷試験を行うことで障害部位が同定され，分泌前再吸収障害型，分泌亢進型，分泌後再吸収障害型，全再吸収障害型，全再吸収分泌障害型に分類される（図）．

尿酸輸送は，トランスポーターを介するが，そのトランスポーターの機能異常もしくは欠損により腎性低尿酸血症が起こると考えられている．トランスポーターには URAT1 と GLUT9 などが報告されているが，日本人では 8 ～ 9 割程度 URAT1 欠損によるものと考えられている[2]．

本症例において，この URAT1 の遺伝子解析を行ったところ W258X と R432L の compound heterozygous mutation であることが判明した．両親がこの変異をそれぞれ保有しており，劣性遺伝も証明された．

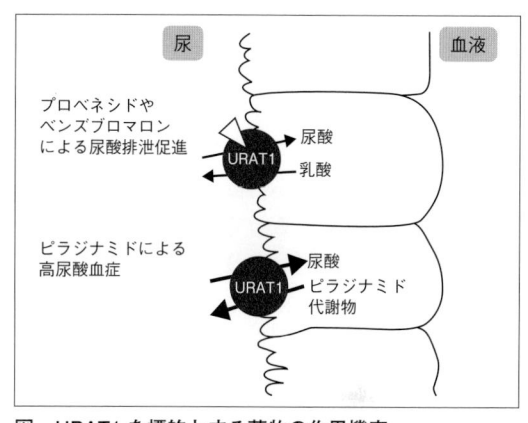

図　URAT1 を標的とする薬物の作用機序

プロベネシドやベンズブロマロンは，管腔側より URAT1 を阻害し，URAT1 による尿酸再吸収を抑制することにより，尿酸排泄促進作用を示す．これに対して，ピラジナミドは，体内で代謝されピラジンカルボン酸となり，尿細管上皮細胞内から URAT1 に結合して，交換基質として，URAT1 を介する尿酸の取り込みを促進する．この結果として，尿酸再吸収が亢進し，高尿酸血症となる．
（細山田真ほか．尿酸トランスポーターの分子実体．痛風と核酸代謝　2004；28：1-5 より）

両親が比較的低い尿酸値を呈していた原因もこの遺伝子異常に基づくものと考えられる．

主治医からのコメント

急性腎不全に伴い血清尿酸値は上昇し正常範囲になっていることも多く，急性腎不全期には腎性低尿酸血症を見逃しやすいので気をつける必要がある．脱水や NSAIDs の内服が促進因子となっているとも考えられている．

低尿酸血症に対する治療は必要ないが，尿路結石の予防と運動時の脱水を防ぐために，飲水を増やすように指導する．

急性腎不全の家族歴がないかどうか，しっかり問診することも重要である．

ここが POINT　近年わが国から家族性低尿酸血症の遺伝子異常が報告された．高尿酸血症のみならず低尿酸血症にも注意が必要である．

◎文献
1）市田公美．日腎会誌　2011；53：142-5.
2）金井好克．高尿酸血症と痛風　2009；17：21-7.
・Wakida N, et al. J Clin Endocrinol Metab 2005；90：2169-74.

Case 50 中毒：メトヘモグロビン血症による低酸素症

Keyword メトヘモグロビン血症　低酸素症　動脈血co-オキシメトリー

症例

61歳，男性

主訴　めまい，体調不良
既往歴　なし
現病歴　午前中から建築現場で左官の仕事をしていた．昼食時に自宅から持参したカップ麺を調理し食べ，食後の休息を取っていた．食直後よりめまいと体調不良を自覚し同僚に相談，同僚の車で帰宅することとした．同僚は顔色が悪いと感じていた．帰路，自宅まではもたないと感じ，また同僚も急激に顔色が悪くなったのを見て119番通報．当院救急外来に搬送された．
救急隊観察　意識清明．口唇と手指末梢にチアノーゼ著明，SpO_2 77（室内気），血圧 150/−，胸痛なし，呼吸苦なし．
来院時身体所見　165 cm，70 kg，血圧 118/67，脈 108 整，呼吸 12 回深い．顔面，四肢，体幹の色は暗褐色．意識レベル：開眼し呼びかけに対して返答あり，JCS 1．その5分後には意識レベルの低下とともにけいれん発作が出現．改善と低下を数回繰り返した．
検査結果　Na 142，K 3.6，Cl 108，AST 26，ALT 43，LDH 212，γ-GT 194
WBC 9,800，RBC 247万，Ht 41.1
動脈血液ガス分析（リザーバマスク，O_2 10 L/分）
pH **7.45**，PaO_2 **270**，$PaCO_2$ 35，SaO_2 **98.3**
動脈血co-オキシメトリー　t-Hb（全ヘモグロビン）**15g/dL**，O_2-Hb（酸素ヘモグロビン）**41.6%**，CO-Hb（一酸化炭素ヘモグロビン）−3.4%，Met-Hb（メトヘモグロビン）**61.1%**，H-Hb（脱酸素ヘモグロビン）0.7%
心電図　洞調律 ST-T変化なし．
胸腹部X線　正常範囲内．

入院後の経過

【ERでの初療】原因物質の特定は困難であったが，メトヘモグロビン血症と診断し治療を開始した．バッグバルブマスクで補助換気を施行しつつ100%酸素を投与し，経皮的パルスオキシメーターのSpO_2 92%．けいれんに対してジアゼパム5 mgを静脈内投与．胃洗浄を施行し，その後メチレンブルー経口投与するが反応が悪いと判断し，適合試験なしで緊急O型赤血球で交換輸血を開始し，6単位交換後に意識が回復した．また，メチレンブルーの経静脈投与を実施．意識レベルはほぼ清明となり，バイタルサインは正常範囲となった．

【ICU入室後の経過】経過観察目的でICUに入室した．原因物質究明を目的に問診を行った．翌日にはICUから自宅に退院となった．

表　ERでの動脈血液ガス分析とco-オキシメトリーの測定結果とSpO_2値の推移

	14:02	16:05	16:41	17:10	19:16	20:28
F_IO_2	0.9?	1.0	1.0	1.0	0.8	0.3
pH	7.45	7.43	7.44	7.44	7.46	7.46
$PaCO_2$ (mmHg)	35	31	30	30	20	31
PaO_2 (mmHg)	270	461	346	301	198	97
SaO_2 (%)	98.3	100.2	100.2	101.4	99	
t-Hb (g/dL)	15.1	15.1	14.7	15.3	10.5	15.9
O_2-Hb (%)	41.6	23.8	30.2	35.3	86.6	92.1
CO-Hb (%)	−3.4	−4.3	−4.0	−3.7	0	
Met-Hb (%)	61.1	81.0	74.4	68.8	12.6	
H-Hb (%)	0.7	−0.5	−0.6	−0.5	0.9	
SpO_2モニター (%)		91	94	93	92	

五十嵐季子，多治見公高（秋田大学大学院救急集中治療医学）

■意識障害の鑑別診断には，急性薬物中毒や薬物過量を考える．
■中毒の原因物質を特定する目的で，関係者から情報を収集する．
■急性中毒の身体所見では，皮膚の色，顔色と全身を観察することが重要である．メトヘモグロビン血症での暗褐色や一酸化炭素中毒でのピンク色など，Hbに関係する病態の鑑別に役立つ．動脈血液ガス分析でPaO_2は正常で臨床的チアノーゼ（チアノーゼとは異なる）を認めるときにはメトヘモグロビン血症を疑う．
■ERにおいて，動脈血co-オキシメトリーはメトヘモグロビン血症や一酸化炭素中毒など異常Hbの鑑別に必須の検査である．
■メトヘモグロビン血症において，パルスオキシメーターから得られる経皮的酸素飽和度（SpO_2）値と血液ガス分析から算出される動脈血酸素飽和度（SaO_2）はco-オキシメーターで測定される酸素ヘモグロビン（O_2-Hb）と解離し，酸素化のモニターにはならない．
■低酸素症は組織への酸素供給が不足している病態で，その改善には酸素供給にかかわる複数の要因を考慮する必要があり，迅速性が予後を左右する．治療は動脈血酸素含量を増やすことで，①薬物治療はメチレンブルーの静脈内投与（1〜2 mg/kgを5分かけて），もし，静脈内投与の製剤がない場合には経口あるいは胃管からの投与，②交換輸血でMet-Hbを除去し正常なHbを増やす，③高圧酸素療法で溶存酸素を増やすことの有効性も示されている．

● ステップアップのカギ ●●●●●●

Hbの鉄は二価である．その二価鉄が酸化され三価鉄になるとHbはMet-Hbとなり酸素結合能を失う．「Fe^{++}－Hb →/← Fe^{+++}－Hb」，この酸化は健康な人でも1日にHbの0.5〜3％で起こり，同時に逆向きの還元が起きている．メチレンブルーは三価鉄を二価鉄に戻す作用がある．

メトヘモグロビン血症には先天性と後天性がある．頻度は後天性が高い．先天性は常染色体劣性遺伝で，チトクロムb_5還元酵素欠損により生じる．後天性の原因はプリロカイン，ベンゾカイン，リドカインなど麻酔薬などの医薬品によるものと，アニリン色素，ニトロベンゼン，ニトロトルエンなど工業用薬品によるものがある．本症例の原因はセメント硬化剤に含有される亜硝酸ナトリウムであった．

主治医からのコメント

本症例では原因物質が確定されたのは初期治療終了後であった．原因物質は建築現場でコンクリートを固まりやすくする防凍剤と呼ばれる薬品で，主成分は亜硝酸ナトリウムであった．このことは警察の捜査の一環として判明した．
患者は自宅から本人専用の湯わかしポットを持参していた．昼食時にセメントに当該薬剤を入れ水道からホースで水を注入撹拌した後に，同ホースで湯わかしポットに注水し沸騰後にカップ麺の調理に使用した．ホース先端に当該薬品が付着し混入したものと結論づけた．後日，血液検体から亜硝酸イオンと硝酸イオンが検出された．

ここがPOINT

臨床的チアノーゼを認め，SpO_2あるいはPaO_2が正常の場合にはメトヘモグロビン血症を疑う．確定診断にはco-オキシメーターでメトヘモグロビン値の測定が必要である．また，低酸素血症の程度の確認には酸素ヘモグロビン値あるいは動脈血酸素含量の測定が必要である．

Column 酸素運搬量

酸素運搬量（TO_2）は動脈血酸素含量（CaO_2）と心拍出量の積である．動脈血酸素含量は，ヘモグロビン（Hb）に結合している酸素と血漿に溶存している酸素の和で，次の式で求められる．

$$CaO_2 \text{(mL/dL)} = 1.34 \times Hb \text{(g/dL)} \times SaO_2 \text{(\%)} + 0.0031 \times PaO_2 \text{(mmHg)}$$

Hb が正常でかつ一定の場合には動脈血酸素飽和度（SaO_2）が CaO_2 を規定する最大要因である．

しかし，メトヘモグロビン血症あるいは一酸化炭素中毒では全ヘモグロビン（t-Hb）に酸素結合能がない Met-Hb あるいは CO-Hb が含まれるので，それらを除いて酸素含量を算出する必要がある．また，酸素飽和度には測定あるいは計算の方法の違いにより機能的酸素飽和度（sO_2），分画飽和度（fractional saturation：FO_2-Hb），経皮的酸素飽和度（SpO_2）の3つがある．

ガス分析装置では血液の酸素飽和度は実測されない．測定しているのは PaO_2 と $PaCO_2$ と pH で，正常の酸素解離曲線を使い PaO_2 と pH と体温から酸素飽和度を算出している．一方，動脈血液ガス分析装置の上級機種には co-オキシメーターが組み込まれている．co-オキシメーターは O_2-Hb，CO-Hb，Met-Hb，H-Hb を実測する．ガス分析装置で算出される SaO_2 は co-オキシメーターで得られる sO_2 に相当する．

$$sO_2 = O_2\text{-Hb}/(O_2\text{-Hb} + H\text{-Hb})$$

また，FO_2-Hb は t-Hb に対する O_2-Hb の分画で，次の式で表される．

$$FO_2\text{-Hb} = O_2\text{-Hb}/(O_2\text{-Hb} + H\text{-Hb} + Met\text{-Hb} + CO\text{-Hb})$$

パルスオキシメーターによる SpO_2 は，プローブから出された波長の異なる赤外線と赤色光が O_2-Hb あるいは H-Hb を透過するときの吸光度の違いを測定し比率を求める．Met-Hb が存在すると，FO_2-Hb が低下していても SpO_2 が低下しない（図）．この点は注意が必要である．

（五十嵐季子，多治見公高）

図 パルスオキシメーターで測定した経皮的酸素飽和度へのメトヘモグロビンの影響

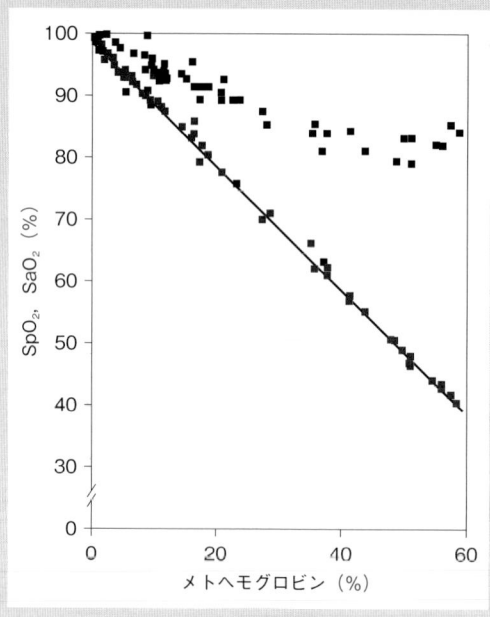

■：血液ガス分析で測定した分画飽和度（FO_2-Hb）
■：パルスオキシメーターで測定された経皮的酸素飽和度（SpO_2）
(Hurford WE, Kratz A. Case records of the Massachusetts General Hospital. Case 23-2004. A 50-year-old woman with low oxygen saturation. N Engl J Med 2004; 351: 380-7 より)

セルフアセスメント

一般問題

問題1 中枢性尿崩症で正しいのはどれか．
a. 多尿である
b. 高ナトリウム血症である
c. 尿浸透圧は常に血漿浸透圧より低値である
d. デスモプレシンに反応しない
e. MRI で下垂体後葉に高輝度を認める

問題2 以下の病態による低ナトリウム血症を呈している際，尿中 Na 濃度が一般的に 20 mEq 以下になると考えられるものを2つ選べ．
a. 慢性腎不全
b. 嘔吐下痢症
c. ネフローゼ症候群
d. MRHE
e. SIADH

問題3 維持血液透析患者が意識レベル低下で搬送されてきた．心電図で T 波の増高，QRS 幅の増大を伴う不整脈を認めた．直ちに行うべき処置はどれか．
a. 血液透析
b. 陽イオン交換樹脂注腸
c. グルコン酸カルシウム静注
d. 7％炭酸水素ナトリウム静注
e. グルコース・インスリン療法

問題4 低カルシウム血症の症状として正しいのはどれか．以下の5つの選択肢から1つ選べ．
1. 低血圧
2. 消化性潰瘍
3. QT 短縮
4. テタニー
5. Trousseau's sign

a. (1, 2, 3) b. (1, 2, 5) c. (1, 4, 5)
d. (2, 3, 4) e. (3, 4, 5)

問題5 Mg 代謝につき正しいものはどれか．2つ選べ．
a. Mg は 99％が細胞外液に存在する
b. Mg は主に腎臓から排泄される
c. 高カルシウム血症は Mg の再吸収を促進する
d. Mg の再吸収は主に遠位尿細管で行われる
e. Mg 排泄率（FE_{Mg}）が2％以上なら腎性の低マグネシウム血症を考慮する

問題6 アニオンギャップについて正しい記載はどれか．以下の選択肢から1つ選べ．
1. 低アルブミン血症では低くなる
2. 高度の腎不全では増加することが多い
3. 乳酸アシドーシスでは増加することが多い
4. 下痢に伴うアシドーシスでは増加することが多い
5. 遠位尿細管性アシドーシスでは増加することが多い

a. (1, 2, 3) b. (1, 2, 5) c. (1, 4, 5)
d. (2, 3, 4) e. (3, 4, 5)

問題7 正しいものはどれか．
a. 腎機能が正常であれば腎糸球体で濾過された HCO_3^- は 100％再吸収される
b. ループ利尿薬投与時には代謝性アシドーシスに注意する
c. 腎不全の大量輸血時には代謝性アシドーシスに注意する
d. 高度の代謝性アルカローシスでは意識障害やけいれんがみられる
e. 高度の代謝性アルカローシスに対して塩酸を肘静脈から投与する

問題8 酸塩基平衡に関する記述のうち正しいものを2つ選べ.

a. 血中pHは酸素分圧と重炭酸イオン濃度で規定される
b. アシデミアとアルカレミアは併存しうる
c. 代謝性アシドーシスと代謝性アルカローシスは併存しうる
d. 補正HCO_3^-は血液ガスデータがなければ算出できない
e. Na – Cl > 40であればアルカローシスが存在する

問題9 近位尿細管の機能について正しいものはどれか. 1つ選べ.

a. 糸球体濾液の約90%を再吸収する
b. 糸球体で濾過されたグルコースの約90%を再吸収する
c. 糸球体で濾過されたHCO_3^-の約90%を再吸収する
d. 糸球体で濾過されたNa^+の約90%を再吸収する
e. 糸球体で濾過されたK^+の約90%を再吸収する

問題10 Henleループの機能について正しいものはどれか. 1つ選べ.

a. 糸球体濾液の約90%を再吸収し,管内液を濃縮する
b. 糸球体濾液からイオンを再吸収し,管内液を濃縮する
c. 管腔膜Kチャネルの機能低下は尿中K排泄を低下させる
d. 管腔膜Kチャネルの機能低下はNaCl再吸収を低下させる
e. 管腔膜Kチャネルの機能低下はCa再吸収を増加させる

問題11 浮腫の発症に関与しないものはどれか.

a. 毛細血管静水圧の上昇
b. 血漿膠質浸透圧の低下
c. 動脈圧の上昇
d. レニン–アンジオテンシン–アルドステロン系の亢進
e. 交感神経の活性化

問題12 通常,圧痕性浮腫（pitting edema）を呈さない疾患はどれか.

a. ネフローゼ症候群
b. 肝硬変
c. 右心不全
d. 特発性浮腫
e. 甲状腺機能低下症

問題13 輸液製剤のうち,カリウムを含むものはどれか. 2つ選べ.

a. 生理食塩水
b. 乳酸リンゲル液
c. 1号液
d. 3号液
e. 5％ブドウ糖液

問題14 骨粗鬆症を合併する高齢高血圧患者に良い適応となる利尿薬はどれか.

a. フロセミド
b. トラセミド
c. エプレレノン
d. トリアムテレン
e. ヒドロクロロチアジド

問題15 ADH不適合分泌症候群（SIADH）において高値を示すものはどれか.

a. アルドステロン
b. 血清レニン活性
c. 尿酸
d. 血漿浸透圧
e. 尿浸透圧

問題16 ADHの分泌が亢進していると予測される患者は次のうちどれか．1つ選べ．

a. 扁桃摘出術後の患者
b. 肺炎のため酸素投与中の患者
c. 胃腸炎による嘔吐で経口摂取困難な患者
d. 髄膜炎に対し抗菌薬加療中の患者
e. 上記すべて

問題17 高齢者の体液・電解質管理の特徴に関して，誤っているものを2つ選べ．

a. 問診から得られる情報は少ない
b. 体液調節能が低下しており脱水にも溢水にもなりやすい
c. 合併疾患の有無に注意する必要がある
d. 細胞内液量は増加している
e. 内服薬剤の副作用にも注意する必要がある

臨床問題

問題18

■**症例**：65歳女性．1か月前から全身倦怠感，食欲不振を訴えていた．畑仕事中，空腹感と頭がぼーっとする感じを自覚し，汗が多量に出たため，仕事を早めに切り上げ，家に帰って横になっていた．食欲がわかず，夕食は摂取せずにいたが，水分だけはと思い，多めに摂取して床に入った．午後11時頃，吐き気で目が覚め数回嘔吐．その後次第に意識レベルが低下し，救急車を要請して救急救命センターを受診．高血圧や糖尿病の既往はなし．2子の出産歴があり，第2子出産時に大量出血．

■**身体所見**：JCS 10．体温 36.1℃．血圧 85/60 mmHg，脈拍 88/分，整．眼瞼結膜に貧血なし，眼球結膜に黄染なし．呼吸音清，ラ音聴取せず．心音純，雑音聴取せず．腹部は平坦かつ軟で肝・脾を触知せず．四肢の浮腫なし．

■**検査結果**：尿 pH 5.5，尿比重 1.028，尿蛋白定性（−），尿糖（−），尿潜血（−），尿白血球（−），尿 Na 90 mEq/L，尿 K 40 mEq/L，Na 125 mEq/L，K 4.9 mEq/L，Cl 101 mEq/L，BUN 10.5 mg/dL，Cr 0.48 mg/dL，UA 2.5 mg/dL，BS 53 mg/dL，TP 7.5 g/dL，Alb 4.0 g/dL，AST 35 U/L，ALT 40 U/L，LDH 224 U/L，T.Bil 1.06 mg/dL，TC 295 mg/dL，LDLc 165 mg/dL，TG 145 mg/dL
WBC 7,000/μL（好中球 65％，好酸球 8.5％，単球 6.5％，リンパ球 22.5％），RBC 424万/μL，Hb 11.3 g/dL，Ht 39.6％，Plt 23.8万/μL
動脈血液ガス分析　pH 7.36，PO_2 95 mmHg，PCO_2 35 mmHg，HCO_3^- 22 mEq/L，BE −1.2
胸部X線写真　異常陰影を認めず，心胸比45％
脳CT　異常所見を認めず．
心電図　異常所見なし．

Q1 次に行うべき処置で不適切な組み合わせはどれか．以下の5つの選択肢から1つ選べ．

1. ブドウ糖液の大量補液
2. 利尿薬の投与
3. ステロイドの投与
4. 甲状腺ホルモンの投与
5. 高張食塩水の補液

a.（1，2） b.（2，3） c.（1，4）
d.（2，5） e.（3，5）

後日，内分泌学的検査結果が報告された．
ACTH 8 pg/mL（7～56），コルチゾール 2.5 μg/dL（4～23），FT_3 2.7 pg/mL（2.5～5.6），FT_4 0.56 ng/dL（0.7～1.8），TSH 0.8 μU/mL（0.46～3.7），LH 1.0 mU/mL，FSH 2.3 mU/mL（1～8），PRL 2.0 ng/mL（2.4～19.0），GH 0.2 μg/dL（0.1～3.9），血中アルドステロン濃度 8.5 ng/dL（6～12），血漿レニン活性 0.5 ng/mL/hr（0.2～2.7）

Q2 考えられる疾患は何か．
a. 下垂体前葉機能低下症
b. 甲状腺機能低下症
c. Addison病

d. 尿崩症
e. Cushing 症候群

問題 19
■症例：30歳女性．倦怠感と身体の震えを訴えて来院．既往歴は特になく，現在服用している薬剤もない．
■身体所見：身長 159 cm，体重 52 kg，血圧 120/63 mmHg，脈拍 73/分，整．体温 36.3℃．皮膚乾燥なし．下肢のむくみなし．
■検査所見：Na 123 mEq/L, K 4.0 mEq/L, Cl 89 mEq/L, BUN 7 mg/dL, Cr 0.41 mg/dL, BS 95 mg/dL, TP 7.1 g/dL, Alb 3.8 g/dL, WBC 4,500/μL, RBC 430万/μL, Hb 12.5 g/dL

Q1 原因として考えられるものを2つ選べ．
a. 尿崩症
b. 甲状腺機能低下症
c. うっ血性心不全
d. 心因性多飲
e. 肺癌

Q2 現在，1日 5L 排尿があり，尿中に Na 35 mEq/L, K 20 mEq/L を排泄しているとする．今後，どういった治療をするべきか．1つ選べ．
a. 生理食塩水点滴
b. 高張食塩水点滴
c. 飲水制限
d. 5％ブドウ糖液点滴
e. 塩分摂取

問題 20
■症例：20歳男性．高血圧を主訴に来院．学校の健康診断でも高血圧を指摘されていたが放置していた．今年，会社の健康診断で指摘され心配となり受診した．両親と兄（25歳）が高血圧を指摘されている．
■身体所見：身長 173 cm，体重 65 kg．体温 36.4℃，脈拍 76/分，整．血圧 150/96 mmHg.

心音・呼吸音に異常なし．浮腫は認めない．
■検査結果：尿蛋白（−），尿糖（−），尿 Na 57 mEq/L, 尿 K 30 mEq/L, 尿 Cr 95 mg/dL, 尿浸透圧 376 mOsm/kgH$_2$O
Na 140 mEq/L, K 6.7 mEq/L, Cl 106 mEq/L, BUN 14 mg/dL, Cr 0.9 mg/dL, UA 5.0 mg/dL, 血漿浸透圧 286 mOsm/kgH$_2$O
WBC 6,800/μL, RBC 476万/μL, Hb 14.7 g/dL, Ht 46％, Plt 28万/μL
動脈血液ガス分析　pH 7.33, PaO$_2$ 102 mmHg, PaCO$_2$ 35 mmHg, HCO$_3^-$ 22 mEq/L
心電図　T波増高

Q1 この患者の病態で正しいのはどれか．
a. K 摂取不足
b. FE$_K$ 高値
c. TTKG 高値
d. アニオンギャップ正常
e. 偽性高カリウム血症

Q2 この疾患の病態形成に関与していないチャネル，酵素はどれか．
a. AQP4
b. ENaC
c. WNK1
d. WNK4
e. ROMK

問題 21
■症例：62歳男性．肺癌で呼吸器内科に通院中，数日前からの嘔気，嘔吐，食欲不振を主訴に来院．
■身体所見：身長 165cm, 体重 48kg, 血圧 90/58 mmHg, 脈拍 113/分．口腔内および腋窩の乾燥と，頸静脈の虚脱を認める．胸腹部に異常所見なし．
■検査結果：尿蛋白（−），尿潜血（−），尿比重 1.035
Na 133 mEq/L, K 3.4 mEq/L, BUN 48 mg/dL, Cr 1.21 mg/dL, Ca 12.9 mg/dL, P 2.9

問題 26

■症例：72歳女性，独居．5日間38℃前後の発熱が続き，その間はほとんど摂食，水分摂取ができなかった．本朝，娘が訪ねてきて，水分だけでも取ったほうがよいと言われたため，水を少し摂取したところ，強いふらつきを感じ，救急外来を受診した．

■身体所見：意識は清明．臥位にて血圧 136/82 mmHg，脈拍 85/分，座位にて血圧 104/58 mmHg，脈拍 120/分．

Q1 初期輸液として適切でない輸液製剤はどれか．2つ選べ．

a. 生理食塩水
b. 乳酸リンゲル液
c. 1号液
d. 3号液
e. 5％ブドウ糖液

問題 27

■症例：58歳男性．10年前に高血圧（142/88 mmHg）を初めて指摘され3か月間生活習慣の修正に努めたものの十分な降圧が得られないため，カンデサルタン8 mg/日が開始された．その後，アムロジピン5 mg/日も追加されていた．約5年前には2型糖尿病を指摘され，現在SU薬とDPP-4阻害薬を内服している．半年前から尿蛋白を認めるようになっていたが，今回の定期来院時に「最近，家庭血圧が高めで，足がむくみやすい」と訴えた．

■身体所見：診察時血圧 154/90 mmHg（左右差なし），脈拍 72/分，整．両下腿に pitting edema を認める．

■検査結果：尿蛋白（2+）（0.3 g/gCr），尿潜血（-）
Na 139 mEq/L，K 4.4 mEq/L，Cl 106 mEq/L，BUN 21.2 mg/dL，Cr 1.6 mg/dL（eGFR 48 mL/分/1.73 m^2），FBS 132 mg/dL，HbA1c（NGSP）6.8％ Ca 10.0 mg/dL，P 3.2 mg/dL

Q1 この患者に投与する利尿薬として最も適切なものはどれか．

Q2 この患者に投与する利尿薬として不適切なものはどれか．

a. ヒドロクロロチアジド
b. アゾセミド
c. フロセミド
d. エプレレノン
e. スピロノラクトン

問題 28

■症例：48歳男性．両側上下肢の筋力が低下して来院．高血圧を指摘されていたが放置していた．

■身体所見：身長 174 cm，体重 80 kg，体温 36.5℃，脈拍 80/分，血圧 182/106 mmHg．

■検査結果：Na 142 mEq/L，K 2.9 mEq/L，Cl 103 mEq/L，BUN 17.5 mg/dL，Cr 0.9 mg/dL，FBS 118 mg/dL
ACTH 38 pg/mL（7～60），コルチゾール 9.7 μg/dL（5.2～12.6），FT$_4$ 1.6 ng/dL（0.8～2.2），TSH 2.0 μU/mL（0.2～4.0），アルドステロン 18 ng/dL（5～10），血漿レニン活性 0.4 ng/mL（1.2～2.5）（　）内は基準値．
腹部単純CT　右副腎に直径1 cmの腫瘤性病変を認める．

Q1 診断に必要な検査はどれか．

a. 水負荷試験
b. CRH負荷試験
c. 立位負荷試験
d. デキサメタゾン抑制試験
e. TRH負荷試験

Q2 この患者の治療に最も適した薬剤はどれか．

a. α受容体遮断薬
b. β受容体遮断薬
c. アンジオテンシン変換酵素（ACE）阻害薬

d. エプレレノン
e. サイアザイド系利尿薬

問題 29

■ 症例：生来健康な 1 歳女児．病前体重は 10 kg．1 週間前から胃腸炎症状があり，経口摂取不良，活気不良のため救急外来受診．来院時体重 9.0 kg．頻脈および末梢循環不全を認め生理食塩水 100 mL が急速投与された．その後，来院時の血清 Na 濃度が 128 mEq/L と判明した．初期輸液にて循環動態は改善している．

Q1 来院時の欠乏水分量，欠乏 Na 量は次のうちどれが適切か．1 つ選べ．

a. 欠乏水分量 500 mL，欠乏 Na 量 72 mEq
b. 欠乏水分量 1,000 mL，欠乏 Na 量 72 mEq
c. 欠乏水分量 1,000 mL，欠乏 Na 量 212 mEq
d. 欠乏水分量 1,000 mL，欠乏 Na 量 424 mEq
e. 欠乏水分量 1,500 mL，欠乏 Na 量 424 mEq

Q2 次の 24 時間における輸液計画で最も適切なものはどれか．1 つ選べ．

a. Na 35 mEq/L，K 20 mEq/L の低張輸液製剤を使用する
b. Na 135 mEq/L，K 20 mEq/L の等張輸液製剤を使用する
c. 生理食塩水を使用する
d. 3％食塩水を使用する
e. 5％ブドウ糖を使用する

問題 30

■ 症例：76 歳男性．悪心・嘔吐，頭痛のため救急外来に搬送された．患者は 20 年来，統合失調症の内服治療中であり，数日前より悪心，頭痛があり食事摂取不良となっていたという．救急搬送時に意識混濁あり，先行する発熱，上気道感染症状などはなかった．

■ 身体所見：血圧 120/75 mmHg，脈拍 85/分，体温 36.2℃．失見当識あり発語は不明瞭．貧血，黄疸なし．項部硬直なし．呼吸音清，心音異常なし．肋骨弓下に肝を 1 ～ 2 横指触知．四肢末梢に浮腫なし．四肢筋力低下なし，腱反射に左右差なく，病的反射なし．皮膚ツルゴール正常．

■ 検査所見：尿 pH 6.5，尿比重 1.016，尿蛋白 (−)，尿糖 (−)，尿浸透圧 400 mOsm/kgH$_2$O
Na 120 mEq/L，K 3.4 mEq/L，Cl 84 mEq/L，BUN 6.2 mg/dL，Cr 0.4 mg/dL，TP 7.2 g/dL，Alb 3.6 g/dL，TC 180 mg/dL，血漿浸透圧 260 mOsm/kgH$_2$O
超音波　IVC 径 16 mm/10 mm，腹水なし．

Q1 この患者の低ナトリウム血症の原因として考えられるのはどれか．1 つ選べ．

a. 心因性多飲症
b. ADH 分泌不適合症候群
c. 細胞外液喪失
d. 肝硬変
e. 心不全

Q2 この患者の管理方針につき，優先度の最も低いものはどれか．1 つ選べ．

a. 水分制限
b. 経口食塩摂取
c. 生活状況の確認
d. 内服薬剤の確認
e. 乳酸リンゲル液の輸液

解答と解説

一般問題

問題1　正解：c

　バソプレシンは視床下部の視索上核や室傍核で産生され，視床下部下垂体軸を通って下垂体後葉にプールされる．浸透圧刺激や圧，容量刺激により下垂体後葉から分泌される．中枢性尿崩症はこれらのいずれかの部位に障害があると発症する．リンパ球性下垂体炎や脳腫瘍に続発して起きるもののほか，特発性も多い．下垂体前葉機能低下などの副腎皮質機能低下を伴う場合は多尿を呈さない場合もあり，仮面尿崩症といわれる．中枢性尿崩症ではしばしば高ナトリウム血症を認めるが，これは飲水できる量を超えて多尿であったり，脳手術等で渇感の障害が生じた場合であり，尿量の分を十分に飲水できれば必ずしも高ナトリウム血症にはならない．水制限などにより尿浸透圧が上昇する条件においても尿崩症では尿浸透圧は常に血漿浸透圧を上回らない．バソプレシンが腎臓で効果を発揮しない集合管の障害や V_2 受容体，アクアポリンの異常に起因する尿崩症を腎性尿崩症というが，この鑑別にはデスモプレシンやピトレシン®などバソプレシンのアナログに対する反応性で行われる．中枢性尿崩症ではデスモプレシンで尿浸透圧は上昇し，しばしば脳MRIで下垂体後葉の高輝度が消失する．

問題2　正解：b, c

　尿中Na排泄の調節は，有効な体液量が減少した場合に生じる．選択肢の中で有効な体液量が減少しているものはb, cである．bは腎外性の体液喪失であり，腎は適切に作用し体液を保持するように働き，結果，尿中Na濃度は低値となる．cは臨床所見上，浮腫などとして体液増加状態を示すが，腎からの蛋白の漏出により血管内の有効な体液量は減少した状態となっている．よって，体液量を保持しようと腎においてNa再吸収が促進される．

　他の選択肢をみると，aの慢性腎不全では水分排泄機能低下や尿細管でのNa再吸収力の低下が起こり，尿中のNa濃度は一般に高いと考えられる．MRHEは，高齢者におけるレニン-アンジオテンシン系の反応低下のため，腎におけるNa保持をうまくできず，代わりにADH分泌が亢進しているという病態である．概念から考えても，尿中のNa濃度は上昇していることが想像できる．最後に，SIADHでは不適切にADHが作用している病態であり，Na調節機能には異常がないため，尿中Na濃度は高くなる．

問題3　正解：c

　慢性腎不全による高カリウム血症である．まず，臨床の現場では，心電図の記録が不可欠である．大まかな心電図の波形変化と血清K濃度の関係は記憶すべきである．ここで，重要なポイントは致死的な不整脈予見，すなわち，心筋易刺激性が高まった状態の把握である．心電図QRS幅の開大は，そのアラームサインであり，心筋組織の興奮性に対する膜の安定化をはかることが最優先される．カルシウムを経静脈的に投与することにより心毒性に拮抗することが期待できる．同時に血液透析の準備を行い，直ちに透析を開始すべきである．

問題4　正解：c

　1の低血圧は，輸血などによって発症した急激な低カルシウム血症の際にみられる．低カルシウム血症による心収縮力の低下やうっ血性心不全の報告もある．2の消化性潰瘍はまれではあるが，高カルシウム血症において認めることがある．低カルシウム血症でよくみられる心電図異常はQT延長，徐脈であり，3のQT短縮ではない．また，低カルシウム血症では4のテタニーのほか，けいれん，手足のしびれといった神経筋症状が認められる．5のTrousseau's sign とは，腕に血圧計などを巻いて圧迫し，手根部のスパズムを惹起することである．低カルシウム血症では，手首屈曲，母指内転，手指関節屈曲などがみられ，筋肉の易興奮性の所見である．

問題5　正解：b, e

× a. Mg は 99％が細胞内に存在する．
○ b. Mg は主に腎臓から排泄される．
× c. 高カルシウム血症は Mg の再吸収を抑制する．
× d. Mg の再吸収は主に Henle ループ上行脚で行われる．
○ e. Mg 排泄率（FE_{Mg}）が 2％以上なら腎性の低マグネシウム血症を考慮する．

問題6　正解：a

Na^+ 以外の陽イオン（K^+，Ca^{2+}，Mg^{2+} など）を UC（unmeasured cations），Cl^- と HCO_3^- 以外の陰イオン（SO_4^{2-}，$H_2PO_4^-$，HPO_4^{2-}，蛋白など）を UA（unmeasured anions）とすると以下の式が成り立つ．
$[Na^+]+[UC]=[Cl^-]+[HCO_3^-]+[UA]$
アニオンギャップ（AG）＝$[UA]-[UC]=[Na^+]-([Cl^-]+[HCO_3^-])$

陰性に荷電している血清アルブミン（Alb）値が低下すると UA も低下するため，AG の正常値は低下する．Alb が 1.0 mg/dL 低下すると，AG の正常値は 2.5～3.0 mEq/L 低下する．

高度の腎不全や乳酸アシドーシスでは不揮発性酸が蓄積するため，UA が増加し AG が増大する．一方，尿細管性アシドーシスや下痢に伴うアシドーシスでは，Cl^- が不足した HCO_3^- を補うため AG は正常値を保つ．

問題7　正解：d

腎機能が正常であっても，HCO_3^- の尿細管再吸収量には限度がある．血漿 HCO_3^- 濃度が 24 mEq/L までの場合は，糸球体で濾過された HCO_3^- は再吸収され尿中には排泄されない．一方，24 mEq/L 以上の場合はそれ以上の再吸収は行われず，尿中に排泄されるようになる．ループ利尿薬の投与時や輸血時には代謝性アルカローシスの出現に注意する必要がある．高度の代謝性アルカローシスでは脱力感，意識障害，けいれん，不整脈などがみられる．高度の代謝性アルカローシスに対して塩酸を投与することがあるが，その際は必ず中心静脈から投与する．

問題8　正解：c, e

× a. Henderson-Hasselbalch の式より血中 pH は血液中の炭酸ガス分圧と重炭酸イオン濃度により規定される．
× b. アシデミアとアルカレミアは血液中の血中 pH（水素イオン濃度）により決まるため，必ずどちらか一方となる．
○ c. 病態を表すアシドーシス，アルカローシスはいくつも合併しうる．
× d. 補正 HCO_3^- は，アニオンギャップが正常であると仮定した場合の重炭酸イオン濃度の予測値である．AG 上昇分（ΔAG）＋重炭酸イオン濃度実測値，で定義されるが，これは Na－Cl－AG 基準値（12）のように変形することができ，実は血液ガスデータは必要ではない．
○ e. Na－Cl>40 では補正 HCO_3^- 28mEq/L 以上となり，代謝性アルカローシスが必ず合併しているはずである．

問題9　正解：c

a, d, e（×）．近位尿細管（PT）は，糸球体濾液の大半を非調節性に・ほぼ等張性に再吸収する．そのため，細胞外液の主要な浸透圧成分（Na^+，Cl^-）や能動輸送体をもたない K^+ は，PT での溶液移動量（再吸収量）にほぼ等しい（約2/3*）．b（×），c（○）．一方，二次性能動輸送体で直接的に輸送されるグルコース・アミノ酸の再吸収率はほぼ100％，Na^+/H^+ 交換輸送と CO_2 の拡散で間接的に能動輸送される HCO_3^- は約90％である．

*約2/3：Cl⁻の再吸収率は，HCO₃⁻の再吸収率が高いために低下したアニオンを補うため，代償性に2/3よりやや低い（約60％）．

問題10　正解：d

Henleループの機能は，腎髄質部の対向流増幅系を利用した尿濃縮である．この濃縮能は，NKCC2（Na⁺-K⁺-2Cl⁻共輸送体）による能動的NaCl輸送と管腔膜の低い水透過性による希釈尿生成が基本である．この設問は，「間質における皮質髄質浸透圧勾配の形成が，尿濃縮のための第一歩である」ことの理解を問うている．

× a. 管腔膜の水透過性が低いので，濾液はほとんど再吸収されない．
× b. 同様の理由で，管内液は希釈される．
× c. 管腔膜Kチャネルは，K分泌路ではなく，Kリサイクル路である．管腔膜Kチャネルの異常は管腔内負電位を低下させ，細胞間輸送で再吸収されるKが減り，尿中K排泄は増加する．
○ d. 管腔膜Kチャネルの異常は，NKCC2に供給されるKを不足させ，NKCC2の機能低下を引き起こす．つまり，間質へのNaCl再吸収を低下させる．
× e. 管腔膜Kチャネルの異常は管腔内負電位を低下させ，細胞間輸送で再吸収されるCaが減り，尿中Ca排泄は増加する．これに対し，遠位曲尿細管（DCT）のサイアザイド感受性NCC（Na⁺-Cl⁻共輸送体）異常（Gitelman症候群）は，Ca再吸収が亢進し，低カルシウム尿症になる．

問題11　正解：c

浮腫が成立するためには，(a)血管内から組織間隙への細胞外液の移動，(b)腎によるNaおよび水の貯留の2つのステップが必要である．(a)の機序はStarlingの法則で説明される．これに従うと，浮腫がみられるのは，①毛細血管静水圧の上昇，②血漿膠質浸透圧の低下，③間質膠質浸透圧の上昇，④血管透過性の亢進のいずれか，もしくはこれらの重複が生じるときである．さらに，全身性の浮腫の病態が成立するためには（b）の機序も重要である．血管内から組織間質への細胞外液移動による有効循環血漿量および組織灌流量の低下に伴い，レニン-アンジオテンシン-アルドステロン系の亢進，交感神経の活性化や抗利尿ホルモン（ADH）の分泌などが生じる．その結果，腎でのNa・水再吸収を増加するため血漿量は保持されることとなる．腎での再吸収により貯留したNaおよび水は，一部は血管内にとどまり組織灌流圧の維持に寄与するが，一方で（a）の機序が作動している限り間質への水分移動は持続することになるため，結局はさらなる浮腫の増悪をもたらす．動脈圧上昇は浮腫を発症させるいずれの機序にも直接は関与しない．

問題12　正解：e

浮腫の性状には，圧痕性浮腫（pitting edema）と非圧痕性浮腫（non-pitting edema）がある．脛骨前面や足背を親指などで5秒間以上圧迫し，指を離した後も圧痕が残っていれば圧痕性浮腫である．ネフローゼ症候群や肝硬変のような低アルブミン血症と膠質浸透圧低下により生じる浮腫，右心不全のような毛細血管静水圧上昇に基づく浮腫，あるいは特発性浮腫などでは圧痕性浮腫が生じる．一方，甲状腺機能低下症のように間質のムコ多糖類が増加することにより，細胞外マトリックスのゲル構造自体の容積が増加して生じた浮腫は，水の移動が伴っておらず非圧痕性の浮腫となる．

問題13　正解：b，d

p.75の**表2**参照．

問題14　正解：e

サイアザイド系利尿薬にはCa²⁺の排泄抑制効果があり，骨粗鬆症の予防に働く可能性がある．これはサイアザイド系利尿薬が遠位尿細管腔にあるNa⁺-Cl⁻共輸送体を阻害する結果，

細胞内Na^+濃度を維持するために基底膜側に存在する$3Na^+/Ca^{2+}$交換輸送体が亢進するため，尿細管腔からのCa^{2+}再吸収が促進されることによる．日本高血圧学会の『高血圧治療ガイドライン（JSH）2009』でも骨粗鬆症を合併する高齢高血圧患者にはサイアザイド系利尿薬が積極的適応として推奨されている．ただし，ビタミンDやカルシウム製剤を投与されている患者では，サイアザイド系利尿薬により高カルシウム血症が引き起こされる危険があるので注意が必要である．

一方，ループ利尿薬はCa^{2+}の排泄を促進する．Henleループ上行脚ではNa^+-K^+-$2Cl^-$共輸送体を介して電気的に中性を保ちながらK^+が再吸収されるが，いったん再吸収されたK^+がK^+チャネルを介して分泌されて尿細管腔は陽性に荷電する．この陽性荷電が原動力となり，この尿細管部位ではCa^{2+}が細胞間隙を通って再吸収される．したがって，ループ利尿薬でNa^+-K^+-$2Cl^-$共輸送体が抑制されるとCa^{2+}の再吸収が抑制されて低カルシウム血症が引き起こされる．実際，フロセミドは高カルシウム血症の治療に用いられている．K保持性利尿薬も尿中Ca^{2+}排泄を抑制するが，サイアザイド系利尿薬に比較すると軽度である．

問題15　正解：e

SIADHは水利尿が起こるような低浸透圧血症の状態においてもバソプレシンが抑制されず，尿の最大希釈が生じない病態である．尿浸透圧は上昇し，一般的に100 mOsm/kgH$_2$O以上となる．肺癌などの悪性腫瘍においてバソプレシンが異所性に合成分泌される場合と，肺や中枢神経系の非特異的疾患によりバソプレシンの分泌抑制機能が障害される場合が主である．尿酸値は水分過剰を反映して，血清レニン活性，アルドステロンは循環血漿量増大を反映して低値となる．

問題16　正解：e

Gerigkらはスイスの小児病院に入院した患者103人のうち，73%において入院時にADHの上昇がみられたと報告している（p.109，文献8参照）．急性期や周術期の患者ではADHの分泌が亢進している場合が多い（p.108，表3）．このような患者の維持輸液療法では，Hollidayの式（p.104，表2）をそのまま適用すると自由水過剰による医原性低ナトリウム血症の危険があるため，自由水の再吸収を考慮して投与水分量を少なくする，または自由水を含まない等張輸液製剤を用いる必要がある．

問題17　正解：a, d

問診から得られる情報は重要である．高齢者は，体液調節能が低下しており脱水にも溢水にもなりやすい特徴を有している．合併疾患の有無は，鑑別診断に有用なだけでなく，治療方針決定にも役立つ．また，概して高齢者は内服薬剤が多く，それらによる体液・電解質異常の可能性を常に考えることが重要である．体液組成に関しては，筋肉の減少，脂肪の増加に伴って，細胞内液量は減少している．

臨床問題

問題18　正解　Q1：e，Q2：a

神経学的所見や脳CT上，異常所見を認めず，低ナトリウム血症による意識障害である可能性が高い．本症例のポイントは全身倦怠感，食欲不振があり，空腹感や発汗があったことから低血糖症状が出た可能性がある．嘔気，嘔吐もみられていることから，低ナトリウム血症の鑑別にNaの不足があるか，水の過剰であるかの鑑別が必要である．本症例ではBUN，UAの低下があり，尿中Na濃度の上昇（20 mEq/L以上）があることから水過剰であると判断できる．上記症状（低血糖，低血圧，食欲不振，嘔気，嘔吐）から考えると副腎皮質機能低下症が疑われる．好酸球が増加しているのも副腎皮質機能低下症で矛盾しない．

Addison 病との鑑別は何か？ Addison 病では鉱質コルチコイドも同時に不足するため，一般には循環血漿量低下の所見が認められる．脱水との鑑別がしばしば難しい場合もあるが，意識障害がない場合は生理食塩水の補液で様子をみて有用な場合がある．生理食塩水 500 mL を2 時間程度で補液し血清 Na 濃度の上昇が認められれば脱水症の可能性が高く，水利尿不全による水過剰の場合は血清 Na 濃度は変わらないか逆に下がる場合もある．血糖の上昇を目指し，ブドウ糖液や低張液を補液したくなるが，意識障害がある場合，これ以上に低ナトリウム血症が進行すると致死的である場合もあり，不適切である．したがって意識障害がある場合には高張食塩水にフロセミドをしばしば用い，血清 Na 濃度のすみやかな是正が必要である．しかしながら，この際，血清 Na 濃度の急上昇による延髄脱髄症候群に注意を要し，1 時間あたり 1 mEq/L，1 日 8 mEq/L の上昇にとどめるべきである．意識障害に対しては通常 1～2 mEq/L の上昇で改善がみられることから，これ以上の上昇で意識障害が改善しない場合は，低ナトリウム血症以外の意識障害の再度鑑別が必要である．

甲状腺機能低下症を疑ったとしても心不全がない限り，確定診断がついてからで十分であり，しかも下垂体機能低下症に甲状腺機能低下症が合併した場合，甲状腺ホルモンの投与は心負荷となるため，ステロイドの補充前に投与すべきではない．本症例ではステロイドの補充が必要である．

なぜ下垂体機能低下症になったのか．本症例では第 2 子出産時に出血していることから下垂体卒中を起こし，いわゆる Sheehan 症候群による下垂体機能低下症の可能性が高い．その程度により必ずしもすぐに症状が出るわけではなく，加齢による下垂体機能低下や副腎皮質機能低下も影響した可能性がある．また，農作業によるストレスが相対的にステロイド不足になった可能性もある．このような症例にはヒドロコルチゾン 100 mg 程度の投与で症状改善することが多い．内分泌機能検査では ACTH が正常範囲に入っているが，血清コルチゾールが低値にもかかわらず増加していないことが下垂体機能低下症を示唆する．本症例は副腎皮質機能の低下があり，厳密には SIADH と診断しにくいが，Addison 病とは異なり，SIADH と病態は近い．CRH とバソプレシンは室傍核で同じ細胞から分泌されており，ACTH の低下は CRH の増加とともにバソプレシンの不適切な分泌を生じてしまう．

問題 19　正解　Q1：d，e，Q2：c

Q1 若い女性の訴えで，全体から異常として認められるのは，倦怠感などの症状と軽度の低蛋白血症，低ナトリウム血症である．低ナトリウム血症は，血糖値（BS）や BUN の上昇がみられないことから，おそらくは真性の低ナトリウム血症と推測する．次に，体液量の評価を行うと，皮膚乾燥のないことや，血圧の低下や頻脈もみられないことから明らかな脱水所見はみられない．また，浮腫や高血圧などもなく，著明な体液増加を示す所見もない．残ったのは体液量正常タイプの低ナトリウム血症であり，ここからはさらなる検査を要する．

選択肢の中では，解釈に合致しない病態として尿崩症と甲状腺機能低下症，うっ血性心不全が考えられる．尿崩症は ADH の作用不足のため，多量の尿が排出され，結果，高ナトリウム血症となるため合致しない．次に，低ナトリウム血症をきたすほどのうっ血性心不全であれば，浮腫や呼吸苦などの心不全症状を認めると想定され，これも合致しない．甲状腺機能低下症は皮膚乾燥や下肢浮腫などがみられる病態であり，臨床症状から合致しない．その他の選択肢は，体液量正常タイプの低ナトリウム血症であり，上記検査値のみでは必ずしも除外することはできない．肺癌は年齢としては多くはないものの，年齢のみで除外は難しく，SIADH を起こす疾患の代表的な例である．心因性多飲は身体所見

や検査所見からは最も考えやすいと思われ，飲水量や1日の排尿回数などを聞くことが重要となるだろう．

Q2 血清 Na 濃度は 123 mEq/L であり，尿中の Na と K 排泄量から今後の Na 濃度の推移を予測する．〔血清 Na 濃度－(尿中 Na 濃度＋尿中 K 濃度)〕を使って考えると，〔123－(35＋20)〕＝68＞0 となる．水分（または低張液や等張液）の過剰摂取（投与）をしなければ，血清 Na 濃度は上昇していくと判断できる．この症例では脱水状態はきたしておらず，体内で Na に比して水分が過剰になっていると推察し，多量の尿と低ナトリウム血症があることから，排泄される分は飲んでいると予測される．この状態でどの種類であろうと単に点滴しても，病態の改善にはつながらない．また，塩分の喪失ではないため，塩分摂取を行うことも意味がない．計算からも飲水制限を行えば，自然と血清 Na 濃度は上昇していくと予想され，答えは c の飲水制限である．

問題20 正解 Q1：d，Q2：a

心電図所見で高カリウム血症によるT波の増高を認め偽性高カリウム血症は否定される．FE_K は低値（約 4.3％），TTKG も低く（5.9），明らかに腎性に原因を求めることを示唆する．この時点で，カリウム摂取不足は関与していないといえる．アニオンギャップは正常で，代謝性アシドーシスを認める．

偽性低アルドステロン症Ⅱ型は別名 Gordon 症候群ともいわれる．常染色体優性の遺伝形式で，高血圧，高カリウム血症，高 Cl 性代謝性アシドーシスを呈する症候群である．本文中（p.20）でも記述したように WNK1,4 のリン酸化酵素異常から，遠位尿細管での NCC の機能亢進により Na の再吸収が亢進し高血圧に至る．そのため，CCD での ENaC による Na 再吸収が低下し，ROMK からの K 分泌も低下する病態である．

問題21 正解 Q1：b，Q2：a

Q1 悪性腫瘍による高カルシウム血症の原因としては，副甲状腺ホルモン関連ペプチド（PTHrP）による humoral hypercalcemia of malignancy（HHM）と，骨転移により局所的に骨の破壊が起こる local osteolytic hypercalcemia（LOH）がある．前者は，扁平上皮癌（頭頸部癌，食道癌，肺癌，皮膚癌など）や乳癌，子宮癌，腎尿路系腫瘍，成人 T 細胞白血病/リンパ腫に多い．PTHrP は，PTH 受容体とある程度の親和性をもち，PTH 同様骨吸収の亢進と，腎尿細管での Ca 再吸収を亢進させ，高カルシウム血症を呈する．後者は，多発性骨髄腫や乳癌，前立腺癌などに多いとされ，骨破壊や溶骨性の骨転移により高カルシウム血症をきたす．本症例では，肺癌による PTHrP 産生によって高カルシウム血症となった可能性が考えられる．実測の血清 Ca 濃度は 12.9 mg/dL であるが，Alb が 2.0 g/dL と低アルブミン血症であり，補正 Ca 値を計算すると 14.9 mg/dL で中等度以上の高カルシウム血症である．

Q2 補正 Ca 値は 14.9 mg/dL で，嘔気・嘔吐・食欲不振などの消化器症状を認めている．頻脈や口腔内乾燥，腋窩の乾燥，さらに頸静脈の虚脱など循環血漿量減少の所見も同時に呈している．高カルシウム血症による経口摂取低下と尿濃縮力障害により体液量減少となっていると考えられる．普段の血圧は不明であるが，血圧 90/58 mmHg と低下傾向にあり，生理食塩水による積極的な補液が必要である．

ビスホスホネートは，破骨細胞による骨吸収を阻害し強い骨吸収抑制作用を有する．高カルシウム血症の治療薬の一つであるが，効果発現に数日を要するため，初期対応としては不向きである．ループ利尿薬は，腎からの Ca 排泄促進を目的に投与される場合があるが，体液量の補正が優先される．ステロイドは，慢性肉芽腫性疾患において $1,25(OH)_2D$ を減少させる作用がある．本症例での適応はない．血液透析は，

高度の高カルシウム血症の症例や症候性の高カルシウム血症で，緊急に Ca を下げる必要のある場合などに検討する．

問題 22　正解　Q1：a, c, Q2：a, c

本症例は低カリウム血症による脱力を主訴に来院した成人女性で血圧上昇は認めない．高血圧を伴わない低カリウム血症の鑑別は摂食障害，偽性 Bartter 症候群，Bartter 症候群，Gitelman 症候群などである．本症例は思春期以降に発症しており，低マグネシウム血症を認め尿中 Ca 排泄が減少していることから Gitelman 症候群を考える．最終的には最大水利尿時のサイアザイド反応性が著しく低下していることで確定診断が行われる．さらに遺伝子診断により Na^+-Cl^- 共輸送体（NCC）の遺伝子変異が確認されれば確実であるが変異を見出せない症例も半数近くある．

Q1
- ○ a. Gitelman 症候群では末期腎不全に至ることはまれである．
- × b. Gitelman 症候群では低マグネシウム血症によるテタニーか低カリウム血症による脱力を初発症状として発症するのが一般的である．
- ○ c. Gitelman 症候群では高血圧を伴わない低カリウム血症を呈する．
- × d. Gitelman 症候群ではサイアザイド反応性が著しく低下する．
- × e. Gitelman 症候群では代謝性アルカローシスを呈する．

Q2
- ○ a. マグネシウム製剤
- × b. サイアザイド系利尿薬
- ○ c. スピロノラクトン
- × d. カルシウム製剤
- × e. ループ利尿薬

問題 23　正解　Q1：b, Q2：a, d

Q1 酸塩基平衡の鑑別ステップを示す．
ステップ 1：pH 7.20 でありアシデミアがある．
ステップ 2：本症例のアシデミアは HCO_3^- が低下しており，代謝性アシドーシスにより生じたものと考えられる．
ステップ 3：アニオンギャップ（AG）を計算する．
AG = 140 − (100 + 8) = 32 mEq/L
と高値である．
ステップ 4：代謝性アシドーシスにおける代償性の PCO_2 低下（ΔPCO_2）は
ΔPCO_2(mmHg) = (1 〜 1.3) × ΔHCO_3 (mEq/L) = (1 〜 1.3) × (24 − 8) = 16 〜 20.8 となる．呼吸機能が正常であれば，
PCO_2 = 40 − (16 〜 20.8) = 19.2 〜 24 mmHg
となる．本症例では PCO_2 23 mmHg であり予想範囲内となる．
ステップ 5：AG 高値の代謝性アシドーシスと診断される．呼吸性代償は予想範囲内にある．

Q2 糖尿病性ケトアシドーシス（DKA）の治療は，インスリン投与，脱水補正（DKA では 3 〜 6L の体液が喪失する），電解質補正を行う．インスリン投与に伴い血清 K 値が低下するため，カリウム製剤の補充を併用する．また，脱水の補正とインスリン投与によりアシドーシスは改善するため，pH 7.00 以上では炭酸水素ナトリウムの投与は行わない．

問題 24　正解　Q1：b, Q2：d

動脈血液ガス分析の結果より pH が 7.45 以上であることからアルカレミアであると判断される．HCO_3^-，$PaCO_2$ ともに高値であり，代謝性アルカローシスが存在すると考えられる．予測される代償性の $PaCO_2$ の上昇は (0.5 〜 1.0) × Δ(HCO_3^-) = (0.5 〜 1.0) × (32 − 24) = 4 〜 8 であり，本症例における $PaCO_2$ の増加は正常の範囲内であり，呼吸性アシドーシスはないと判断される．

代謝性アルカローシスの鑑別では，腎機能低下はなく，皮膚ツルゴールの低下から循環血漿量の低下が疑われ，尿中 Cl 濃度が低値であることから，利尿薬の服用や Bartter 症候群ではなく，胃液喪失が疑われる．循環血漿量の低下により血漿アルドステロン値は高値を示す．胃液喪失の原因となるような嘔吐の有無などについての情報を収集して根本的な解決を講じる必要があるが，急性期治療としては NaCl の点滴やプロトンポンプ抑制薬の効果が期待できる．

問題 25　正解　Q1：e，Q2：b, d

Q1 pH 7.22 よりアシデミアがあり，その原因は $HCO_3^- < 24$，$PCO_2 < 40$ より代謝性アシドーシスである．呼吸性の代償を計算すると，予想される $PCO_2 = 40 - (1〜1.3) \times (24 - 15) = 28〜31$ であるが，実際は PCO_2 38 mmHg なので呼吸性アシドーシスもあるといえる．

AG は AG = 142 - 96 - 15 = 31 と大幅に増加しており，AG 増加型代謝性アシドーシスがある．ここで補正 $HCO_3^- = 15 + \Delta AG = 15 + (31 - 12) = 34$ mEq/L となり，代謝性アルカローシスも合併していることがわかる．以上から，呼吸性アルカローシスのみ合致せず，設問に対しては e が正解となる．

Q2 この患者の酸塩基異常をまとめると，①アニオンギャップ上昇型代謝性アシドーシス，②代謝性アルカローシス，③呼吸性アシドーシスの混合性異常と考えられる．このうち，①はショックによる乳酸アシドーシスの可能性が高く，②については，尿生化学所見で Cl 値が低いことも考慮すると，脱水と嘔吐によるものと推測がつく．治療としては，pH 7.22 程度であれば積極的に重曹を補給する必要はなく，逆に乳酸アシドーシス治療後に代謝性アルカローシスを残してしまうことになる．嘔吐による Cl 欠乏があると考えられるため，生理食塩水投与により循環血液量と Cl の補充をすることが重要である．ショック状態であるため，当然昇圧薬の使用は優先すべきである．したがって，正解は b, d となる．インスリン投与は糖尿病性ケトアシドーシスの時，血液透析は尿毒症の時に行われるが，本例では適当でない．

問題 26　正解：d, e

発熱や飲水ができなかったという病歴および起立性低血圧より細胞外液欠乏の脱水が疑われるので，細胞外液補充液である生理食塩水，乳酸リンゲル液，もしくは 1 号液が適切である．

問題 27　正解　Q1：a，Q2：d

糖尿病合併高血圧患者であり，RAS 阻害薬は必須である．さらにカルシウム拮抗薬も追加されている．半年前から尿蛋白が陽性持続していることより CKD と診断できるが，浮腫と腎機能障害を認めることから降圧には利尿薬の追加が有効と考えられる（尿蛋白量がもっと多い場合は，RAS 阻害薬の増量も考慮すべきであるが）．eGFR ≧ 30 の場合に降圧を目的として使用する利尿薬はサイアザイド系利尿薬が基本となる．血圧よりも浮腫のコントロールが主体の場合や eGFR < 30 の場合にはループ利尿薬の投与を考慮する．その場合，腎機能が正常の場合にはアゾセミドなどの長時間作用型ループ利尿薬が基本だが，腎機能が低下している場合や尿蛋白が多い場合にはフロセミドを必要とすることも多い．本症例では腎機能障害の原因が糖尿病性腎症か腎硬化症か不明であるが，いずれにせよ eGFR < 50 でありエプレレノンは禁忌となる．糖尿病性腎症で ARB を投与中にもかかわらず尿蛋白が多い症例のなかには，スピロノラクトンを追加投与することで尿蛋白が著明に減少する症例がある．このような症例ではアルドステロン・ブレイクスルー現象を疑い，RAS 阻害薬の効果を再考する必要がある．

問題 28　正解　Q1：c，Q2：d

二次性高血圧症の診断，治療を問うている．鑑別診断として，Cushing 症候群は ACTH-コ

ルチゾールが正常であることから否定され，腎血管性高血圧は血中K濃度とレニン活性低値から否定的である．脱力感が低カリウム血症によることを疑い，低レニン性高アルドステロン症であることから原発性アルドステロン症を考える．右副腎に直径1 cmの腫瘍性病変を認めることからアルドステロン産生腫瘍によるものが疑われる．腺腫であれば手術摘出，過形成であれば薬物療法と治療が異なるため，両者を鑑別する検査を選択する．

Q1 水負荷試験はSIADHや特発性浮腫で行われる．CRH負荷試験はCushing症候群や下垂体機能低下症の診断に行われる．立位負荷試験は原発性アルドステロン症が腺腫によるか過形成によるかの鑑別に行われる．デキサメタゾン抑制試験はCushing症候群の診断に用いられる．TRH負荷試験は甲状腺刺激ホルモン（TSH），プロラクチン（PRL）の分泌能をみる検査である．

Q2 アルドステロン過剰による低カリウム血症を認めており，抗アルドステロン作用，K保持作用をもつ降圧薬を選択する．α受容体遮断薬，β受容体遮断薬にはK保持作用がない．サイアザイド系降圧利尿薬は低カリウム血症をきたすため禁忌となる．レニン-アンジオテンシン系はアルドステロンによりフィードバック抑制を受けているため，ACE阻害薬は第一選択とならない．

問題29　正解　Q1：c，Q2：b

Q1 p.106，図2を参照する．体重減少率から欠乏水分量を求め，欠乏Na量は等張性の体液中の欠乏Na量と自由水貯留による相対的な欠乏Na量の和より求める．

・欠乏水分量（L）= 10 − 9 = 1…式①
・等張性の体液中の欠乏Na量（mEq）=
　　140 × 1 = 140…式②
・相対的欠乏Na量（mEq）=
　　（140 − 128）× 10 × 0.6 = 72…式③
・総欠乏Na量（mEq）= 140 + 72 = 212

Q2 維持輸液と欠乏量に対する補充輸液から，初期輸液後の輸液計画を立てる．ただし，初期輸液ですでに投与されている分を差し引く．

■初期輸液
・投与水分量（L）= 0.1
・投与Na量（mEq）= 154 × 0.1 = 15.4
■維持輸液（p.104，**表2**より）
・維持水分量（mL）= 100 × 10 = 1,000
・維持Na量（mEq）= 3 × 10 = 30
・維持K量（mEq）= 2 × 10 = 20
よって，
■投与量
・投与水分量（L）= 1 + 1 − 0.1 = 1.9
・投与Na量（mEq）= 212 + 30 − 15.4 = 226.6
・投与K量（mEq）= 20
となる．

本症例は胃腸炎患者であり，ADHの分泌亢進が予想される（p.108，**表3**）ため，Hollidayが提唱したように維持水分量を2/3に減らす（p.109，文献9参照）と，

・維持水分量（mL）= 100 × 10 × 2/3 ≒ 600

となり

・投与水分量（L）= 1 + 0.6 − 0.1 = 1.5

となる．投与電解質量は変わらないので，これはNa 151 mEq/L，K 13 mEq/Lの輸液製剤となり，市販のリンゲル液とほぼ等しくなる．

ただし，これらの輸液計画は治療の出発点にすぎず，輸液療法におけるすべての計算は概算であり，治療中の患者をモニターすることが重要である．

問題30　正解　Q1：b，Q2：e

Q1 低ナトリウム血症では血漿浸透圧の値から高張性，低張性，等張性低ナトリウム血症に分類されるが，本症例では高張性，等張性を示唆する所見は認めない．低ナトリウム血症の大部分を占める低張性低ナトリウム血症では，患者

の細胞外液量の評価を行うことが重要だが，本症例は細胞外液に大きな変化のない低張性低ナトリウム血症であると判断できる．

　統合失調症などの精神疾患では，しばしば心因性多飲を合併することが知られているが，この患者の尿比重は1.016と低値ではなく，血漿浸透圧＜尿浸透圧であり自由水排泄障害のある病態と解釈できる．以上より，心因性多飲は否定的であり，SIADHが最も疑われる．内服薬剤の記載はないが，たとえばフェノチアジン系抗精神病薬はSIADHの誘因となるため，内服薬剤の確認は重要である．

Q2 SIADHの治療に際して，まず，原因精査（肺癌をはじめとした悪性腫瘍の有無，内服薬剤の確認）は重要である．そして，食事摂取状況を含めた生活状況の確認も有用である．低ナトリウム血症の補正に関しては，水分制限を原則として，状況に応じて経口食塩摂取も併用される．本症例では，細胞外液量の低下はなく，低張性低ナトリウム血症に対する乳酸リンゲル液（130 mEq/L）補充は推奨されない．

お役立ち情報

関連学会ホームページ

- 日本腎臓学会　　　　　　http://www.jsn.or.jp/
- 日本内科学会　　　　　　http://www.naika.or.jp/
- 日本透析医学会　　　　　http://www.jsdt.or.jp/
- 日本臨床検査医学会　　　http://www.jslm.org/
- 日本循環器学会　　　　　http://www.j-circ.or.jp/
- 日本消化器病学会　　　　http://www.jsge.or.jp/
- 日本内分泌学会　　　　　http://square.umin.ac.jp/endocrine/
- 日本呼吸器学会　　　　　http://www.jrs.or.jp/
- 日本麻酔科学会　　　　　http://www.anesth.or.jp/
- 日本小児腎臓病学会　　　http://www.jspn.jp/
- 日本臨床化学会　　　　　http://www.jscc-jp.gr.jp/
- 日本人工臓器学会　　　　http://www.jsao.org/
- 日本腎不全看護学会　　　http://ja-nn.jp/
- 日本腹膜透析医学会　　　http://www.jspd.jp/
- 日本腎臓病薬物療法学会　http://jsnp.kenkyuukai.jp/
- 腎不全研究会　　　　　　http://www.mtz.co.jp/renal/
- 日本高血圧学会　　　　　http://www.jpnsh.org/
- アメリカ腎臓学会（American Society of Nephrology）
　　　　　　　　　　　　　http://www.asn-online.org/
- 国際腎臓学会（International Society of Nephrology）
　　　　　　　　　　　　　http://www.theisn.org/

インターネットで入手できる関連のガイドライン

- 『麻酔薬および麻酔関連薬使用ガイドライン 第3版』「VII　輸液・電解質液」(日本麻酔科学会)
  http://www.anesth.or.jp/guide/pdf/publication4-7_20121106.pdf

- 『終末期癌患者に対する輸液療法のガイドライン 第1版』(日本緩和医療学会「終末期における輸液治療に関するガイドライン作成委員会」,厚生労働科学研究「第3次がん総合戦略研究事業　QOL向上のための各種患者支援プログラムの開発研究」班)
  http://www.jspm.ne.jp/guidelines/glhyd/glhyd01.pdf

認定医・専門医向けのインターネットページ

- 腎臓専門医向け情報　……………………　http://www.jsn.or.jp/specialist/
- 認定内科医,総合内科専門医向け情報　……　http://www.naika.or.jp/nintei/nintei_top.html
- 透析専門医向け情報　……………………　http://www.jsdt.or.jp/specialist/

輸液・電解質を学ぶうえで役立つ書籍

- 聖路加国際病院内科チーフレジデント編.『内科レジデントの鉄則 第2版』. 医学書院, 2012.

- 日本腎臓学会編. 今井裕一監修.『腎臓病セルフアセスメント 問題と解説2012』. 東京医学社, 2012.

- 柴垣有吾. 深川雅史監修.『より理解を深める！体液電解質異常と輸液 改訂3版』. 中外医学社, 2007.

- 黒川　清.『SHORT SEMINARS 水・電解質と酸塩基平衡　step by stepで考える 改訂第2版』. 南江堂, 2004.

Keyword 索引

※各論の解説内容が検索できる索引です．

あ行

悪性症候群	136
アシドーシス	152, 198, 206
アニオンギャップ	168
アルカローシス	154, 156, 166, 208, 210
アルコール	146, 194
アルコール依存症	204
胃亜全摘後	152
意識障害	118, 128, 130, 134, 138, 142, 182, 196, 198
遺伝性塩類喪失性尿細管機能異常症	154
運動後急性腎不全	212
嘔気・嘔吐	172
横紋筋融解症	136, 148

か行

外用薬	174
下垂体	124
家族性低尿酸血症	212
カリウム	146, 148, 152, 158, 192, 194
カルシウム	186, 188
乾癬性紅皮症	174
吃逆	128
急性腎障害	176, 206
急性腎不全	174, 180
筋力低下	194
クラッシュ症候群	164
グリホサート・界面活性剤含有除草剤	162
けいれん	142
けいれん重積	116
血液透析	138, 184, 188
結核	170
ケトーシス	202
ケトン	198
高アンモニア血症	142
高カリウム血症	160, 162, 164
高カルシウム血症	170, 172, 174, 178, 182, 184
高クロール血症	168
高血圧	156, 160
高血糖	198
抗精神病薬	118, 136
高張性脱水	140

高ナトリウム血症	140, 144
高齢者	126, 182
呼吸器疾患	116
骨髄腫	178

さ行

細胞外液量減少	178
サルコイドーシス	170
酸塩基平衡	176
四肢麻痺	150
若年	172
臭化物中毒	168
重症熱傷	144
自由水	140
循環血液量	144
循環血液量減少性ショック	164
消化管機能不全	196
腎機能障害	170
腎機能低下	160
心室細動	146
心停止	162
浸透圧	124
心肺停止	146
腎不全	164
ステロイド	200, 210
全身倦怠感	206
ソフトドリンクケトーシス	200

た行

代謝性アシドーシス	152, 198, 206
代謝性アルカローシス	154, 156, 166, 208, 210
多呼吸	198
脱水	134, 158, 182
脱水症	174
多発骨折	180
蛋白尿	180
中枢性塩類喪失症候群（→ CSWS）	
低栄養	188, 192
低カリウム血症	150, 154, 156
低クロール（血症）	166, 208
低酸素血症	208
低酸素症	214

低ナトリウム血症 ……………… 122, 126, 128, 130,
　　　　　　　　　　　　132, 134, 136, 138
低マグネシウム血症 ……………………………… 154
低リン血症 …………………………………………… 190
テタニー ……………………………………………… 186
電解質異常 …………………………………………… 206
頭蓋咽頭腫 …………………………………………… 202
洞停止 ………………………………………………… 160
糖尿病 …………………………………………… 200, 202
頭部外傷 ………………………………………… 120, 130
動脈血 co-オキシメトリー ……………………… 214

な行

ナトリウム ……………………………… 116, 120, 124
ナトリウム補正 ……………………………………… 116
尿細管性アシドーシス ……………………………… 150
尿中ナトリウム ……………………………………… 142
尿路結石 ………………………………………… 152, 212
認知症 ………………………………………………… 140

は行

肺水腫 ………………………………………………… 118
排泄過剰 ……………………………………………… 124
非ケトン性高浸透圧性昏睡 ………………………… 138
微熱 …………………………………………………… 206
肥満 …………………………………………………… 202
病的骨折 ……………………………………………… 190
副甲状腺機能低下症 ………………………………… 176
副甲状腺ホルモン …………………………………… 172
副作用 ………………………………………………… 210
副腎不全 ……………………………………………… 184
ぶどう膜炎 …………………………………………… 206

ま行

マグネシウム …………………… 146, 186, 188, 192, 194, 196
慢性 …………………………………………………… 124
慢性腎臓病 …………………………………………… 158
慢性腎不全 …………………………………………… 186
ミオグロビン尿 ……………………………………… 164
水中毒 ………………………………………………… 136
メトヘモグロビン血症 ……………………………… 214

や行

薬剤性 …………………………………… 118, 124, 148, 196
薬剤性腎障害 ………………………………………… 176
幽門狭窄 ……………………………………………… 208

ら行

利尿薬 …………………………………………… 166, 210
リン …………………………………………………… 192
レニン-アルドステロン系 ………………………… 156

欧文

ACE 活性 …………………………………………… 170
ACTH 単独欠損症 ………………………………… 128
ADH ………………………………………………… 124
AG 開大型代謝性アシドーシス …………………… 204
AKA ………………………………………………… 204
ARB 合剤 …………………………………………… 160
Ca^{2+} sensing receptor …………………………… 178
CHD ………………………………………………… 162
CSWS …………………………………………… 130, 132
FGF23 ……………………………………………… 190
Gitelman 症候群 …………………………………… 154
GlySH ……………………………………………… 162
MRHE ……………………………………………… 126
NKHC ……………………………………………… 138
PCPS ………………………………………………… 162
PTH ………………………………………………… 172
PTHrP ……………………………………………… 172
RAS 阻害薬 ………………………………………… 158
Rathke 囊胞 ………………………………………… 122
Refeeding syndrome ……………………………… 192
SIADH ……………………… 118, 120, 122, 126, 132
Sjögren 症候群 ……………………………………… 150

用語索引

〔 〕内の語は直前の語と置き換わっている場合があります．
［ ］内の語は省略されている場合があります．

和文索引

あ

亜鉛	42
悪性腫瘍	30, 175, 183, 185
悪性症候群	137
悪性体液性高カルシウム血症	30
アシデミア	20, 55
アシドーシス	45, 199
亜硝酸ナトリウム	215
アスピリン	211
アセタゾラミド	49, 167
アゾセミド	91
圧痕性浮腫	71
圧挫症候群	164
圧受容器	4, 15, 110
アドレノメデュリン	100
アニオンギャップ	46, 48, 52, 56, 168
――低下する病態	169
アルカリ負荷	51
アルカレミア	20, 55
アルカローシス	29, 50
アルコール	195, 205
アルコール依存症	189, 192, 195, 205
アルコール性ケトアシドーシス	48, 204
アルドステロン	20, 26, 92, 96, 98, 157
アルドステロン・ブレイクスルー現象	92
アルドステロン拮抗薬	113
アルファカルシドール	186
アルブミン	46, 77
アルミニウム	39
アンジオテンシン	96
アンジオテンシン変換酵素	15, 96

い

胃液	50, 208, 211
イオン交換樹脂	159
胃潰瘍	177
医原性低ナトリウム血症	108
意識障害	134, 158, 168, 182, 194, 198, 203, 215
――鑑別	136
――原因	142
維持輸液	80, 81, 83, 104, 108
一次性酸塩基平衡障害	56
一酸化炭素中毒	215
一酸化窒素	101
遺伝性塩類喪失性尿細管機能異常症	155
インスリン	20, 201

う

ヴィーン®	83
うっ血性疾患	90
うっ血性心不全	111
運動後急性腎不全	212

え

壊疽性膿皮症	169
エプレレノン	92, 113
エルカトニン	173, 177
遠位曲尿細管	64
遠位尿細管	29, 155
遠位尿細管性アシドーシス〔RTA〕	49, 151, 153
塩化ナトリウム	54
塩酸	53
エンドセリン	98

お

| 嘔気・嘔吐 | 122, 173 |
| 横紋筋融解症 | 35, 137, 148, 165 |

か

下垂体前葉機能低下症	7, 112
ガス分析装置	216
家族性腎性低尿酸血症	212
家族性低カルシウム尿性高カルシウム血症	31
家族性低マグネシウム血症	39
下大静脈径	144, 208, 212
活性型ビタミンD	184, 188
活性酸素	213
活性炭	163
カリウム血症	168
カリウム代謝	19
ガリウムシンチ	207
カルシウム代謝	29
カルシトニン	32, 177
感覚障害	194
管腔内負電位	20
肝硬変	73, 89
間質	76
間質性腎炎	151

き

希釈性低ナトリウム血症	7, 123, 139
偽性アルドステロン症	26, 113, 148
偽性高カリウム血症	23
偽性高リン血症	36
偽性低ナトリウム血症	6, 125
偽性副甲状腺機能低下症	188
機能的酸素飽和度	216
揮発性酸	45
急性腎障害	165, 176
急性腎不全	174, 176, 180, 206, 212
急性中毒	163, 215
急性尿細管間質性腎炎	206
橋中心髄鞘崩壊	18, 125, 141
局所性浮腫	71
局所性骨溶解性カルシウム血症	31
近位尿細管	29, 61, 62
近位尿細管性アシドーシス〔RTA〕	49, 153

く

クエン酸塩	51, 211
クエン酸カリウム製剤	49
くも膜下出血	133
クラッシュ症候群	164
グリコアルブミン	203
グリチルリチン	113, 149
グリホサート	163
グリホサート・界面活性剤含有除草剤	162
グルコース-インスリン療法	23, 159
グルコン酸カルシウム	41, 159
クロール欠乏症候群	147
クロム	43

け

経口カリウム製剤	28
経細胞輸送	61
経細胞路	61
軽鎖沈着症	181
経皮的酸素飽和度	216
経皮的心肺補助法	162
けいれん	142, 168
けいれん重積の鑑別	116
下剤	148, 197
血液ガス	55, 135, 153
血液透析〔浄化療法〕	32, 54, 139, 183, 188
結核	171, 183, 185
血管作動物質	95
結合尿細管	65
血中ケトン体値	205
血漿浸透圧	75, 133, 135
――近似式	120
血漿増量剤	77
血清 Ca	183
血清 K	157, 183, 195, 201
血清 Mg	195
血清 Na	2, 125, 138, 141
血清 P	201
ケトアシドーシス	25, 47, 201
ケトーシス	201, 203
ケトン体	205
原発性アルドステロン症	26, 91
原発性副甲状腺機能亢進症	30, 36, 173, 175

こ

高圧酸素療法	215
降圧利尿薬の作用部位	86
抗アルドステロン薬	161
高アンモニア血症	142
口渇	15, 140, 199
口渇中枢	141, 203
高カリウム血症	21, 22, 49, 96, 113, 158, 161, 163, 164
高カルシウム血症	30, 51, 113, 153, 170, 173, 174, 176, 178, 180, 183, 184
交感神経系	73
交換輸血	215
高クロール性アシドーシス	46, 78
高クロール血症	167-169
高血圧	156
高血糖	138, 200, 203
高血糖高浸透圧昏睡	200
高血糖高浸透圧症候群	203
虹彩炎	207
膠質液	77
鉱質コルチコイド	7, 26, 51, 121, 126, 133, 211
鉱質コルチコイド受容体	96
鉱質コルチコイド反応性低ナトリウム血症	123
膠質浸透圧	69
抗消化性潰瘍薬	211
甲状腺機能亢進症	33, 194
甲状腺機能低下症	7
甲状腺中毒症	31
甲状腺ホルモン関連蛋白	171
抗精神病薬	119, 136
高炭酸ガス血症	51
高張性脱水	11, 106
高張性低ナトリウム血症	6
高ナトリウム血症	9, 10, 17, 113, 141, 143, 145
――鑑別	17
高尿酸血症	178
高マグネシウム血症	40, 196
高ミオグロビン血症	164
抗利尿ホルモン	2, 15, 95, 99, 110, 121, 170
高リン血症	35, 184
高齢者	127, 167, 182, 183
――蛋白尿	181
――電解質異常	110
高レニン・高アルドステロン血症	154
呼吸性アシドーシス	35, 56, 58
呼吸性アルカローシス	36, 56, 58
呼吸性代償	209
克山病	43
骨髄腫	178
骨折	190
骨粗鬆症	171, 190
骨転移	171, 182
骨軟化症	190
骨破壊性高カルシウム血症	178
コバルト	44
コルチゾール	129, 149, 185

さ

サイアザイド系利尿薬	85, 88, 111, 161, 171
サイアザイド負荷試験	155
細胞外液	60, 68, 76, 103, 110, 133
細胞外液補充液	78
細胞外液量	125, 135, 179
細胞間隙路	62
細胞間輸送	61
細胞内液	76, 103, 110
サプリメント	148
サルコイドーシス	171, 183, 185
酸	45
酸塩基平衡	20, 55, 177
酸塩基平衡異常の評価	211
酸化マグネシウム	39, 196
酸素運搬量	216
酸素飽和度	216

し

ジギタリス	163
糸球体障害	178
糸球体尿細管バランス	66
糸球体濾過膜	61
糸球体濾過〔率〕	60, 97, 110
シクロスポリン	169, 174
四肢麻痺	150, 194
持続的血液透析法	162
臭化物中毒	168, 169
周期性四肢麻痺	194
自由水	103, 140
重曹負荷試験	152, 153
臭素疹	169
術後管理	167
腫瘍性骨軟化症	36, 191
腫瘍崩壊症候群	35
循環血液量減少性ショック	165
循環血漿量	133
消化管運動障害	196
消化管機能不全	196
消化管性 Mg 喪失	39
小児の電解質異常	103
上皮型ナトリウムチャネル	157
静脈血液ガス	153
初期輸液	104
食塩感受性高血圧	87
食欲不振	124

ショック	208
腎移植	36
心因性多飲	9, 123, 137
腎外性調節	19
腎 Ca 排泄機構破綻	179
神経系 NOS	101
心係数	144
神経性食思不振症	25, 192
人工呼吸器離脱困難	166
心室性不整脈	189
腎生検	207
腎性調節	19
腎性尿崩症	100
腎性 Mg 喪失	39
腎臓	29, 34
心停止	162
心電図	147, 162, 165, 189
浸透圧	13
浸透圧ギャップ	139
浸透圧受容器	3, 95, 110
浸透圧性脱髄症候群	116, 135, 139
浸透圧利尿	8
心肺蘇生	146
心肺停止	146
心不全	73, 121, 166
腎不全	35
心房性 Na 利尿ペプチド	131
腎保護	165

す

水素イオン濃度	45
水分欠乏量	201
睡眠時無呼吸症候群	93
ステロイド	151, 201, 211
スピロノラクトン	92, 97, 113, 159

せ

制限性再吸収	63
静止膜電位	19
静水圧	69
脊髄損傷	164
成長ホルモン分泌不全症	203
生理食塩水	31, 74, 75, 135, 179
セレン	43
全身倦怠感	206
全身性浮腫	71

そ

総体液量	14, 76, 110
続発性副腎不全	129
組織間液	68
ソフトドリンクケトーシス	200
ソリタ®	83
ソリタ方式	79
ソルアセト®	82

た

体位性圧挫症候群	165
ダイエット	148
大球性貧血	44
代謝性アシドーシス	
25, 28, 45, 56, 58, 151, 152, 164, 198,	
204, 208	
──鑑別のフローチャート	47
代謝性アルカローシス	
25, 50, 56, 156, 165, 166, 168, 176,	
208-210	
──鑑別診断	52
タイトジャクション	61
タイト上皮	62
体内欠乏水分量	141
多呼吸	198
たこつぼ型心筋症	193
脱水	
103, 132, 135, 140, 159, 170, 174, 183,	
203	
多尿	8, 170, 199
多発性骨髄腫	49, 181
多発性内分泌腫瘍症	173
炭酸カルシウム	186
炭酸水素ナトリウム	48, 49, 199
炭酸マグネシウム	39
蛋白尿	180

ち

チアノーゼ	215
致死性不整脈	164
中心静脈圧	144
中枢性塩類喪失症候群	121, 123, 132
中枢性低ナトリウム血症	133
中枢性尿崩症	9, 99
中性エンドペプチターゼ阻害薬	98
腸管	29, 34
張度	13

直接的レニン阻害薬	113

て

低アルドステロン症	96
低アルブミン血症	29, 56, 72, 170
低栄養	189, 193
低カリウム血症	
21, 24, 49, 53, 96, 113, 146–148, 150,	
152, 154, 156, 187, 194, 203	
低 K 性周期性四肢麻痺	25
低カルシウム血症	32, 186, 188
低クロール血症	167, 208
低酸素血症	209
低酸素症	215
低張性脱水	7, 105
低張性低ナトリウム血症	6, 135
低ナトリウム血症	
2, 6, 7, 16, 100, 111, 116–118, 120,	
123, 125–128, 131–133, 135, 136, 138	
──鑑別	16
低尿酸血症	212
低マグネシウム血症	
26, 38, 154, 186–188, 195	
低リン血症	36, 191, 192, 200
低レニン性低アルドステロン症	
	23, 157
デスモプレシン	9, 100
テタニー	176, 186
鉄	42
鉄欠乏性貧血	42
デメチルクロルテトラサイクリン	
	123

と

銅	42
頭蓋咽頭腫	203
頭蓋内疾患	133
糖質コルチコイド	7
透析	139, 189, 197
透析患者	139, 184
等張性再吸収	63
等張性脱水	105
等張性低ナトリウム血症	6, 7
洞停止	161
糖毒性	200
糖尿病	200, 203
糖尿病性胃腸症	187

糖尿病［性］ケトアシドーシス	37, 47, 200, 203
頭部 MRI	143
頭部外傷	120, 131, 133
動脈血 co-オキシメトリー	215
動脈血酸素含有量	216
動脈血酸素飽和度	216
ドパミン D_2 受容体	119
トラセミド	91
トリアムテレン	92, 157
トルバプタン	123

な

内皮型 NOS	101
ナトリウム代謝	13
ナトリウム利尿ペプチド	15
難治性 VT	163

に

二酸化炭素分圧	55
二次性アルドステロン症	153
二次性高血圧	157
二次性副甲状腺機能亢進症	184
乳酸アシドーシス	48
乳酸リンゲル液	78
尿アニオンギャップ	48, 150
尿イオン排泄量	48
尿ケトン体	205
尿細管	60
尿細管間質障害	178
尿細管機能	60
尿細管糸球体フィードバック	101
尿細管性アシドーシス	25, 49, 151, 153
尿酸	213
尿酸クリアランス	213
尿浸透圧	133
尿素輸送	65
尿中 Ca	176
尿中 Cl	147
尿中 K	20, 21, 146
尿中 Mg	187
尿中 Na	143
尿崩症	9, 99, 203
尿路結石	153, 212
尿細管機能異常	207
認知症	140

ね

熱傷	144
ネフローゼ症候群	72, 89

の

脳性 Na 利尿ペプチド	131
脳浮腫	18, 118, 199, 203
ノルエピネフリン	48

は

肺水腫	118
バソプレシン	2
白血球増加症	26
白血病	37
パミドロン酸二ナトリウム	173
パルスオキシメーター	216

ひ

非圧痕性浮腫	71
ビカーボン®	82
非乾酪壊死性肉芽腫性病変	171
非ケトン性高浸透圧性昏睡	138
皮質・髄質外層・髄質内層集合管	65
皮質集合管	20
ヒストプラズマ症	183
ビスホスホネート	32, 35
非対称性ジメチルアルギニン	101
ビタミン B_1	192, 205
ビタミン B_{12}	44
ビタミン D	33, 171, 177, 189, 191
——外用薬	174
必要輸液量	145
ピトレシン	9
ヒドロコルチゾン	121
微熱	207
皮膚外用薬	174
肥満	203
病的骨折	190
ピラジナミド	213
微量元素	41

ふ

負荷試験	129
不揮発性酸	45
副甲状腺機能低下症	35, 176, 188
副甲状腺ホルモン	171, 172, 188
副腎クリーゼ	129
副腎皮質刺激試験	184
副腎不全	7, 129, 185
浮腫	68, 135, 170
——原因	70
浮腫性疾患	7, 90, 111
不整脈	147, 196, 205
ぶどう膜炎	207
フルドロコルチゾン	121, 123, 133
プレドニゾロン	211
フロセミド	91, 166, 183, 189, 197
フロセミド負荷試験	155
プロベネシド	213
ブロムワレリル尿素	168
フロリネフ	112
分画飽和度	216

へ

ペットボトル症候群	200
ヘモクロマトーシス	42
ベンズブロマロン	213

ほ

傍糸球体装置	66
補充輸液	83, 104
補正 HCO_3^-	57
ボセンタン	99
骨	29, 34
ホルモン産生腫瘍	171

ま

マグネシウム代謝	38
マグネシウム反応性低ナトリウム血症	147
マクラデンサ	63
末端肥大症	35
マンガン	43
慢性アルコール中毒	39
慢性下痢	151, 187
慢性腎臓病	158, 177
慢性腎不全	46, 187, 189
慢性肉芽腫性疾患	31

み

ミオグロビン尿	164
水制限	119, 123, 126
水制限試験	9
水代謝	2, 110
水チャネル	99

水中毒	118, 132, 136
水の維持量	80
水のバランスシート	84
水利尿	8
ミルク・アルカリ症候群	51, 177

む

むくみ	68

め

メサンギウム細胞	96
メチレンブルー	215
メトヘモグロビン血症	215

も

モザバプタン	123
モリブデン	43

や

薬剤性高カルシウム血症	175
薬剤性腎障害	176
薬物中毒	215

ゆ

有機アニオントランスポーター	89
有効循環血漿量	14
有効浸透圧	13, 14
誘導型 NOS	101
輸液	74, 104, 145
輸液製剤	74
——マインドマップ	82
輸血	211

よ

溶血	75
ヨウ素	43
容量依存性高血圧	87
容量受容体	3, 15, 110

ら

ラクテック®	82
卵巣小細胞癌	173

り

リーキー上皮	62
利尿薬	50, 85, 166, 189
利尿薬負荷試験の原理	155
硫酸マグネシウム	40

リンゲル液	78
リン酸二カリウム	37
リン代謝	34

る

るいそう	193
ループ利尿薬	32, 85, 89, 167, 177, 179, 211

れ

レニン-アンジオテンシン系	159
レニン-アンジオテンシン-アルドステロン系	15
レニン分泌	91

欧文索引

A

A2bR	66
ACE	15, 96
ACE 活性	171
ACE 阻害薬	97, 113, 159
ACTH 単独欠損症	129
ACTH 負荷試験	184
ADH	2, 15, 95, 99, 110, 119, 121
ADHR	36
ADH 不適合分泌症候群	2, 100, 112, 117
ADMA	101
Adrogué–Madias 式	18
AE1	65
AE2	63
AG	46, 56, 168
AG アシドーシス	56
AG 正常型代謝性アシドーシス	57, 59
AG 増加型代謝性アシドーシス	57
AIUEOTIPS	134, 136
AKA	204
Alb	46
AL アミロイドーシス	181
AM	100
ANP	15, 97, 98, 131
AQP2	99
ARB	97, 113, 160
AVP	2, 3, 5, 95

B

Bartter 症候群	39, 63, 154
Barttin	63
Baxter 法	145
BE	210
Bence Jones 型多発性骨髄腫	181
BNP	15, 97, 98, 131
Brooke 法	145

C

Ca	29, 171
Ca^{2+} sensing receptor	179
CaO_2	216
CaSR	30
cast nephropathy	181
Ca 感受性受容体	30
Ca 含有リン吸着薬	184
Ca 代謝マーカー	184
CCD	20
CCD–OMCD–IMCD	65
CHD	162
Chvostek 徴候	32
CI	144, 167
Cl 抵抗性アルカローシス	26, 53
Cl 反応性アルカローシス	26, 53
CLCNKB	63
CNP	97
CNT	65
Co	44
co-オキシメーター	216
CPA	146
Cr	43
CRH 負荷試験	184
CSWS	121, 123, 131–133
cTGF	66
Cu	42
CVP	144

D

DCT	64
DDAVP	9, 100
DIME study	89
DKA	198, 200, 203

E

ECF	60
Edelman の式	106

ENaC	20, 65, 96, 99, 157	
ENaC 阻害薬	92	
EPHESUS	93	
ET	98	

F

Fanconi 症候群	36, 207
FDG-PET	191, 173
Fe	42
FGF23	35, 191
FHH	31
FO_2–Hb	216

G

G–T バランス	66
Galveston 法	145
gap acidosis	56
GFR	60, 97, 110
Gitelman 症候群	39, 64, 154
GLUT9	213
GlySH	162, 163

H

H^+	45, 50
hANP	177
Hb	215
Hb 酸素解離曲線	209
HCO_3^-	45, 50, 55, 58, 151, 153, 169, 177, 210
Henderson–Hasselbalch の式	55
Henle ループ上行脚	29, 63
HHS	203
Holliday の式	104
HONK	200
humoral hypercalcemia of malignancy〔HHM〕	30, 173
hungry bone 症候群	33, 37, 188

I

intact PTH	173, 175, 188
IVC	144, 208, 212

J

J–MELODIC 試験	91
JGA	66

K

K	19, 21, 81, 151, 159
K 保持性利尿薬	85, 92, 97
Korsakov 症候群	205
Kussmaul 呼吸	198

L

Liddle 症候群	65, 157
LOH	31

M

MD	63
MEN	173
Menkes 病	42
Mg	38, 187, 189, 197
Mn	43
Mo	43
MR	96
MRHE	112, 123, 126, 127
M 蛋白	181

N

Na	13, 81, 123, 131, 167
Na 喪失性低ナトリウム血症	123
Na 利尿ペプチド	97
NaCl	13
Na^+–Cl^- 共輸送体	85
Na^+–K^+–$2Cl^-$ 共輸送体	89
Na^+/K^+–ATPase	26
Na–P 共輸送体	34
NCC	64
NH_4Cl 負荷試験	153
NHE	63
NKCC2	63
NKHC	138
NO	101
non–pitting edema	71

O

OAT	89
ODS	135
organic osmolytes	7
overfilling 仮説	70

P

P	34
Parkinson 症候群	43
Parkland 法	145
PCLN1	39
PCO_2	55, 58
PCPS	162
pH	45, 57
PHPT	173
PiCCO モニター	145
pitting edema	71
POMC 関連ホルモン	129
PROGRESS	88
PT	61
PTH	30, 33, 171, 177, 183, 184, 186, 188
PTHrP	171, 173, 175, 183, 185

R

RAA 系	15, 73, 95, 96
RALES	159
RAS〔系〕阻害薬	88, 159, 161
Rathke 囊胞	123
Refeeding syndrome	192
ROMK	26, 63
RTA	49

S

SaO_2	216
SAS	93
Se	43
SGK1	20
SHEP	88
Shriners Burns Institute 法	145
SIADH	2, 4, 9, 100, 112, 116, 119, 121, 123, 125, 131, 132
──CSWS の鑑別	131
──MRHE の類似点と相違点	127
──診断基準	117
Sjögren 症候群	151
SO_2	216
SpO_2	216
SSRI	111
Starling の法則	69
SVV	144

T

TAL	63
TBW	14, 110
TGF	66
Tiez らのチャート	211
TINU	206, 207
TIO	191

TO₂	216
TORIC 試験	91
transtubular K gradient	22
Trousseau 徴候	32
TRPV5	29
TTKG	22, 150

U

UA	46
UAG	48, 150, 151
UC	46
underfilling 仮説	70
URAT1	213
UT-A1/UT-A3	65

V

V_1 受容体	3
V_2 受容体	3
VT	163

W

Wernicke 脳症	192, 205
Wilson 病	42
WNK4	65
WNK ネットワーク	20

X

XLH	36

Z

Zn	42

数字・ギリシア

$1,25(OH)_2D$	30, 33, 171, 176, 183, 184, 186
1,5-アンヒドログルシトール	201
11β-HSD2	149
1回拍出量変動	144
1型糖尿病	199
1号液	79
3号液	80, 82, 108
4号液	82
5%ブドウ糖	74, 75
^{99m}Tc-MIBI シンチグラフィ	173
β_2 カテコールアミン	20
β 酸化	199, 205

認定医・専門医のための
輸液・電解質・酸塩基平衡
病態のとらえ方とトラブルシューティング 50 症例

2013 年 6 月 28 日　初版第 1 刷発行 ©〔検印省略〕

編集　　　　下澤達雄・有馬秀二

発行者　　　平田　直

発行所　　　株式会社 中山書店
　　　　　　〒113-8666　東京都文京区白山 1-25-14
　　　　　　TEL 03-3813-1100（代表）　振替 00130-5-196565
　　　　　　http://www.nakayamashoten.co.jp/

装丁　　　　臼井弘志（公和図書デザイン室）

DTP・本文デザイン　　株式会社明昌堂

印刷・製本　　三松堂株式会社

ISBN978-4-521-73716-4
Published by Nakayama Shoten Co., Ltd.　　　　　Printed in Japan
落丁・乱丁の場合はお取り替えいたします

・本書の複製権・上映権・譲渡権・公衆送信権（送信可能化権を含む）は株式
　会社中山書店が保有します．

・JCOPY　＜(社)出版者著作権管理機構 委託出版物＞
本書の無断複写は著作権法上での例外を除き禁じられています．複写される
場合は，そのつど事前に，(社)出版者著作権管理機構（電話 03-3513-6969,
FAX 03-3513-6979, e-mail: info@jcopy.or.jp）の許諾を得てください．

本書をスキャン・デジタルデータ化するなどの複製を無許諾で行う行為は，
著作権法上での限られた例外（「私的使用のための複製」など）を除き著作権
法違反となります．なお，大学・病院・企業などにおいて，内部的に業務上
使用する目的で上記の行為を行うことは，私的使用には該当せず違法です．
また私的使用のためであっても，代行業者等の第三者に依頼して使用する本
人以外の者が上記の行為を行うことは違法です．